邯郸学院学术著作出版基金资助出版

目盲的防治与康复

郭海英 编著

河北大学出版社

图书在版编目（CIP）数据

目盲的防治与康复 / 郭海英编著. — 保定：河北
大学出版社，2010.6（2019.5重印）
ISBN 978-7-81097-740-1

Ⅰ. ①目… Ⅱ. ①郭… Ⅲ. ①眼病—防治②眼病—
康复 Ⅳ. ①R77

中国版本图书馆CIP数据核字（2010）第100879号

责任编辑：胡素杰
　　　　　王殊宁
装帧设计：王占梅
责任印制：闻　利

出版：河北大学出版社（保定市七一东路2666号）
经销：全国新华书店
印制：河北纪元数字印刷有限公司
开本：1 / 16（710mm×1000mm）
字数：290千字
印张：15.625
版次：2010年7月第1版
印次：2019年5月第3次
书号：ISBN 978-7-81097-740-1
定价：36.00元

前　言

在所有的身体缺陷中,目盲是最重的残疾类型,给人们生活带来的不便也是最多的。据 2006 年卫生部数据统计:中国约有 500 万盲人,占全世界盲人总数的 18%,同时,我国每年新增盲人数量约 45 万人,几乎每分钟便会新出现一例,而低视力总人数约为盲人总数的 3 倍,近视、斜视等视力问题也越来越突出,成为影响人们生活质量的重要因素。面对如此严峻的形势,中国的防盲治盲工作不容乐观。

通过深入了解造成目盲或视觉障碍问题的诸多因素,我们发现,如果人们在出现问题之前或初期能够予以充分重视,很多严重的后果是可以避免的,至少有些视觉障碍可以延缓发生。本书系统介绍了视觉器官的构造和生理功能,从疾患的源头了解和掌握引起视觉器官疾病的原因,并与各种生活现象相结合,尽可能地将专业的眼科知识生活化,增强了实用性和趣味性,并将预防疾患作为重点介绍给大家。

本书利用两章的篇幅介绍了视觉器官的生理结构,使读者能简单、系统地了解眼部的解剖特征;之后重点介绍各种眼部疾病及其后果,将预防、治疗和后期康复紧密结合起来,使读者能够从整体上理解和接受眼部疾患的病理过程。本书的最后两章介绍视觉器官的营养保健及防盲工作的重要性,突出以"防"为主的特点。

本书的阅读对象是特殊教育工作者、眼疾患者以及有兴趣了解眼部疾患的读者,意在帮助人们认识眼病,预防眼病,提高防治眼病知识的普及率,最大限度地防患于未然。由于本人水平有限,在编写的过程中难免会有不足和纰漏,敬请广大读者不吝提出宝贵意见。

本书中引用了医学专家及特殊教育工作者的一些研究结论与观点,在此致以诚挚的谢意!

目　录

第一章 绪 论

第一节 学习视觉障碍病因及康复的意义

一、视觉器官对于人的重要意义

对于一个健全人来说,眼睛是生活中必不可少的身体器官,是探求生活中很多重要信息的工具。一旦视觉器官有病影响了视力甚至失明,对人们来说无疑是致命的打击,有的人甚至一蹶不振、逃避退缩。

人从外界获取信息,80%以上是通过视觉通道输入的。所以眼睛是人们观察周围事物、接受外界信息的重要器官。无论在空间定向、时间估计,还是在生活、学习和工作上,以及个体智力发育中,都有着十分重大的作用。与其他感觉相比,视觉具有感知范围大、距离远、知觉速度快、转移灵便等明显特点。视觉一旦丧失,视觉所特有的优越性便也全部丧失。原来由视觉感知的事物只能由其他感官的活动予以代偿,如看不见钢笔只能用手去触摸,看不见陌生人的走近只能靠耳朵去听脚步声等。丧失视觉的人不能直接感知光、色和物体的透视,而且也无法由其他感官来代替,对人的学习和生活都会产生极大的影响。失明影响了盲人对周围事物的认识和理解,给盲人的生活、学习和工作带来很多不便,加之社会上仍存在着不同程度歧视残疾人的恶习,给盲人造成了很大的精神负担。生活上和精神上的双重压力,都可能导致盲人心理上的不健康。在所有的残疾人群中,视觉器官的残疾程度是最重的,也是影响最大的,其治疗和康复工作当然也是最难进行的。

日常生活中,若不当心经常会发生眼睛感染,一般会表现为发红出血、有异物感、怕光、视力下降等,严重的感染更会导致失明。在贫穷落后地区,感染性角膜炎、沙眼仍然是主要的致盲原因。降低感染几率,注意个人用眼卫生最为关键。勤洗手,避免手上的细菌感染眼部;注意公共卫生,不用公用毛巾、脸盆等;正确配戴隐形眼镜,避免诱发角膜炎;女性朋友谨慎使用眼部化妆品。白内障、青光眼、眼底病、眼外伤、家族遗传、近视等多种眼病对人类视觉器官的伤害层出不穷,这些都给人类的生活带来了很多困难和不便。

所以尽早学习和普及眼科学知识和改善生活环境,可以尽可能减少眼部疾患的发生,降低视觉障碍的发病率,更好地保护好我们的视觉器官,让它更好地发挥作用。

二、我国视觉障碍问题发展近况

2006 年卫生部最新数据统计:目前中国约有 500 万盲人,占全世界盲人总数的 18%。另还有低视力者 600 多万,儿童斜弱视者 1000 万;近年来近视越来越成为影响视觉器官健康的因素,统计数字显示,我国青少年近视率平均达 40%,大学生近视率超过 70%。除此之外,每年我国新增盲人数量约45 万人,即几乎每分钟便会出现一例新盲人,而低视力总人数约为盲人总数的 3 倍。专家指出,如果允许目前的趋势继续保持不变,到 2020 年预期中国的盲人将增加 4 倍。面对如此庞大的数量,中国的防盲治盲工作不容乐观。

1999 年,我国积极响应并加入由世界卫生组织(WHO)在全球发起"视觉 2020,享有看见的权利"行动,同时承诺:2020 年以前,在我国消除可避免盲。专家预计,该行动若能达到消除可避免盲的总目标,届时全球盲人数量将被控制在 2500 万人以内。(如果不加控制,据预测至 2020 年,全球盲人数量将上升至 7500 万人)为实现上述目标,我国有必要开展眼科学知识的普及和眼病的预防,对相关眼病做到及早发现、及早治疗,使眼病给人们造成的伤害降到最低程度。

眼病流行病学调查发现,在我国盲人患病率约达 0.5%~0.6%,这一数字高于国际平均水平。迄今为止,我国致盲的三大病因主要为白内障、青光眼、眼底病,多发于中老年人群。要加快我国基本控制白内障致盲的进程,要从小重视从一点一滴的生活细节中预防这些眼部疾患;另外,在所有致盲因素中,眼底病因其不可逆转性堪称最险恶的病因;眼外伤也是造成视觉障碍的一大隐患,对青少年儿童的意外事故防范和从事危险职业人员的外伤防御也是减少视觉障碍的有效途径。所以只有全民动员,医疗、卫生、康复、教育等多领域合作,才能实现我国既定的目标。

三、学习眼科学和康复学知识对特殊教育工作者的意义

特殊教育工作者面对的教育对象是在某一方面有残缺的特殊群体,其中视觉障碍就是其中之一。在特殊教育工作者面对他们的时候,有必要了解他们的病因、病情发展及康复计划,这些都有必要学习相关的眼科学、康复学知识,还要学习视障学生的生理和心理知识,了解特殊儿童的眼病发展状况及改善病情的具体方法,了解他们的生理和心理需求,从视觉障碍学生的实际出发,为特殊教育工作做好充分的准备工作。

视觉障碍学生的心理康复主要针对先天性残或幼年残者,盲童的心理康复至关重要。在人们的印象中,盲童的形象常是个子矮小、行动笨拙、不爱活动等等。确实,以上现象在一些盲童身上是存在的,而且有的表现还比较严重。有的盲童不敢跳,也不会跳,甚至不会正确走路,行走时手脚的动作不协调,身体软弱,脸部表情单调。这些表现被人们叫做"盲相"。对他们进行正确的定向行走的训练是改善他们"盲相"的重要手段。

有的国家做过调查,在身体发育上,自幼失明的儿童比同年龄正常儿童迟缓 2~4 年。"盲相"和身体发育迟缓不是失明的必然结果,而是一种可能性。受过很好学前教育的盲童,可以在行动时不带或少带"盲相",身体发育也可以正常。但如果为了避免伤害,把盲童长期关在屋子里,不让他自由活动,那么,就有导致"盲相"出现的可能。只有通过正确训练,进行各种动作和姿势的练习,让身体的各个器官及其功能得到发展,才能减轻或降低"盲相"的出现。

对于视觉障碍的定向行走训练,是特殊教育教师需要掌握的另一技能。带领学生熟悉他们学习和生活的环境,克服盲生的"盲相"是特殊教育教师的工作之一。

低视力或弱视是视觉障碍中较轻者,通常人们会认为应尽量减少他们的用眼时间,来保护他们的视力,事实上恰恰相反,眼科学提倡科学用眼,对低视力和弱视要尽量提供他们用自己的眼睛看世界的机会,"用进废退"的原则同样适用于这个领域。

本书从眼科学角度入手,分析眼部病患的原因和康复的方法,掌握眼科学的基础知识和康复知识,并结合日常生活,对那些不易察觉的因素对眼部的影响进行分析,从而提高对眼部卫生的关注,积极倡导预防为主的原则,尽量减少眼部疾患的发生。这些知识不仅对于教育工作者和视觉障碍者的家庭成员十分有益,对健康者家庭的眼科知识普及也具有十分重要的指导意义。

第二节　眼科学知识简介

一、什么是眼科学

眼科学(ophthalmology)是临床医学中的一门学科,其主要研究内容是视觉器官发病的原因、病理以及临床表现,目的是对各种病症能够正确地诊断、治疗和预防。学习眼科学要运用基础学科的理论和临床各门学科的知识,进行全面而深入的理解。要求学生初步掌握常见的多发眼病的防治技能和急重眼病的处理原则,并了解眼与某些全身疾病和与外界环境的密切关系。

作为特殊教育教师,我们学习眼科学的主要任务是进一步推进眼科知识的普及和提高,尽快解决好传染性眼病、青光眼、白内障、眼外伤、青少年近视眼和儿童弱视等眼病的宣传防治工作,当前我们面临的任务是积极开展医疗和防治工作,积极控制先天性眼病,加强眼科治疗防治的研究。

眼科学在现代医学中有很重要的作用,从眼中可以得到很多的其他部位的问题。"五脏六腑,精华皆上注于目",说明眼睛与全身各器官的相互关系,也反映了眼睛在医学领域的重要地位。

二、眼部表现与全身性疾病的关系

眼与全身各系统密切相关。全身各系统某些疾患常在眼部有所表现,有些疾病的早期会先出现眼部症状。例如维生素A缺乏症早期出现夜盲及结膜干燥斑;肝胆疾患常出现巩膜黄染;高血压及动脉硬化常出现视网膜血管改变;脑肿瘤颅内压增高时常出现视乳头水肿等。而眼部某些疾患也会出现在全身其他部位的不良表现。例如青光眼急性发作时可引起剧烈头痛、恶心、呕吐,眶蜂窝织炎引起体温升高等全身症状。因此,眼科的检查,不仅是对视觉器官健康程度的评估,也是对某些全身性疾病早期诊断及预后估计的重要参考。下面介绍几种主要的疾病在眼部的表现。

(一)眼与内科疾病

1.严重贫血时,会出现视网膜出血,眼底苍白色;对白血病患者进行检查时会发现眼底色调较正常浅淡,视网膜出血,静脉扩张纡曲,有时在眼睑或眶内发生局限性浸润而形成肿块(医学上称为绿色瘤),此时表现为眼球突出,累及单眼或双眼。绿色瘤多见于急性或亚急性粒细胞型白血病患儿。

2.当出现心脏血管疾病时,因血液循环障碍,可见到视网膜中央动脉搏动现象。当患有高血压及动脉硬化症时,可出现视网膜动脉硬化、严重者发生高血压性视网膜病变、视乳头水肿等症状。视乳头水肿的出现,提示血液循环障碍的严重性或与颅内压升高有关,如经过治疗视乳头水肿不退,则是预后不良的指征。

3.当出现肾病时,眼睛也会出现一些变化。急性肾炎时,可见眼睑浮肿,如果不伴有高血压,一般不出现眼底改变。而患有慢性肾炎及尿毒症时,可发生视网膜动脉痉挛,管径变细,视网膜水肿,有棉絮状渗出物,严重者出现视乳头水肿和继发性视网膜脱离。

4.患有糖尿病的病人,在短期内形成近视或远视,此外可发生糖尿病性白内障、糖尿病性虹膜睫状体炎、糖尿病性视网膜病变等症,有时会发生玻璃体出血和增殖性视网膜病变。

5.当维生素 A 缺乏时,早期出现夜盲、角膜结膜干燥,继而发生角膜软化症;维生素 B₁ 缺乏时,可发生球后视神经炎,多见于长期大量嗜酒或哺乳期妇女;维生素 B₂ 缺乏时,可发生角膜炎及角膜新生血管,此外伴发口角炎、阴囊皮肤炎等;当出现维生素 C 缺乏时,可发生眼睑皮下出血、结膜下出血、视网膜出血,在小儿可发生眶内出血引起眼球突出等症状。

除此之外,风湿热及类风湿性关节炎、系统性红斑狼疮、流行性感冒、传染性肝炎、结核病、寄生虫病等病症都会在眼部检查中发现一些不良表现。

(二)眼与儿科疾病

1.一些病毒传染病,在眼部会有一些表现。如麻疹,早期出现结膜炎,恢复期有时发生角膜软化症。出水痘时,眼睑皮肤、结膜与角膜上都可能出现水泡样变化。天花对眼睛的伤害最大,痘疮可引发角膜感染、角膜溃疡甚至失明。值得注意的是牛痘苗性角膜炎,常发生在幼儿接种牛痘后,臂部痘苗通过手指等媒介引起眼部感染,可发生牛痘苗性角膜炎(医护人员在种痘操作过程中,痘苗溅入眼部也可发生)。

流行性腮腺炎可引发虹膜睫状体炎、角膜炎;而流行性乙型脑炎可引生眼外肌麻痹、调节麻痹、瞳孔散大或痉挛性缩小、光反射迟钝或消失、颅内压增高时出现视乳头水肿,晚期继发视神经萎缩。

2.一些细菌传染病如白喉、百日咳、流行性脑脊髓膜炎、结核性脑膜炎等症,可引发眼外肌麻痹、瞳孔散大两侧不等、转移性眼内炎、视神经炎、视乳头水肿等症状,严重者后遗视神经萎缩。

(三)眼与外科疾病

1.颅脑外伤时可波及视觉器官,在伤后数小时或数日后发生眼睑皮下出血及结膜下出血,单侧或双侧发病,出现缓慢而以下睑显著。因病情不同可引起的视觉损伤各有不同,最严重的是损伤视神经者,可引起视神经萎缩及严重的视功能损害,此外还可能出现瞳孔改变、眼外肌麻痹及视野改变等表现。

2.严重出血也会影响视觉器官的功能,如外科手术时大出血,外伤或其他病因发生内脏器官严重出血(如胃、肠或子宫出血),可引起视网膜贫血,在短时间内发生双眼视力障碍、瞳孔散大、光反射消失、眼底视乳头苍白,视网膜动脉痉挛,视网膜水肿、渗出及出血,继之视神经萎缩。

3.一些意外伤害可引起视觉障碍。如遭电击导致伤或触电,在电击后数日或数年之后形成白内障,或发生视神经萎缩而视力严重障碍。在遭毒蛇或毒虫咬伤后,视觉器官会出现一定时期功能障碍,如出现结膜角膜炎、瞳孔散大、调节功能障碍等。

(四)眼与妇产科疾病

1.在妇产科中,妊娠高血压综合征是造成后果最为严重的病症。对孕妇来说,如果患有该病,尤其重度妊高症,不仅可以出现胎盘早剥,还可以伤及全身各个器官,而出现多器官病变或衰竭,还可致脑水肿、脑溢血、眼底出血,视网膜剥离,甚至失明。该病症可通过检查眼底来帮助诊断,在早期,可发现视网膜小动脉出现痉挛性收缩,有时出现轻度视网膜水肿。如果眼底出现视网膜病变时,可视为病情严重性的指征。必须采取积极措施,考虑终止妊娠,方可避免母体视功能的损害。

2.哺乳期妇女常有眼疲劳和调节力减弱现象,这与母体精神疲乏有关,此外可引起球后视神经炎,常双眼发病,这可能由于哺乳期过长母体缺乏维生素 B_1 所致。

另外,因月经异常和绝经期等特殊生理期,眼部也会出现诸多不适,如眼疲劳、角膜干燥等,应引起足够重视。

(五)眼与神经精神科疾病

1.常见的也是比较严重的神经系统炎症是海绵窦血栓,这是一种颅内感染的危重病。早期出现眼部症状,主要表现有眼睑及球结膜显著水肿,静脉扩张,眼球突出及运动障碍,瞳孔散大光反射消失,眼底可见视乳头水肿,静脉纡曲扩张,视网膜水肿,可有渗出及出血,晚期视神经萎缩而视力丧失。初为单眼发病,炎症蔓延至对侧可出现双侧眼球突出等变化。

2.颅内肿瘤对视力也会有不同程度的影响。颅内压增高时出现视乳头水肿,常为双侧发病,病人早期可无视力减退,或出现一时性盲,即突然眼前黑蒙片刻后好转,晚期继发视神经萎缩而视力丧失。

(六)眼与耳鼻咽喉科、口腔科疾病

1.由于面部各器官之间的相通性,导致一些器官的炎症可波及眼部,如鼻部外伤感染可引起眶蜂窝织炎;鼻炎及鼻窦炎可引起眼睑充血、肿胀,局部压痛,炎症如扩散可引起眶蜂窝织炎并引发球后视神经炎。扁桃体炎是一个传染性病灶,因此在眼部可能发生复发性虹膜睫状体炎,视网膜、脉络膜炎、视乳头炎、球后视神经炎等症。

2.牙周炎与牙槽脓肿有病灶作用,故认为角膜炎,巩膜炎,葡萄膜炎,视网膜炎、视神经炎、眶蜂窝织炎等眼病与牙周病灶性感染有一定关系。

眼—口—生殖器综合征(Bechet 氏综合征):表现前房积脓性虹膜睫状体炎、口腔粘膜及生殖器粘膜复发性溃疡。由于虹膜睫状体炎反复发作而形成虹膜后粘连、继发性青光眼、视神经萎缩而双眼失明。多见于成年男性,病因不十分明确,可能属于自身免疫疾病。

(七)眼与皮肤性病科疾病

1.单纯性疱疹是由单纯疱疹病毒感染引起的皮肤病。常并发于发热性疾病时,如感冒、疟疾等。当身体抵抗力降低时,常易在面部、外生殖器的皮肤和粘膜交界处出现疱疹,有复发性。眼部表现:眼睑疱疹、单疱病毒性角膜炎等。

2.带状疱疹发生时,易损害三叉神经第一支分布区域。上睑皮肤发生带状疱疹,病变范围在前额中线分界。此外,可发生角膜疱疹,虹膜睫状体炎,继发性青光眼等症。

3.梅毒:梅毒螺旋体侵入人体后,通过血液循环系统传播到身体各部,损害各部分器官及组织。在眼部的表现是角膜基质炎、梅毒性虹膜睫状体炎、弥漫性脉络膜视网膜炎等病。如果中枢神经系统受侵犯而发生脑梅毒或脊髓痨时,眼部可表现双侧瞳孔缩小,不等大、不正圆,光反射直接或间接均消失,眼外肌麻痹、眼球运动障碍,上睑下垂,视神经受累则发生视神经炎、视乳头水肿、视神经萎缩等症状而最终失明。

通过上述分析,可以看到视觉器官在全身疾病的诊断、治疗中起的重要作用,也可以感受到,全身疾病给视觉器官带来的危险和伤害。人体是一个统一和谐的整体,我们不可以将各个器官割裂开来,所以对眼睛的保护离不开对全身各个器官的保护,同时全身各器官的保护对眼睛的也大有裨益。

思考题:

1.查找相关资料,了解我国视觉障碍问题的发展状况。

2.什么是眼科学? 对人们的生活有什么指导意义?

3.特殊教育专业的学生为什么要学习"目盲的防治与康复"这门学科?

4.课余时间学习相关的医学知识,了解眼科与全身疾病的关系。

第二章 视觉器官的解剖和生理

　　视觉器官简称视器，主要由三部分组成，包括：眼球、视路和眼附属器。我们平常所说的眼睛即眼球，它只是视觉器官的一个组成部分。眼球位于眼眶内，它能接受外界来的光线而成像于视网膜，并通过视路的传导至大脑视觉中枢而产生视觉。眼的辅助器有眼睑、结膜、泪器、眼眶及眼外肌，主要作用是支持眼球运动和保护眼球不受伤害。

　　视觉器官的构成（见图 2－1），本章将进行详细讲解。

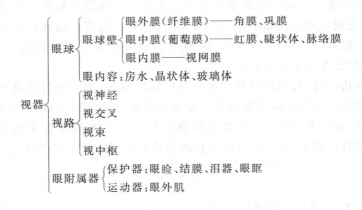

图 2－1 视觉器官结构图

第一节　眼球的解剖与生理

从外观来看,成人的正常眼球近似球形,前后径平均是 24mm,赤道部圆周长接近 75mm。正常眼球向前平视时,突出于外侧眶缘约12～14mm。眼球由眼球壁和眼内容物两部分组成,具体部分如下图2—2和图 2—3 所示。

根据视觉器官的结构组成,首先介绍眼球的解剖与生理。

一、眼球壁

眼球壁分三层,外层为纤维膜,包括角膜和巩膜两部分;中层为葡萄膜,包括虹膜、睫状体和脉络膜三部分;内层为视网膜。

（一）眼球外层:纤维膜

纤维膜(fibrous tunic)主要由纤维组织构成,是眼球的外膜。前 1/6 为角膜,后 5/6 为巩膜,二者之间的移行处为角膜缘,宽约 1mm(见图 2—2 所示)。

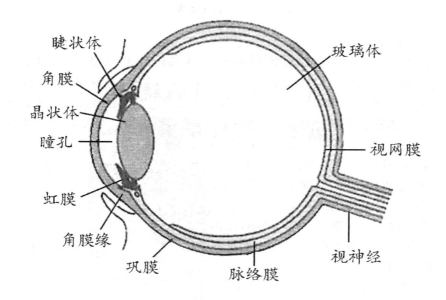

图 2—2　眼球纵切面结构示意图

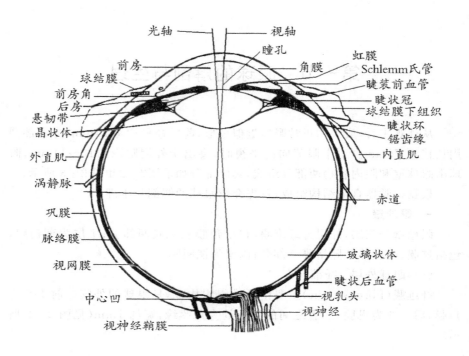

光轴　视轴
瞳孔
虹膜
前房　角膜　Schlemm氏管
球结膜　　　　　　　睫装前血管
前房角　　　　　　　睫状冠
后房　　　　　　　球结膜下组织
悬韧带　　　　　　睫状环
晶状体　　　　　　锯齿缘
外直肌　　　　　　内直肌
涡静脉
巩膜　　　　　　　赤道
脉络膜
视网膜　　　　　玻璃状体
中心凹　　　　　睫状后血管
　　　　　　　　视乳头
视神经鞘膜　　　视神经

图2-3　眼球水平切面结构示意图

1.角膜(cornea)。

角膜完全透明,约占纤维膜的前1/6。从前面看为横椭圆形。成年男性角膜横径平均值为 11.04mm,女性为 10.05mm,竖径平均值男性为 10.13mm,女性为10.08mm。3岁以上儿童,其角膜直径已经接近成人。角膜厚度各部分不同,中央部最薄,平均为 0.5mm,周边部位约为 1mm。角膜的表面积为$1.3cm^2$,为眼球总面积的 1/14。

角膜分层。角膜分为五层,由前向后依次为:上皮细胞层、前弹力层、基质层、后弹力层、内皮细胞层(图2-4)。

角膜的血管。角膜之所以透明,就在于角膜组织内没有血管,血管终止于角膜缘,形成血管网。

角膜的神经。角膜的感觉神经丰富,主要由三叉神经的眼支睫状神经到达角膜。有 60~80 支神经从角膜缘进入角膜,构成神经丛分布于角膜各层,所以角膜知觉特别敏感。角膜的高度敏感性,对

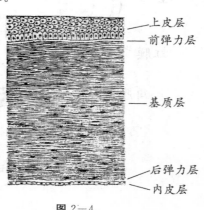

上皮层
前弹力层

基质层

后弹力层
内皮层

图2-4

保护眼球有重要作用。角膜质地透明,有一定的弯曲度,对外来光线可以通过屈光作用屈折而成像于视网膜。

角膜的营养代谢。角膜的营养主要来自角膜周围的毛细血管网、泪水和前房水,其中前房水是其主要来源。营养物质到达角膜后,主要是用来维持它的透明性和角膜的脱水状态。角膜所需要的氧来自角膜前泪液膜、房水、角膜毛细血管和睑结膜毛细血管。长期配戴大而紧的接触镜时,由于缺氧,角膜可以出现水肿现象;如果在护目镜内充满氮气,角膜也会水肿。这是因为在无氧条件下,角膜上皮产生过量的乳酸,导致角膜基质的肿胀和混浊。

2.巩膜(sclera)。

巩膜占纤维膜的厚 5/6,质地坚韧,不透明,呈瓷白色,由致密相互交错的纤维组成。前与角膜相连,后至视乳头部。儿童因巩膜薄,在白色的背景上透出葡萄膜的颜色呈蓝色,老年人的巩膜可因脂肪物质沉着略呈黄色。

巩膜的厚度各个部位不同,最厚部分在后极部,约 1mm,从后极部向前逐渐变薄,赤道部约 0.4～0.6mm,在四直肌附着部,巩膜最薄,仅为 0.3mm。

巩膜的结构从外往里分为三层,即巩膜上层、巩膜实质层和巩膜棕黑板。上层内含有血管,是巩膜实质层表面的一部分;实质层有较丰富的基质;棕黑板有较多的色素细胞核巨噬细胞,使巩膜内面呈棕色外观。

巩膜的血管。巩膜被多条血管和神经穿过,但本身血管很少。几乎全分布在巩膜上层,巩膜实质层基本上不含血管。

巩膜的神经。支配巩膜的神经为睫状神经,该神经在视神经四周穿入巩膜。

3.前房角(angle of anterior chamber)。

前房角是前房的周边部分,由角膜、巩膜、虹膜和睫状体前部构成的间隙(见图 2—5)。前房角的外前方为角巩膜缘,底部为睫状体前部,内侧为虹膜根部。角巩膜缘的内壁是具有许多小孔的弹力纤维网状结构,称为小梁网(trabecuhr mesh—work),邻接小梁网的外侧并围绕前房角一周有环管状结构,称为 Schlemm 氏管。此管有许多小管与小梁网相通。前房角是房水流出的重要通道,前房角的病理变化与青光眼的发病有重要关系,理解其结构有利于分析青光眼的成因。

4.角膜缘(cornea edge)。

角膜缘虽属角膜的一部分,但解剖结构上有所不同。它是角膜与其周围的结膜、巩膜相连接的环带状区域。宽约 1mm,有上皮细胞层和实质层两层,有血管和淋巴管。表面波浪样起伏不平,有棕色色素沉着。

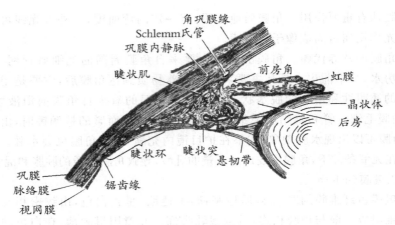

图 2—5　眼球前部的径向切面

(二)眼球中层:葡萄膜

葡萄膜(uvea)是眼球壁的中层,因有大量的血管和色素使其颜色呈棕黑色,似紫色的葡萄,故得名葡萄膜。它位于巩膜和视网膜之间,前面有瞳孔,后面有视神经穿过。因有许多色素,所以又称色素膜。又因有丰富的血管,又称血管膜。本层自前向后分三部分依次为:虹膜、睫状体和脉络膜。

1.虹膜(iris)。

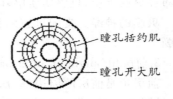

图 2—6　瞳孔示意图

虹膜是葡萄膜的最前部,位于晶体前面,为一圆盘状膜,中央有一孔,为瞳孔(pupil)。瞳孔可大可小,直径在 2.5~4mm 之间,随光线变化和视物远近距离变化来决定大小。瞳孔周围虹膜的基质内,有环形排列的瞳孔括约肌(或叫缩瞳肌),由副交感神经支配,使瞳孔收缩;虹膜基质层后面有放射状排列的肌纤维,称瞳孔开大肌(或叫散瞳肌),由交感神经支配,使瞳孔开大。(见图 2—6)

虹膜根部附着在睫状体前面的中央。根部较薄,所以眼部挫伤时易发生虹膜根部离断,在发生眼外伤时应该着重注意。

虹膜的颜色主要因基质中所含色素的多少而不同。白色人种因缺乏色素,则虹膜呈浅黄色或浅蓝色;有色人种因色素多,虹膜色深,呈棕褐色。

虹膜血管来自虹膜动脉大环,呈螺旋形,以适应瞳孔收缩及开大时虹膜的伸展与回缩。虹膜基质内有交感神经、副交感神经及感觉神经。

2.睫状体(ciliary body)。

睫状体是葡萄膜中间部分,前接虹膜根部,后端以锯齿缘为界移行于脉络膜。从睫状体发出许多细丝状纤维，称睫状小带，又称悬韧带，与晶体赤道部连接（见图2—5）。

睫状体前部1/3肥厚称为睫状冠，其切面呈三角形，可分为前、内、外三边。前边最短，其中央部为虹膜根部附着；内边即睫状体的内面，朝向玻璃体，内侧表面呈放射状突起称为睫状突；外边是睫状肌，与巩膜毗邻。睫状体后2/3扁平称为睫状环或称平坦部。

睫状体主要由睫状肌及丰富的血管构成，并有三叉神经末梢分布，当发生炎症时会产生渗出物并引起疼痛。睫状肌收缩时可改变晶状体的屈光力以进行调节作用。另外，睫状突上皮具有分泌房水的功能。

3.脉络膜（choroid）。

脉络膜为葡萄膜的最后部，在视网膜和巩膜之间，是一层富有血管的棕色薄膜，营养视网膜。脉络膜由视网膜锯齿缘起，直至视神经周围，覆盖眼球后部。脉络膜无感觉神经分布，故脉络膜炎不引起疼痛。

脉络膜有丰富的血管，是全部葡萄膜静脉血流的总汇合处，有眼球的"血库"之称，对视网膜外层、晶体及玻璃体的营养及代谢有重要作用。

脉络膜基质中包含色素细胞、纤维细胞、巨噬细胞、肥大细胞等，其中主要是色素细胞和纤维细胞，而色素细胞在眼球中有遮光作用，使眼球内形成暗房，保证成像清晰。

（三）眼球内层：视网膜

视网膜（retina）是由神经外胚层形成的视杯发生而来，实际是大脑的一部分。其中衬在虹膜及睫状体的部分无感光细胞，称为视网膜盲部；衬在脉络膜内面的部分称为视网膜本部。本部和盲部交接处呈锯齿状，故称锯齿缘。锯齿缘是视网膜本部终止的锯齿形边缘，视网膜锯齿缘紧密粘连在脉络膜的内面，玻璃体也紧密与锯齿缘内面粘连。

视网膜是一透明膜，前起锯齿缘，后止于视乳头。视网膜后极部有一浅漏斗状凹，称中心凹，又称黄斑。黄斑处集中大量圆锥细胞，形觉最为敏锐，是视力最敏锐的地方。在黄斑的鼻侧约3mm处有一淡红色圆盘即视乳头，又称视盘。视乳头是视网膜神经纤维的汇集穿出眼球的部位，其中央呈漏斗状凹陷，称为生理凹陷。视乳头处仅有视神经纤维，没有感光结构，所以生理上此处不能成像，称为生理盲点。此盲点在视野中所占面积甚小，且因有视网膜上邻近部分的活动代偿，多不被察觉，但可通过实验发现这一盲点的存在。

按胚胎发育来源，视网膜可分为二层：外层为色素上皮层；内层为视网膜感觉层。视网膜在组织学上共分为十层，其中视细胞层是感光部分，其余各层是传导部分。视细胞层是由锥细胞和杆细胞组成，在光线刺激下，锥细胞和杆细胞中的视紫红质分解褪色，从而使这两种细胞兴奋，发生视觉冲动,通过视路传导至大脑而产生视觉。锥细胞多集中在黄斑区及中心凹,能感受强光,司白昼视觉、形觉和色觉。杆细胞分布在黄斑区以外的视网膜,感受弱光,司弱光下的视觉,如杆细胞受到损害的时候,会出现夜盲症。

二、眼内容

眼内容主要包括充满前房和后房的房水、晶状体和玻璃体,三者均无色透明,无血管,具有透光和屈光作用,与角膜一起构成眼的屈光系统。

（一）房水（aqueous humor）

房水是一种从后房到前房持续循环的无色透明液体,总量为0.15～0.3毫升。其主要成分是水,占98.75%。75%的房水是睫状突分泌产生的,睫状突的上皮细胞具有丰富的血管,是全身血管最丰富的组织之一,这里的解剖和生理特点均有利于房水的产生。另25%的房水是由超过滤作用形成的,它是由毛细血管的压力、血浆蛋白的胶体渗透压和眼压的水平所决定的。在细胞膜两侧溶质的浓度不同时,水经过细胞膜由浓度低的一侧向浓度高的一侧渗透,形成房水。

房水自睫状突分泌后到眼的后房,经瞳孔流入前房,充满整个前房与后房,然后由前房角经小梁网及 Schlemm 氏管,进入巩膜内静脉网和房水静脉,注入巩膜表面的睫状前静脉与全身静脉汇合,进入全身体液循环。少数房水经虹膜表面的隐窝被虹膜吸收,也有经过悬韧带间隙到晶体后间隙,通过玻璃体管进入视神经周围的淋巴。此外,尚有少部分房水经脉络膜上腔而吸收。

房水对于人眼有重要的生理功能。由于房水对眼球所提供的流体静力压,维持着一定水平的眼压,使眼球内的结构和形态保持相对的稳定性,这对维持正常角膜的光学性能很重要。角膜表面的光滑性、弯曲度和其基质的屈光指数等都有赖于眼压的作用。眼压急性升高或降低,都会导致角膜水肿而影响其光学性能。

房水与晶状体和玻璃体等眼内容,都是眼的屈光间质,起着重要的屈光作用。房水的屈光指数是 1.336,与角膜的屈光指数(1.376)极为相近。因此,在正常情况下,光线通过它们,能保持视力的清晰度。当房水中的化学成分发生改变时,出现房水闪辉现象,视力便会下降。

房水能将营养物质输送给晶体,同时角膜的部分营养也来自房水。房水还能随其循环途径,将眼内的代谢产物运送至眼外;还能清除眼前节的血液、吞噬细胞以及炎性物质。在需要时,房水又能将抗体及化学治疗成分输送入眼内。

（二）晶状体（lens）

晶状体是富有弹性的透明体,形似双凸透镜,屈光力强,起到调节光线的作用。晶状体位于虹膜之后，玻璃体之前，睫状肌的环内。平时睫状肌处于舒张状态，晶状体在悬韧带牵拉下薄而扁平，能使平行光线成像于视网膜。看近处时，由于物距小眼内像距大，视网膜的物像就不清楚，因而引起睫状肌收缩，悬韧带变松，解除了对晶状体的牵拉，晶状体就以其弹性变凸，折光增强把超过视网膜的像距再调回到视网膜而看清。生理学上称这一过程为调节，实际上是功能代偿。

晶体的组织结构包括以下几部分：①包围整个晶体的囊；②位于前囊下的上皮细胞；③晶体细胞（晶体纤维）；④晶体悬韧带。根据晶体部位不同及年龄变化，晶体囊的厚度有所不同，前囊较后囊厚；成年人的前囊较婴幼儿厚。有研究证明晶体囊是晶体上皮细胞的分泌产物。

晶状体由于本身的弹性而变凸，特别是晶状体前表面的凸度增加尤为显著，其屈光指数为 1.42，屈光度约为 +13.00D，是眼球屈光间质中屈光指数最高者，因此是最重要的屈光间质。

（三）玻璃体（vitreous）

玻璃体是透明无色的胶质体，其主要成分是水，约占 99%。愈向中央部愈较稀薄，愈向周围部愈益稠厚。玻璃体充满眼球的后 4/5 的空腔内，前面以晶体及其悬韧带为界，形成前面扁平的球形。它与晶状体和房水共同支持眼球壁以使之维持其正常形态，维持一定眼压；另一作用是支撑和固定视网膜；再者玻璃体还是屈光质的组成部分。

玻璃体的绝大部分被视网膜包围，二者之间仅有轻度粘连，只在视神经乳头处粘合密切，前方锯齿缘处和睫状上皮治之间也有约 1.5mm 的带状粘连，即使视网膜其他处全部剥离，这两点也不分离。

玻璃体无神经和血管，依靠脉络膜、睫状体和房水供给营养。当周围组织发生病变时，往往影响到它的正常代谢而容易发生液化和混浊。

玻璃体的屈光指数为 1.33，接近于房水，低于晶状体，这三个部分与角膜合称为眼的屈光间质，或称屈光填间。

第二节　视路的解剖与生理

从视网膜起到大脑枕叶视中枢的径路称为视路（visual pathway）。视网膜神经纤维汇集于眼底后极部，形成视乳头，其纤维通过巩膜筛板出眼球，形成视神经。它向后向内至眶尖通过视神经孔，进入颅腔。两侧视神经在蝶鞍处相交，形成视交叉。从视乳头起至视交叉止称为视神经，全长约 42～47mm。

来自两眼鼻侧视网膜的神经纤维在视交叉处彼此交叉,来自两眼颞侧视网膜的神经纤维不交叉。由视交叉向后分开,形成左右视束,视束绕过大脑脚外侧,终止于外侧膝状体。再由此发出轴突经过内囊形成视放射,再经过两侧大脑颞叶向后终止于枕叶纹状区皮质视中枢。(见图2-7所示)

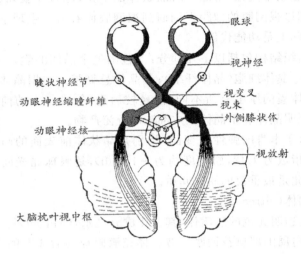

眼球
视神经
睫状神经节
动眼神经缩瞳纤维
视交叉
视束
外侧膝状体
动眼神经核
视放射
大脑枕叶视中枢

图2-7 视路示意图

视路包括六个部分,即视神经、视交叉、视束、外侧膝状体、视放射和皮质纹状区。

一、视神经(optic nerve)

视神经是第Ⅱ对脑神经,指从视神经乳头至视交叉的一段,由视网膜神经节细胞发出的轴索汇集而成。因每一根神经纤维表面没有神经膜,因此损伤后不能再生。神经纤维在眼球后极部集中,汇集成视神经穿出球壁,经眼眶和视神经孔,进入颅内。本段又可分为球内段、眶内段、管内段和颅内段四段。

(一)球内段

由视神经乳头起到巩膜脉络膜管为止,是整个视路中可用肉眼能够直接见到的唯一部分。

球内段的视神经由脉络膜血管所供养。

(二)眶内段

本段由巩膜后孔到骨性视神经管的前口,全长约30mm,因它在走行过程中作S形的弯曲,故较直测距离为长,这对完成生理性的眼球转动以避免某些损伤至关重要。本段的全过程均受眼肌的围裹、保护。

本段由眼动脉及其分支所供养,并由网膜中心脉动的后支向后参与营养供给。

（三）管内段

指视神经管内部分,眼动脉与其伴随入眶。本段疾患常引起球后视神经炎,另外本段神经因处于骨质的紧密围裹中,该管外伤、骨折等,都可致严重的视神经挫伤等损害。

本段的营养来自颈内动脉直接发生的软脑膜动脉。

（四）颅内段

本段自颅腔入口到视交叉,长约 10mm。本段的视神经只有软脑膜,纤维排列关系不变,只是由于处在脑组织的压迫下,横切面更近横椭圆形。

本段营养来自颈内动脉,大脑前动脉及前交通支分别发出的分支。

二、视交叉 (chiasm)

视交叉是两侧视神经交叉合膨大部,呈扁的四角形。视交叉与周围组织的关系较为复杂,前面稍上为左右大脑前动脉,后方主要有脑垂体的漏斗,两侧往日颈内动脉,在两侧方稍下有海绵窦。

视交叉的营养主要来自颈内动脉与前交通动脉,也接受前脉络动脉、后交通动脉及大脑中动脉发出分支的血液供养。

三、视束 (optic tract)

视束自视交叉的后部两侧角出发,绕过大脑脚底时,分为较小的内根与较大的外根。内根为两侧视束的联络纤维,止于内侧膝状体,与视觉无关而与听觉有关。与视觉有关的纤维,作为外根到达外侧膝状体。另有司光反射的传入纤维,也通过外根,但经四迭体上丘而止于中脑。

视束内交叉与不交叉纤维的汇集,仅发生在开始阶段,而且两眼视网膜对应点纤维的汇集并不精确,因此视束的病变产生在两眼的视野缺损并不完全对称。

视束的营养来自前脉络膜动脉类。前端除前脉络膜动脉外,还有内颈动脉、大脑前动脉以及后交通动脉的分支参与供给。

四、外侧膝状体 (lateral geniculate body)

外侧膝状体为视分析器的第一级视中枢,位于大脑脚的外侧及视丘枕的下外方,为椭圆形的小隆起,是间脑的一部分。视束的大部分纤维——视觉纤维——作为周围性神经元终止于此体的节细胞,并由节细胞的另一端发出中枢性神经元,即为视放射,全部投射到同侧的视觉中枢纹状区,产生视觉。

外侧膝状体的外侧及前部由前脉络膜动脉供养,其后部、内侧部及中央部由大脑后动脉及后脉络膜动脉供养。

五、视放射 (optic radiation)

为视路中的中枢神经元。视觉纤维起始于外侧膝状体的节细胞,其后即向上、下做扇形散开,形成视放射。视放射在大脑半球中占有较大的范围,因此,临近部位的疾病,都可引起视野缺损。

视放射大部由大脑后动脉所供养。前部由前脉络膜所供养,最后部分由大脑中动脉的小分支做供养。

六、视皮质纹状区（visual cortex striate area）

位于枕叶的后部,主要在内侧面,外侧面也有所分布,为人类视觉的最高中枢。该区因有一白色条纹而得名。

本区的大部分（即内侧面）由大脑后动脉的分支——距状动脉所供养。小部分（即外侧面）由大脑中动脉所供养。

由于视路出现问题时,通常表现为特定的视野异常。这些视野缺损的特异性改变对中枢神经系统病变的定位诊断具有重要意义。

第三节　眼附属器的解剖与生理

一、眼保护器

眼球是构造复杂而柔弱的感觉器官,位于体表,易受外界不良环境伤害。它有两种生理性保护机制:瞬目及泪液分泌,使眼球免遭机械性损伤和强光照射,保持角膜和结膜湿润透明。眼睑闭合不全或泪液分泌缺失,易引起严重的角膜病变。

（一）眼睑（eyelid）

眼睑是眼球暴露部分的保护结构,其主要功能是:①保护敏感的眼组织,任何有害于眼的刺激立即引起眼睑闭合;②睡眠时闭眼,减少外界对神经系统的刺激,防止泪液蒸发;③分泌脂质体,构成泪膜的表层;④分布泪液,使之形成均匀一致的泪膜,覆盖于角膜和结膜表面。⑤眼睑的不断启闭称为瞬目,使泪液在角膜表面形成薄膜,这对保持眼球的经常湿润及角膜的透明有重要作用。

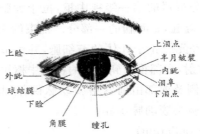

图 2—8　眼睑的外观（右眼）

眼睑分为上部和下部两部分，上睑宽大，从眉部开始向下，下部较小，与颊部皮肤相连接。上、下睑于外侧形成锐角状的外眦，或称小眦；于内侧联合形成马蹄形的内眦，或称大眦。（见图2－8）

眼睑的解剖组织可分为五层，自前向后为：皮肤、皮下组织、肌层、纤维层和睑结膜。

1.眼睑皮肤：全身皮肤最薄处。

2.眼睑皮下组织：是由疏松的结蒂组织构成，缺乏脂肪组织的填充，是人体最松软的组织之一。在水肿和出血时表现瘀肿情况最严重，肾病或局部炎症时容易出现眼睑水肿。

3.眼睑肌层：眼睑的肌肉组织有眼轮匝肌、提上睑肌和米勒氏肌。眼轮匝肌由面神经支配，肌肉收缩时眼睑闭合；提上睑肌受动眼神经支配，收缩时可以同时提起上睑各部分，包括眼睑皮肤、睑板和睑结膜；米勒氏肌受交感神经支配，在惊恐、愤怒或疼痛时，发挥作用，加大睑裂张开程度，原则上来说是属于保护性动作。

4.睑板：睑板是由致密的纤维组织构成，质坚韧如软骨，上下各有一个，支持眼睑以保持其形状；上、下睑板内含有高度发达的睑板腺，该腺分泌油脂状物，可防治泪液浸泡皮肤，并防止上、下睑长期接触时的粘着。油脂本身有保护眼球前部表面，起到滑润作用，还能防止外界液体进入结膜囊内。

5.睑结膜：为眼睑的最后一层，也是眼睑组织中最薄的一层，与睑板紧密相连，是结膜的一部分。

眼睑有一生理现象是瞬目（blinking）。瞬目就是眼睑经常处于间歇的开阖状态，完成一次完全的瞬目运动约需0.3～0.4秒，间隔时间男性约是2～3秒，女性约是4秒。瞬目的功能包括：避免眼球表面干燥，防止灰尘损伤；避免连续视刺激；可以分布和保持角膜前的泪膜。瞬目可分为自发性瞬目和反射性瞬目两种类型。

（1）自发性瞬目（spontaneous blinking）：是正常人觉醒时，无明显外界刺激而产生的一种周期性眼睑运动。是一种生理需要，可以湿润眼睛、清洗眼球等。瞬目时因眼睑闭合，眼球上转，眼外肌处于休息位置，因此在约0.15秒的时间里，眼、脑停止接受视刺激，得到休息。但由于暂时的视力遮蔽，对从事高速目标工作者则是一个严重问题。

（2）反射性瞬目（reflex blinking）：由某些外界刺激引起的眼睑运动。刺激原包括触觉性、光觉性和听觉性等多种类型。如出现疼痛或强光时眼睑的反应。

（二）结膜（conjunctiva）

结膜是连接眼睑与眼球间的透明的薄层粘膜，起始于上、下睑的睑缘后缘,覆盖于眼睑内面,然后翻转覆盖在眼球前部的巩膜表面,于角膜缘结膜上皮相延续。

结膜可分以下三部分:睑结膜、穹窿结膜和球结膜。

1.睑结膜:紧贴于上、下睑板的内面,不能移动,翻转眼睑后才能查见。紧贴睑板后面的结膜,血管丰富,翻转眼睑后常见此部略呈淡红色,贫血时则苍白。

2.穹窿结膜:为联接于睑结膜与球结膜之间的可移动部分。上穹窿部较深,约 10mm,下穹窿部较浅,约 6mm。穹窿部结膜厚而疏松,因此眼球才能得以灵活运转,但也因其疏松而具有弹性,故易出现水肿等病变。

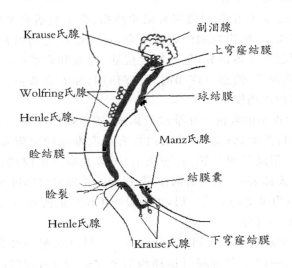

图 2-9 结膜囊示意图

此部结膜含有许多喀鲁斯(Krause)氏腺及上皮小凹,均能分泌泪样液,协助保持眼球的湿润,又称副泪腺。穹窿结膜血管极为丰富,特别是下穹窿部有丰富的静脉网,所以其色调略显深暗。

3.球结膜:为覆盖眼球前 1/3 的部分,是结膜中最薄的部分。由于球结膜薄且透明,可以透见下面的白色巩膜组织。球结膜可分为两部分,覆盖在巩膜表面的称巩膜部,距角膜缘 3mm 以内称角膜缘部。球角膜与其下方组织结合很疏松,富移动性,适合眼球灵活运动,但也因而容易发生球结膜水肿。

球结膜前部有睫状前动脉分支与结膜后动脉,两者在角膜缘形成角膜周围血管丛,营养角膜,当角膜或虹膜、睫状体有炎症时,即显示角膜周围充血,临床上称睫状充血。

（三）泪器

泪器包括两个部分,泪液的分泌部分(泪腺和副泪腺),泪液的排除部分(泪小点、泪小管、泪囊、和鼻泪管4部分)(见图2—10)。泪液为透明稍带乳白色的液体,呈弱酸性,含有少量蛋白和氯化钠,所以微带咸味。泪液不仅湿润结膜;冲洗和清洁结膜囊;营养角膜;泪液中含有特殊的溶菌酶,因此有一定的杀菌作用;它还形成角膜表面的液体膜的第2层,起到保护角膜的作用。

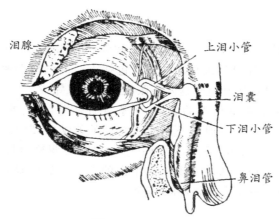

图2—10　泪器剖视图

1.泪腺(lacrimal gland):为管状,葡萄状浆液腺,分泌泪液的器官。有副泪腺和主泪腺之分,副泪腺主要进行基础性分泌,随年龄增长而减少;主泪腺是进行反射性分泌,哭泣时是主泪腺在工作。

2.泪道(lacrimal passage):

(1)泪小点(punctum):泪小管外口,泪道的起始部分,上下睑缘各有一个,称为上泪点和下泪点。每一泪小点均绕以致密的结蒂组织,富有弹性,其外有轮纤维环绕,具有括约作用。

(2)泪小管(canaliculus):为泪小点与泪囊之间的通道,上下睑各一小管,长约10mm。泪小管管壁极薄,但富有弹性。

(3)泪囊(lacrimal sac):为一囊状结构,位于泪骨和上颌骨的额突形成的泪囊窝内,长约12mm,宽约6mm,病理时则会膨大或缩小。

(4)鼻泪管(naso—lacrimal duct):上接泪囊,下通鼻道,为泪道的最后一段,长约12～24mm,直径3～6mm,上宽下窄。鼻泪管下口开口于鼻腔内,鼻粘膜静脉丰富,当鼻粘膜静脉丛充血,阻塞了鼻泪管的下口时,容易出现流泪症状(如伤风时流泪)。

（四）眼眶(eyehole)

眼眶时左右对称的两个四棱锥状骨腔。眶的周围由骨质组成,前面为眼睑,眶内有眼球及眼外肌、血管、神经、筋膜、泪腺以及作为填充物的脂肪等组织。

眼眶与周围的毗邻关系甚为密切,上为额窦,下为上颌窦,内为筛窦和蝶窦,因此,鼻窦的炎症常波及眶内组织。

眶壁前缘增厚而坚固,眶内脂肪起软垫作用,眼球筋膜下部增厚而形成吊床式悬韧带以支持和固定眼球的位置,这对保护眼球减少外力震动有重要意义。

二、眼运动器

眼肌主要维持眼部的运动。有眼内肌和眼外肌两种。眼内肌主要是瞳孔括约肌、瞳孔开大肌和睫状肌。眼外肌包括直肌和斜肌两种。眼球周围有六条眼外肌,眼球的运动全靠这六条眼肌的收缩来完成。

眼外肌是附着在眼球外部的肌肉,四条直肌是内直肌、外直肌、上直肌和下直肌;两条斜肌是上斜肌和下斜肌。它们的伸缩能使眼球向各个方向转动。由于各条肌肉的相互配合及协调一致,以随时调整两眼的位置,使两眼同时集中到一个目标,从而实现双眼单视的功能。如果眼外肌麻痹或力量不平衡时,眼球位置就会偏斜,称为斜视。

第四节　眼的血液供应与神经支配

一、眼的血液供应

整个眼球除了视网膜内层及部分视神经由视网膜中央动脉供应营养外,其他部分的营养均由睫状动脉供应。静脉系统有 3 个回流途径,分别是视网膜中央静脉、涡静脉和睫状前静脉。

(一)动脉系统

眼的血液供应主要来自眼动脉。眼动脉主要分支有:①视网膜中央动脉,供应视网膜内层;②睫状后短动脉,供应脉络膜;③睫状后长动脉,供应虹膜、睫状体;④睫状前动脉,是从四条直肌的肌动脉而来(共七条),在距角膜缘 5~6mm 处穿过巩膜入眼球内,参与虹膜血管;在穿进巩膜前分出两个小支,一支到角膜缘,形成角膜缘血管网,以营养角膜组织,另一支到前部球结膜,称结膜前动脉,它与来自眼睑动脉的分支结膜后动脉相吻合。

视网膜中央动脉:于眼球后约 10~12mm 处穿入视神经中央,前行至视乳头穿出,分为鼻上支、颞上支、鼻下支、颞下支动脉以营养视网膜内层组织。唯黄斑部中心凹无血管分布,而由脉络膜毛细血管层供给营养。视网膜中央动脉属终末动脉,没有侧支吻合,和脑血管一样。临床上见到的视网膜中央动脉(或其分支)阻塞的病人,其所属的视网膜功能立即消失。

角膜缘血管网,是由睫状前动脉分出的毛细血管,围绕角膜缘互相密切吻合而成。当角膜炎或虹膜睫状体炎时,表现深层血管(来自睫状动脉)充血,称为睫状充血,当结膜炎时,表现浅层血管(来自结膜动脉)充血,称为结膜充血。区别这两种充血有重要意义。

(二)静脉系统

视网膜中央静脉收集视网膜内层的静脉血液回流至眼上静脉经眶上裂入海绵窦,脉络膜、虹膜和睫状体后部的静脉血液汇集于4~6条涡静脉,分别注入眼上静脉和眼下静脉,再流入海绵窦,睫状前静脉收集虹膜及睫状体前部的静脉血液,并与角膜缘内的 Schlemm 氏管和巩膜内静脉网汇通。睫状前静脉由巩膜的最前部穿出巩膜面,分别通过四条直肌后流入眼下静脉,它在眶尖处又分为两支,一支经眶上裂入海绵窦;另一支通过眶下裂与翼静脉丛相通。眼上、下静脉在前方与面静脉有吻合支。

由于眼上、下静脉与面静脉、海绵窦、鼻腔静脉、翼静脉丛都有丰富的血管吻合,并且缺乏静脉瓣,故血液可以互相流通。因此,鼻唇的疖肿或颌面部炎症,如果处理不当,可迅速扩散到眶内或颅内造成严重后果。

二、神经支配

(一)视神经(第Ⅱ脑神经):传导视觉。

(二)运动神经

1.动眼神经(第Ⅲ脑神经):支配上直肌、内直肌、下直肌、下斜肌、提上睑肌、瞳孔括约肌和睫状肌,司眼球转动、睑裂开大、瞳孔缩小及调节作用。

2.滑车神经(第Ⅳ脑神经):支配上斜肌,司眼球转动。

3.外展神经(第Ⅵ脑神经):支配外直肌,司眼球外转。

4.面神经(第Ⅶ脑神经):支配眼轮匝肌,司眼睑闭合。

5.植物神经:交感神经通过鼻睫神经的分支睫状长神经进入眼内,支配瞳孔散大肌、司瞳孔散大,副交感神经通过动眼神经的运动根进入睫状神经节,节后纤维称睫状短神经,支配瞳孔括约肌及睫状肌。

(三)感觉神经

来自三叉神经(第Ⅴ脑神经)的第一、二分支,司眼球及眼睑的感觉。

1.三叉神经第一分支(眼神经):分为三支。

(1)鼻睫神经:分布于角膜、巩膜、虹膜和睫状体。

(2)额神经:其分支为眶上神经,分布于上睑。

(3)泪腺神经:分布于泪腺。

2.三叉神经第二分支(上颌神经):其分支为眶下神经,分布于下睑。

睫状神经节，位于眼眶深部，相当于视神经和外直肌之间，距眶尖约1cm。它包含有感觉根（来自三叉神经）、运动根（来自动眼神经的副交感纤维）和交感根（含交感纤维）。

第五节　眼的胚胎发育

卵子受精后成妊卵，妊卵分裂形成各个器官。视觉器官也是在这其中不断发育成熟，经历了一个漫长的过程。

一、胚眼的形成

当胚胎在第三周（3.2mm）时，神经沟封闭，视窝变浅，在前脑两侧形成对称的囊状突起，即为视泡。视泡与成人眼不同，它是位于两侧的。

胚裂于胚胎第五周开始封闭，由中央部开始，向前后延展，于胚胎17mm（7周）时，完全闭合，前端在视杯缘留一切迹，切迹消失后，瞳孔变圆。后端的融合较为复杂。如果胚裂不封闭，形成的眼即在此处有一缺损。当胚裂封闭时，胚眼已具有眼的各个部分了。

二、眼的发育

（一）视网膜

色素上皮层：在胚胎第5周（5～6mm）开始出现，第6周（10mm）时完全充满细胞，且在整个视网膜为同步。

神经上皮层：主要有三个阶段。

第一期：当胚胎发育在第4～5周时，细胞分裂增多，神经上皮面积增大，厚度增加。

第二期：当胚胎在6周～3月时，视网膜分化更为显著，形成各层神经细胞。

第三期：当胚胎在3～7个月时，视网膜完全形成。第8个月时，血管已出现在视网膜内面几层。

（二）晶体

晶体的发育可分为两个时期：晶体泡形成期和晶体纤维产生期。晶体泡前后壁交界处的细胞终身不断生长，产生晶体纤维；晶体纤维围绕中央核一层层的增加，终身不停，到老年生长极为缓慢。

晶体囊于胚胎第6周（13mm）时形成，包围整个晶体，为晶体上皮细胞的产物。

（三）角膜上皮

当胚胎在第 6 周时，角膜上皮增加为两层，当第 8 周时，上皮已有三层，在出生时上皮有四层，在出生 4～5 个月后才增至五层或六层。

（四）脉络膜

当胚胎在第 5 周时，成人的各层都出现。在第 5～7 个月时，脉络膜各层出现色素。

（五）角膜和前房

角膜和前房开始发育在胚胎的第 6 周末（18mm）。在发育的早期，角膜和巩膜的曲率半径相同，在第 3 个月（48mm），当前房迅速形成时，角膜的曲度就显得大于眼球的其他部位。

在第 3 个月末（65mm），角巩膜缘出现，Schlemm 管出现于房角深处。Schlemm 管出现不久，在其内侧的中胚叶组织略增厚，与角膜内皮细胞和后弹力膜相连续，并张开为纤维组织束，后即分化成许多小带，即小梁。

前房角是逐渐出现的。它的变化在第 6 个月时开始，到出生前结束。

（六）巩膜

胚胎在第 2 个月开始，到第 5 个月形成完整的巩膜。

三、眼附属器的发育

（一）眼眶

在胚胎 3 个半月时，眶的骨壁已形成，但不完整，到第 4 个月即发育完好。眼眶一直生长到青春期，如果小儿时期把眼球摘出，眼眶就不能正常发育。

（二）眼外肌

当胚胎在 14mm 时，4 个直肌和 2 个斜肌已能辨认，到 20mm 时此等肌肉已能完全分开，其中内直肌比其他肌发育完全和强壮。

（三）眼睑和结膜

胚胎第 5 周时眼周围的组织形成褶，褶的外面形成眼睑皮肤。当胚胎在第 3 个月时（31mm），上下睑彼此相接触，内外两端开始粘连，在 35mm 时全部眼睑已完全粘在一起。直到胚胎第 5 个月末，上下睑缘又开始从鼻侧分开，到第 6 个月或第 7 个月时完全分开。

四、眼在胚胎期的发育顺序

为了进一步了解视觉器官在胎儿期的发育进程，熟悉眼在这个时期的发育状况并列表说明。因精确地测定胎龄及胚胎的长度十分困难，所以，所列的发育时间表只是概括表明发育的先后顺序。另本表只列出自第四周初到足月的发育状况。

五、出生后的分化

（一）角膜

出生时较大（10mm），出生后 1～2 年即达成人大小（接近 12mm）。新生儿角膜比较平，青少年期出现循规性散光，年长时角膜又有变平趋势，出现反循规性散光。

表 2－1　视觉器官在胚胎期的发育状况表

年龄	长度	发育情况
25 天	（2.6mm）	出现视凹
26～28 天	（3.2mm）	视泡由前脑膨出；晶体板开始形成
5 周	（3.4～8mm）	原始视泡发育完好并形成视杯及胚裂；晶体板处形成晶体凹，并发育成晶体泡
6 周	（8～15mm）	晶体泡与表面外胚层分离；脉络膜毛细血管层形成；角膜内皮细胞开始形成；睑褶出现
7 周	（15～22mm）	视网膜在后极部分分化成神经细胞层
8 周	（22～30mm）	角膜实质层形成；角膜上皮已有三层；瞳孔膜形成；前房开始形成
9 周	（30～40mm）	眼球直径达 1.0mm；睫状体逐渐出现；眼睑闭合；出现肌纤维
10 周	（40～50mm）	角膜前弹力层开始形成；睫状肌在分化；巩膜开始形成
11 周	（50～60mm）	黄斑区开始分化；玻璃体血管发育到最盛期
12 周	（60～70mm）	辨出角膜缘，出现 Schlemm 管；玻璃体血管系统开始萎缩；出现虹膜和瞳孔括约肌
4 月	（70～110mm）	眼球直径 3～7mm；脉络膜中层出现
5 月	（110～150mm）	角膜弧度明显；巩膜形成；脉络膜各层形成；睫状突发育完好
6 月	（150～200mm）	眼睑开始分开；角膜后弹力膜形成；瞳孔扩约肌形成；黄斑部出现凹陷
7 月	（150～200mm）	眼球直径达 10～14mm；瞳孔膜开始萎缩；虹膜的边缘窦消失
8 月	（230～265mm）	视网膜各层次的分化及血管分布已达锯齿缘；玻璃体血管在本月中消失
9 月	（265～300mm）	眼球直径达 16～17mm；前房角已扩展到小梁周边部；瞳孔膜和玻璃体血管消失；视乳头的生理凹陷形成
足月		角膜上皮已有四层；葡萄膜基本完好；视网膜除黄斑部外已充分分化；泪腺未发育好，无泪液分泌

（二）葡萄膜

细胞比较多，到 2～3 岁时才达到成人的情况。瞳孔开大肌出生时尚未完全发育，到 5 岁时才达到发育完全。

（三）眼底

色素的分布尚不具备成人的特征，出生 6 个月以后，眼底才近似成人视网膜的表现。

（四）黄斑区

该部分的分化明显落后于视网膜的其他部位。出生后 4 个月时，黄斑凹方发育完全。

（五）前房

初生时前房较深。由于晶体逐渐增大，及同时的角膜变平，前房逐渐变浅。

（六）前房角

初生时前房角位于小梁的后部，生后前房角扩展到小梁之后，2～4 岁时达到最后的宽度。

（七）晶体

出生后晶体继续增长。随着年龄的增长，晶体的屈光指数也增加。

思考题：

1.详细分析眼球的解剖生理特点。

2.什么是屈光系统？它包括哪些部分？

3.房水有什么作用？晶状体、玻璃体有什么作用？

4.简述瞬目的概念及分类。

5.简述眼保护器的组成与功能。

第三章　视觉器官功能检查

第一节　视觉器官基本检查

这种检查是指在一般条件下，使用一般或简单器械就能进行的常用检查，目的是检查视觉器官的各个部分有无患病症状。

一、眼附属器检查

（一）眼睑

检查眼睑外形时，主要关注以下几个方面：

1.眼睑外形有无缺损，睑裂是否缩小。

2.两侧眼睑是否对称，能否闭合。

3.睑肌运动是否正常。

4.睑缘有无内翻或外翻；有无睑板肥厚。

5.有无红肿，皮下有无淤血，有无瘢痕；皮肤有无红肿、疼痛，有无粘连。

6.睫毛排列是否整齐及生长方向如何，睫毛根部有无充血、鳞屑或溃疡。

在检查时，注意记录位置和程度，并询问导致的原因。

（二）泪器

分泪腺和泪道两部分。泪腺一般不能直接查看，可通过触压感受泪腺是否有炎症。检查泪道时应注意：

1.泪点位置有无外翻及闭塞，压挤泪囊时，有无分泌物自泪点溢出，并记录其性质及量的多少。

2.泪囊区有无红肿、压痛、瘘管及隆起。

3.泪腺是否能触及肿块,泪液分泌是否正常,泪道是否畅通。

4.内眦皮肤有无红肿、压痛,有无粘脓、瘘管和瘢痕等。

(三)结膜

检查结膜可利用室内光线,必要时也可用灯光,如有条件可使用裂隙灯角膜显微镜。

结膜的检查按球结膜、睑结膜和穹窿结膜的顺序进行。检查球结膜时要注意有无充血、水肿、干燥、分泌物、病变高起物、增生物以及色调的变异等;检查睑结膜及穹窿结膜时,应将眼睑翻开,注意其颜色是否透明光滑,有无充血、水肿、滤泡增生、瘢痕形成;有无溃疡、睑球粘连、新生物及异物等。

检查小儿结膜或角膜时,应注意小儿的头要固定。

(四)眼眶

正常眼眶两侧对称,边缘钝圆,无特殊隆起、红肿与压痛。眼球居眼眶之中央,转动自如,如眶内组织有炎症,延期可被推挤向前或偏于一侧,且眼睑、结膜肿痛、重蹙额,致使眼球不能转动。

眼眶内有很多病变可导致眼球突出,如眶中组织体积增加、眶内静脉曲张、动脉瘤、肿瘤等,其中最常见也是最严重的是眶蜂窝组织炎。

(五)眼外肌

根据眼球位置有无偏斜,眼球运动有无障碍等了解眼外肌的功能是否正常。主要方法有角膜灯光投射法、遮盖法、眼球运动检查、复像检查法等具体操作方法。

二、眼球前部检查

(一)角膜

检查角膜时,先作肉眼观察,利用良好的自然光线即可,必要时可增加一定的光源。被检查者取坐位,正视前方,自然放松。

检查时注意角膜外形大小、弯曲度是否规则,表面透明度和平滑度如何,有无溃疡、混浊、色素或新生血管伸入,以及角膜感知觉是否正常等。

(二)巩膜

巩膜可见部分完全被球结膜所覆盖,所以,可以通过结膜来检查巩膜的状况。

检查巩膜时,首先要注意颜色。正常成人巩膜是白色,小儿略显青灰色,老人略显黄色。然后再看是否有黄染、充血及压痛等症状,以此来判定是否有青光眼或睫状充血等病症。

(三)前房

首先注意检查前房的深度,即角膜后壁与晶状体前囊之间的距离。正常人在中央部约为3mm,不能直接测量,需要通过反复观察实践,形成距离概念。婴幼儿及老年人的前房较浅,青壮年和近视眼者略深。过深或过浅都有可能存在病症:过浅可能是扁平角膜、虹膜膨隆、虹膜前粘连或青光眼;过深可能是圆锥角膜、晶状体脱臼或半脱臼等。

其次要注意前房的内容。正常的前房充满清澈的房水,炎症时可见角膜后沉着物或浮游细胞,有时可能还有混浊、积血、积脓或异物等症状。对角膜后沉着物的大小性质要给予高度重视,这对判断产生渗出物的病灶性质有帮助。

（四）虹膜

检查虹膜时可利用室内弥散光线,也可使用聚光手电筒再加放大镜,使用裂隙灯更理想。应双眼对照检查,检查时要观察虹膜的颜色、纹理、位置、充血情况,检查有无新生血管、根部离断、先天缺损,有无色素脱落、萎缩、增生等,有无前后粘连,有无震颤。

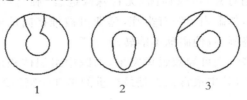

1   2   3

图 3—1 虹膜的各种缺损

1.虹膜的手术切除;2.虹膜的先天性缺损;3.虹膜的外伤性根部离断(D 字形瞳孔)

正常虹膜表面有放射状条状隆起和低陷的凹沟相互间隔与交织而成的纹理,且走行清晰,于炎症时可因充血、水肿而模糊不清,若单纯重蹙额,虹膜色调可变深暗,若伴有渗出质,则该处色调灰淡。

（五）瞳孔

检查瞳孔可使用弥散光线、聚光光线以及用裂隙灯等来进行。检查时要注意瞳孔的数目、位置、大小及形态、对光反应、调节反应等,并应结合两侧对比进行。

正常瞳孔左右各一,位置在角膜的中央稍偏鼻下方,其直径在一般室光中应为 3～4mm,随光线的强弱而有所改变,强光小,弱光大,一般的波动在 1.5～8mm 之间。

瞳孔的形态是正圆形,边缘整齐,不同病症可能会出现不同形态(参见图 3—1)。要注意检查瞳孔的对光反应,代表着虹膜功能是否完整。瞳孔的反应从性质上分为生理的和病理的两种情况,各种情况有不同的表现,并且不同于药物的反应,这些都可以作为确定生理功能是否正常的依据。

（六）晶状体

晶状体在瞳孔处于一般生理状态下，只能见到中央的一小部分，前面的晶体检查需要在散大瞳孔的状态下进行，一般使用裂隙灯进行检查。

正常晶状体是透明的，所以在检查时首先要注意晶状体有无混浊，并了解其混浊是核部还是整个皮质的全部混浊。其次检查晶状体的位置是否正常，生理状态下是由周围的悬韧带均匀地悬吊着，其前表面与角膜相一致。再次，检查晶状体的形态是否正常，正常的晶体应是弧度均匀的双凸形，如出现形状改变，应查明原因。

在该项检查中，晶体的混浊问题是表现数量最多，也是表现形式最复杂的。

三、眼球后部的检查

（一）玻璃体

玻璃体是在眼球内部的高度透明的液体，要用专业仪器进行检查。而对其检查的指标也是从液体是否透明来寻找问题。并根据混浊的颜色、厚度以及液体的粘稠程度来判断眼部疾患的类型和问题所在。

高度近视、老年人和其他退行性疾病会出现玻璃体液化剥离的状况。

（二）视网膜

1. 视神经乳头：注意其形态、大小、颜色、境界、血管状况，杯盘比例，有无缺损，有无隆起或病理性凹陷（均以屈光度数表示，屈光度相差 3D 约相当高起或陷下 1mm）。

2. 视网膜血管：血管走行状态，有无扭曲、怒张、闭塞或搏动，有无微血管瘤，动脉管壁之反光度，管腔大小、动静脉之比例及交叉处情况，管壁有无白鞘。

3. 黄斑部：黄斑部中心凹光反射及附近情况，有无水肿、渗出物、出血、色素、裂洞或囊样变性。

4. 视网膜：颜色是否透露脉络膜，有无水肿、渗出、出血、游离色素、萎缩、瘢痕、新生物、新生血管和脱离（均需注意形状、大小、部位）。

第二节　视觉器官功能检查

视功能即是视觉的能力。外界物体所反射的光线进入眼内，经屈光系统折射后，成像于视网膜上，在此再进行一系列的光化学作用，产生神经冲动，通过视神经进入颅内，再经过视路其他部分的传导，最后达到大脑枕叶视中枢,形成视觉。

人眼具有屈光成像的功能。看远时物距大,入眼光线是平行光,通过眼球的屈光系统的曲折后不用调节恰好成像于正常眼的视网膜上而看清。看近时物距变小,入眼光线是发散的,使眼内像距增大,视网膜的像就不清楚,引起反射性的睫状肌收缩,使晶状体曲率增大折光力增强。通过这一系列的反射不仅能在视网膜上形成清楚的物像,还可成像到两眼视网膜的对称位置上,产生更加清晰的视觉物像。

人眼具有双眼单视的功能。两眼视物时,两侧视网膜上各形成一个完整的物像,但正常人主观上只产生一个"物"的感觉,这就是双眼单视现象。人眼还有明适应和暗适应功能,在后面光觉检查时会详细讲解。

视功能的检查,即通过各种设计的器械来量度其视觉能力。这类检查需通过被检查者的感觉与诉说,才能完成,所以是主观检查法。视功能检查包括形觉、光觉、色觉和深度觉等项在内的多项功能检查。

一、形觉检查

所谓形觉是人眼对外界物体各部分不同亮度的分辨能力。正常眼注视某一物体时,经过晶状体的调节,此物体即在视网膜黄斑区形成一个清晰的像,这是中心视力,通常所作的视力检查就是检查中心视力,若要测定周边视力,需通过视野的检查获得。所以形觉的检查包括视力检查和视野检查两部分。

(一)视力检查

1.视力及视角原理介绍。

视力(vision),即视敏度(visual acuity),是指黄斑部中心凹的视力功能,是指眼分辨物体细微结构的能力,以能分辨空间两点的最小距离为衡量标准。又称中心视力。视力的好坏是衡量眼机能是否正常的尺度,也是分析病情的重要依据。5m 或 5m 以外的视力称为远视力,30cm 以内的视力称近视力。

测量视力是用视力表上的字形作为标准,每个字形的构造都是根据视角来计算的。视角是指由目标物两端发出的两条光线射向眼节点(此节点位于晶体后部,射入眼内光线通过节点,不发生屈折)时相交所夹的角。视网膜能辨认某一物体(或更具体地说区分两个点)时,必须在眼内形成一定的视角。正常眼能辨别最小物体(或区分最近的两个点)的视角叫最小视角,大多数正常眼的最小视角为 1 分角。(视角原理)

实验证明,正常人在 0.5～1 分视角下看清物体时,其在视网膜上的物象约等于 0.002～0.004mm,大致相当于锥体的直径。由此推知,分辨两个点在视网膜上单独存在的主要条件是两个感光单位(锥体)的兴奋,而在这两

个锥体间至少要被一个不兴奋的锥体所隔开。如果点的象落在邻近两个锥体时,这个象就会重合而不能分辨了。(图3—2)

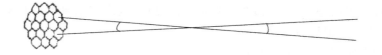

图 3—2 1 分视角

根据上述原理,各种视力表的标记都是 1 分视角的 5 倍(5 分视角)作为面积而制成的。规定线条的宽度、缺口与大小都是 1 分视角。如国际标准视力表及标准对数视力表上"E"形字的线条宽度和线条间距,Landolt 氏视力表上"ɔ"形字的线条与缺口大小都为 1 分角。视力表上的大小标记是在 5 分视角下,依据距离眼的远近分别制定的,如国际标准视力表上端最大标记(0.1 行)是在 5 分视角下,50m 距离制定的,第十行标记(1.0 行)是在 5 分视角下,5m 距离制定的,其他各行也都在 5 分视角下依不同距离而制定的(图 3—3)。

物体两端所发光线在眼内形成视角的大小,一方面决定于物体本身的大小,另一方面还决定于此物体于眼距离的远近。物体愈大、距眼愈近,所成之像愈大,反之愈小。所以视角的大小与物体大小成正比,而与物体和眼的距离成反比。

3 3

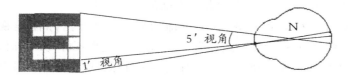

图 3—3 视力表 E 字与五分视角的关系

2.视力检查的分类:视力检查有多种指标,有如下几种分类方式:

(1)中心视力及中心外视力。

中心视力即黄斑区中心凹视力,其余均是中心外视力。

(2)远距视力及近距视力。

5m 远的距离能看到 1.0,这是远距视力,30cm 远能看到 1.0 是近距视力。远近距离都是 1.0 才是好视力,远视力好而近视力不好是远视眼,近视力好而远视力不好是近视眼。

(3)裸眼视力及矫正视力。

不戴矫正眼镜测得的视力是裸眼视力,戴上矫正眼镜后测得的视力是

第三章　视觉器官功能检查

矫正视力。

（4）单眼视力及双眼视力。

遮盖一只眼而检测另一只眼看，按先右后左，先好后差的顺序进行检查，这样测得的是单眼视力；两只眼睛一同测试，其测试结果就是双眼视力。双眼视力比单眼视力提高10%。

（5）单字视力及连字视力。

测试字符一个字、一个字的呈现，叫单字检测，所得视力就是单字视力。测试字符一行或一排呈现，就是连字检测，所得视力就是连字视力。有弱视症状的被试单字视力较好，连字视力较差。

（6）小数视力和分数视力。

小数视力记录是用1.0、1.2、0.1；分数视力记录是用6/6、20/20等，6/6表示在6m远的地方看到1.0，20/20表示在20英尺远看到1.0，以此类推。

在本章主要介绍远视力检查和近视力检查。

3.远视力检查法。

在检查远视力时，首先应注意安装视力表所具备的标准。

（1）表面须清洁平整。

（2）表的高度以表上1.0视力（对数视力表上5.0）的标记与被检查的眼等高为准。

（3）表上必须有适当、均匀、固定不变的照明度，一般为400～1000Lux，且必须避免由侧方照来的光线，及直接照射到被检者眼部的光线。阴晴不定的自然光线亦不适宜，以免引起不准确的检查结果。

（4）表与被检者的距离必须正确固定，国内有国际标准视力表及Landolt氏视力表，被检查者距表为5m。如室内距离不够5m长时，则在2.5m处置一平面镜来反射视力表。此时最小一行标记应稍高过被检者头顶。

其次要有正确的检查和记录的方法。

（1）检查前应向被检者说明正确观察视力表的方法。

（2）两眼分别检查，先查右眼，后查左眼。查一眼时，须以遮眼板将另一眼完全遮住。但注意勿压迫眼球。

（3）检查时，让被检者先看清最大一行标记，如能辨认，则自上而下，由大至小，逐级将较小标记指给被检者看，直至查出能清楚辨认的最小一行标记。如估计患者视力尚佳，则不必由最大一行标记查起，可酌情由较小字行开始。

国际标准视力表上各行标记的一侧，均注明有在5m距离看清楚该行时所代表的视力。检查时，如果被检者仅能辨认表上最大的"0.1"行E字缺口方向，就记录视力为"0.1"；如果能辨认"0.2"行E字缺口方向，则记录为

"0.2"；如此类推。能认清"1.0"行或更小的行次者，即为正常视力。

检查时倘若对某行标记部分能够看对，部分认不出，如"0.8"行有三个字不能辨认，则记录"0.8^{-3}"，如该行只能认出三个字，则记录为"0.7^{+3}"，其余类推。

（4）如被检者在5m距离外不能辨认出表上任何字标时，可让被检者走近视力表，直到能辨认表上"0.1"行标记为止。此时的计算方法为：

视力＝0.1×被检者所在距离(m)/5(m)

举例：如4m处能认出则记录"0.08"（0.1×4/5＝0.08）；同样如在2m处认出，则为"0.04"（0.1×2/5＝0.04）。

（5）如被检者在1m处尚不能看清"0.1"行标记，则让其背光数检查者手指，记录能看清的最远距离，例如在30cm处能看清指数，则记录为"30cm指数"或"CF/30cm"。如果将检查者手指移至最近距离仍不能辨认指数，可让其辨认是否有手在眼前摇动，记录其能看清手动的最远距离，如在10cm处可以看到，即记录为"HM/10cm"。

（6）对于不能辨认眼前手动的被检者，应测验有无光感。光感的检查是在5m长的暗室内进行，先用手巾或手指遮盖一眼，不得透光。检者持一烛光或手电在被检者的眼前方，时亮时灭，让其辨认是否有光。如5m处不能辨认时，将光移近，记录能够辨认光感的最远距离。无光感者说明视力消失，临床上记录为"无光感"。有光感者，为进一步了解视网膜机能，尚须检查光定位。方法是嘱被检者注视正前方，在眼前1m远处，分别将烛光置于正前上、中、下，颞侧上、中、下，鼻侧上、中、下共9个方向（见图3-4），嘱被检者指出烛光的方向，并记录之，能辨明者记"＋"，不能辨出者记"－"。注意标明鼻侧、颞侧。

据我国卫生部1989年规定，《标准对数视力表》于1990年5月1起在全国实施，本表优点是可以进行视力比较、视力平均及视力统计。下面简单介绍标准对数视力表的测试。

（1）主要设计标准：以三划等长的E字作为标准视标，检查距离5m，1分视角作为正常视力标准（记5.0）。视力记录采用5分记录法（许氏法）。

（2）视力表的安装要求和检查方法，与国际标准视力表基本相同。

（3）5分记录法：用0～5分表示视力的等级。0分表示无光感；1分表示有光感；2分表示手动；3分表50cm手动；3.0～3.9可用走近法测出（表3-1）；4.0～5.3为视力表置5m处可测得视力范

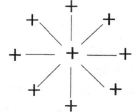

图3-4 光感方向记录
本图表示九个方向均有光感

围。5.0 为正常视力。记录时,将被检眼所看到的最小一行视标的视力按5分记录法记录。也可把小数记录附在后面如 5.1(1.2)。

表 3-1　对数视力表 3.0-3.9 的测定

走近距离(m)	4	3	2.5	2	1.5	1.2	1.0	0.8	0.6	0.5
视　力	3.9	3.8	3.7	3.6	3.5	3.4	3.3	3.2	3.1	3.0

检查视力时,那些因年龄小而不能配合检查的被测者,或不需准确检查其视力,只想粗略了解其视力情况的年龄较大的视力残疾者。可使用实物检查法,其计算公式如下:

$$视力 = \frac{1.5}{实物大小(m)} \times \frac{实物距离(m)}{5}$$

4.近视力检查法。

现在我国比较通用的近视力表是耶格(Jaeger)近视力表和标准视力表(许广第)。前者表上有大小不同的 8 行字,每行字的侧面有号数,后者式样同远视力表(国际视力表)。

检查时光源照在表上,保证光线充足,但应避免反光。视力表离被检测眼 30cm,先查右眼,再查左眼,最后查双眼。若被检查者能看到 1.0 行的视标,则为正常视力;若在 30cm 处看不清 0.1 行的视标,可以移近距离,直至能看清 0.1 行的视标为止,然后记下视力及测试距离,记法为:近视力/距离。若能看清 1 号字或 1.0 时,则让其渐渐移近,直到字迹开始模糊。在尚未模糊以前能看清之处,为近点,近点与角膜之距离即为近点距离,记录时以 cm 为单位,例如 J_1/10cm 或 1.0/10cm。凡远视力小于 1.0,近视力大于等于 1.0,称为近视;若远近视力都小于 1.0,可能是远视、散光或其他眼病。儿童视力检查表适用于 4 岁以下的儿童,如右图所示。

(二)视野及暗点检查法

1.视野简介。

视野(visual field)是单眼注视正前方一点时所能看到的空间范围,可用视野计测出。它反映黄斑部以外整个视网膜的视功能,又称周边视力。视野分为周边视野和中心视野,以中央 30°以内范围为中心视野;30°以外范围的视野为周边视野。以下介绍的测量和数据均是针对周边

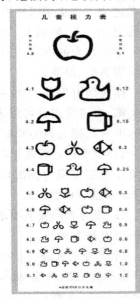

图 3-5　儿童视力表

视野而言的。视野的大小与距离成正比,因此必须在规定的距离进行检查才有一定意义。在同一距离的视野,又因使用视标的大小、颜色以及照明的强弱而不同。

　　正常视野如不受眼的邻近组织的限制,应当是圆形,但实际受到眼眶和鼻梁的影响,呈鼻上侧狭小、颞下侧相对宽大的梨形。具体视野范围:颞侧约90°以上,下方约70°,鼻侧约65°,上方约55°。各种颜色视野范围并不一致,白色最大,蓝色次之,红色又次之,绿色最小,相继各减少10°左右(见图3—6所示)。两眼同时注视时,大部分视野是互相重叠的。

　　视野对劳动、学习和生活都有很大的影响。临床上视野检查对视路疾病的定位诊断,对青光眼、眼底病的诊断都有重要意义。

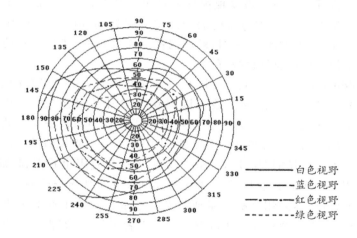

图 3—6　　正常视野图(左眼)

2.视野检查法。

　　视野检查法分动态与静态检查。一般视野检查属动态,是利用运动着的视标测定相等灵敏度的各点,所连之线称等视线,记录视野的周边轮廓。静态检查则是测定一子午线上各点的光灵敏度阈值,连成曲线以得出视野缺损的深度概念。

　　(1)面对面法(对比法):简单易行,但准确性较差。检查者与被检查者相对而坐,相距约50cm,两眼分别检查。检查右眼时,让被检查者用眼罩遮盖左眼,检查者闭合右眼,两人相互注视,眼球不能转动。然后检查者伸出不断摆动的食、中二指,在被检查者与检查者的中间同等距离处,分别在上、下、内、外、左上、左下、右上、右下等八个方向,由周边向中心缓慢移动,如果两人同时见到手指,说明被检查者的视野是正常的;如果被检查者比检者发现手指晚,则说明被检查者视野小于正常。由此检查者根据自己的视野(必须是正常的)对比出被检者视野的大概情况。

(2)周边视野计检查法(perimetry):视野计形式多样。主要的差别在于背景的形状与视标出现的方式。近年来,一些视野计上已配有电子计算机,可对视野作自动定量的记录。

①弧形视野计检查法:有简易型与投射型两种。主要用于检查周边视野,属动态检查。方法是:在自然光线或人工照明下进行,被检者坐于视野计前,下颏固定于颏架上,受检眼正对视野计中心,注视视野计弧上零度处的白色固定目标,另一眼用眼罩遮盖。视野计为180°的弧形,半径为330mm,选用适宜的视标(常用的直径为3mm或5mm),从圆弧周边向中心缓慢移动。告诉被检查者当发现视标或辨出颜色时,立即报知。将此时视标在弧上的位置记录在周边视野表上。将圆弧转动30°后再查,如此每隔30°检查一次,直到圆弧转动一圈,最后把各点连接起来,就是该眼的视野范围。一般常检查白色及红色视野。

②Goldmann视野计:背景为半径330mm的半球,用六个可随意选用的不同大小光点作视标,光点的亮度可以调节,可用来作动态与静态检查。动态检查基本上同弧形视野计法。静态检查是指在经动态检查法中的可疑或查得的缺损部位所在子午线上,每隔2°~10°检查一点,将视野计上的光点视标调到正常人看不见的弱亮度,显示一秒钟,若被检查眼也看不到,则间隔3秒钟后再用强一级的亮度显示,依次逐步增加,直到被检查眼看见,记录此时所用的光强度,然后用坐标记录或将各点连成曲线。由此对视野缺损得出一深度概念,亦即视野的立体检查。不少学者报告,静态视野检查比动态检查有一定的优越性,对一些视网膜变性、黄斑病变、视神经炎等,能查出用一般方法不能查出的视野改变。

3.暗点简介。

暗点(scoloma):在视野范围内某一孤立的、不能看见的区域,称为暗点。暗点有两种:一种为生理性,称生理盲点,即视盘投射在视野上所表现的一个暗点,位于注视点颞侧15°处,呈竖椭圆形,垂直径7.5°,横径5.5°(见图3—7所示)。另一种为病理性暗点,又可分为阳性和阴性两种。前者自己可以观察到;后者则不能,仅在检查时发现。根据暗点的程度,又可分相对性和绝对性两种,前者能辨别白色视标,但不能准确辨别各种颜色视标,后者根本看不见任何视标。这两种病理性暗点,均系相应部位的眼底或视路疾病所致。

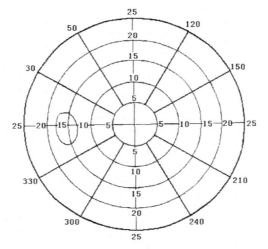

图 3—7　平面视野计记录表(左眼)

4.暗点检查方法。

(1)平面视野计法(campimetry):用来检查 30°以内视野有无异常,主要检查有无病理性暗点。在自然光线下或人工照明下进行。受检查者坐在用黑色呢绒制成的平面视野屏前 1m 处,将下颏固定于颏架上,被检查眼注视平面视野计中心的白色固定目标点,另一眼用眼罩遮盖,用适宜的视标(常用直径为 2mm),先查出生理盲点的位置和大小,然后在各子午线上由中心到周边,或由周边向中心缓慢移动视标,并在移动中均匀地与进行方向做垂直的轻微摆动,让受检者说出何处看到视标变形、变色或消失,用黑色大头针在视野屏上作出记号。发现暗点后,要围绕此处反复检查,标出其界限,最后把结果描记于平面视野表上。检查时,如查不出生理盲点,则表示检查方法不正确或病员对检查方法还不了解图 3—7。

(2)小方格表(Amsler)法:用以检查中心视野,特别是检查黄斑部早期病变的一种精确方法。它是由一个 10cm 见方的黑纸板用白色线条(也可在白纸上用黑线)划成 5mm 见方的小方格,中央划一小点作注视固定点(也可在整个表上划两条对角线,使之在中心固定点处相交,以便有中心暗点的病员固视之用)。检查距为 30cm,使得每一小格的视角为 1°,而整个表在眼底的形象占据整个黄斑部及其周围的小部分。检查前不应扩瞳或作眼底检查。检查时应询问被检者,能否看清整个表,有些小方格是否感到似有纱幕遮盖,线条是否变色、变形(弯曲或粗细不匀),小方格是否正方形,是否变大变小。并让被检查者直接在小格上用铅笔描出弯曲变形的形态,借以判断视网膜黄斑部有无病变及其大致的范围(图 3—8)。

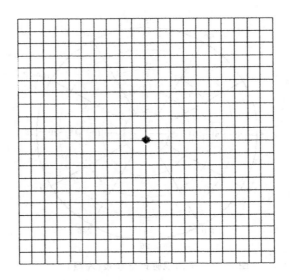

图 3-8　小方格检查表

（三）视力残疾分级标准

视力残疾是指由于各种原因导致双眼视力障碍或视野缩小，而难以做到一般人所能从事的工作，学习或其他活动。视力残疾根据不同程度分为盲和低视力两类。最常用的视力残疾分级标准有三种：世界卫生组织标准、中国标准和伤残人奥运会标准，详细分级见下列三表。

从教育的角度而言，所谓盲是指视力严重损伤而不能阅读任何文字必须以盲文点字或听觉为主要途径的学习者。低视力是指双眼中优眼的最佳矫正视力低于 0.3 而等于或优于 0.05 者。

表 3-2　世界卫生组织（WHO）标准（1973 年制定）

类别	级别	最佳矫正视力
低视力	1	＜0.3～0.1
盲	2	＜0.1～0.05(2.5m 指数)
	3	＜0.05～0.02(1m 指数)
		或视野半径＜10 度
	4	＜0.02～无光感
		视野半径＜5 度
	5	无光感

表 3—3　中国标准*

类别	级别	最佳矫正视力
盲	一级盲	＜0.02——无光感
		或视野半径＜5 度
	二级盲	＜0.05——0.02
		或视野半径＜10 度
低视力	一级低视力	＜0.1——0.05
	二级低视力	＜0.3～0.1

* 1987 年我国残疾人抽样调查,对视力残疾的分级标准

表 3—4　伤残人奥运会标准

级别	最佳矫正视力
B1 级	有光感至无光感
B2 级	＜0.04,或视野半径＜5 度
B3 级	＜0.1,或视野半径＜20 度

二、光觉检查

光觉是视觉器官对外界辐射光能的感受能力,是视觉的最基本功能,由视网膜的视细胞来接受。人眼所能感受到的光在(紫外线＜)400～800nm(＜红外线)之间,在此光波之外的紫外线、红外线、γ 射线等都可能造成对眼的损害,如电光性眼炎、白内障、视网膜损伤等。

视网膜有两种感光细胞,视杆细胞和视锥细胞。视杆细胞主要对暗光起作用,而视锥细胞则对亮光下各种颜色起作用。当光投射到眼上,先经过屈光间质,到达视网膜,激发了光感受器,经过电换能过程,光觉冲动循神经元细胞和视神经通路传递,最后投射在大脑视皮层上,这时人才能辨别光程度,产生光觉。光觉检查是测定眼可看见物体的最低亮点以及暗适应的快慢,与光觉检查相关的概念有明适应、暗适应和夜盲症。

(一)明适应、暗适应和夜盲症

视网膜对光的敏感度随着周围照明的强弱不同而不断变化。人从暗处初来到亮光处时,最初感到一片耀眼的光亮,不能看清楚物体,只有稍待片刻后才能恢复视觉,这一过程就是明适应(bright adaptation)。其中包括两个过程:α 过程(0.05 秒)和 β 过程(0.1 秒)。前者是神经反射过程,后者是光化学反应过程;相反当我们从明亮处骤入暗处时,起初什么也看不见,过一

段时间后,逐渐可以看清楚周围的物体,这种现象称为暗适应(dark adaptation)。暗适应出现较慢,一般需要2~5分钟才能完成,这是人眼对光的敏感度在暗处逐渐提高的过程。当一个人由明处进入暗处时,由于杆体细胞内视紫红质的再合成,视网膜对弱光的敏感度逐渐增强,才能产生暗视觉。

光觉减退或暗适应缓慢者称为夜盲(nyctalopia)。夜盲症是指一种光觉的障碍,有先天和后天两种类型。先天性的又分为停止性和进行性两种。后天性夜盲症主要有特发性夜盲症,常见是由于缺乏维生素 A,如小儿角膜软化症,该病症状是小儿眼表面有泡沫状分泌物,白眼球有褶,是早期症状,哭声哑,主要是缺乏维生素 A,如果错过治疗最佳时期,将导致角膜软化或穿孔就会失明。另外,夜盲是视网膜色素变性、视神经病、青光眼等病的早期症状。夜盲病人即使中心视力良好,也不宜担任驾驶员、侦察兵等工作。

(二)暗适应检查

暗适应与夜间或黄昏时的弱光下视力直接有关。暗适应能力减退或障碍的人(夜盲患者),弱光下视力极差,行动困难,使得夜间工作受到影响甚至无法进行。对于部队将影响夜间执勤、行军、打仗、飞行等任务完成。因此暗适应检查,不论在临床上或军事上,都有重要的意义。

常见的暗适应检查有两种测试。

1.精确的暗适应检查:使用特制的仪器——暗适应计(也称光度计)进行检查。

2.简易的检查方法是对比法:让被检查者与检查者一起进入暗室,在微弱的光亮下,同时观察一个视力表或一块夜光表,比较被检查者与检查者(正常暗适应)能看到视力表上字标或夜光表上钟点的时间,以推断被检查者的暗适应是否正常。

三、色觉检查

分辨颜色的功能称为色觉(colour perception)。锥体细胞具有色觉功能,黄斑部中心凹是锥体细胞集中的地方,在明亮处色觉最敏锐,愈到周边部的视网膜,锥体细胞愈少,其分辨颜色的能力愈低。

正常人能辨别各种颜色,凡不能准确辨别各种颜色者为色觉障碍。临床上按色觉障碍的程度不同,可分为色盲与色弱。色盲中以红绿色盲较为多见,蓝色盲及全色盲较少见。色弱者主要表现辨色能力迟钝或易于疲劳,是轻度色觉障碍。

色盲有先天性及后天性两种,先天性者由遗传而来,后天性者为视网膜或视神经等疾病所致。偶见于服药之后,如内服山道年可以发生黄视,注射洋地黄可以发生蓝视。我国先天性色盲的发生率,男性约5.14%,女性约为0.73%。

色觉是视器的重要功能之一,色觉功能的好坏,对要求辨色力的工作具有一定的影响。而对国防军事,尤其是特种兵具有重要意义。如在空军航空兵中,必须辨别各种颜色的信号。为此,在选兵时色觉检查被列为重要的检查项目之一。

色觉检查方法较多,现多采用假同色表(色盲本)检查法。检查时通常存有多种检查表,遇有疑问时,可有其他表来对照。具体方法如下:

将色盲本置于明亮的自然光线下(但阳光不得直接照射在色盲本上),距离被检者 70cm ,让被检者迅速读出色盲本上的数字或图形,每图不得超过 10 秒钟。按色盲本所附的说明,判定是否正确,是哪一种色盲或色弱。

色觉检查的其他方法,有彩色绒线团挑选法、FM－100 色彩试验、D－15 色盘试验以及色觉镜等。

四、深度觉检查

深度觉(depth perception)又称深径觉,是用眼来辨别物体的空间方位、深度、凸凹等相对位置的能力。必须由双眼来完成,它是以单眼视力为基础,是人和高等动物在漫长的进化过程中获得的一种特有的高级视觉功能。对于高空作业等许多工作,尤其对飞行员来讲,深度觉是重要的项目之一。

检查用拉杆法,即用何瓦德－多尔曼(Howord－Dolman)深度计检查或立体视图法。

第三节 眼科特殊检查

一、眼压检查

眼内压(intraocular pressure),简称眼压,是眼球内容物作用于眼球壁上的压力。正常眼压是 $1.33\sim2.79$kPa($10\sim21$mmHg);眼压不是恒定不变的,在 24 小时内眼压差应$\leqslant0.67$kPa(5mmHg),另外双眼眼压差应$\leqslant0.53$kPa(4mmHg)。超出这些指标被视为眼压有问题。影响眼压的因素很多,但主要是房水量的变化。

眼压测量是诊断和估计青光眼疗效和预后的必要检查。眼压测量包括指测法和眼压计测量法。

(一)指测法

让被检者向下看,检者用两手食指在上睑上部外面交替轻压眼球,检查双眼,以便对比两眼的眼压,眼压高者触之较硬,眼压低者触之柔软,也可和正常的眼压相比较。此法可大概估计眼压的高低,所得结果可记录为正常、较高、很高、稍低或很低(Tn,T1,T2,T－1,T－2)。(图 3－9)

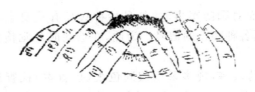

图 3-9 指测眼压法

（二）眼压计测量法（tonometry）

修兹（Schiotz）（压陷式）眼压计测量法,为常用的测量法,测量前应先向被检者作适当的说明,取得被检者的合作,然后让被检者仰卧,两眼滴 0.5% 的卡因溶液 2~3 次面面麻醉。测量前应校正眼压计（把眼压计竖立在小园试板上,指针指向零度时方为准确）,用 75% 酒精消毒眼压计足板,等酒精干后即可使用。检查时被检者两眼自然睁开,向天花板或某一固定目标点（常用被检者自己的手指）直视,勿转动,检者用左手指轻轻分开上、下眼睑并固定在上、下眶缘,切勿压迫眼球,右手持眼压计的把手,将眼压计垂直下放,将足板轻轻放在角膜正中央（使眼压计自身重量完全压在角膜上,但注意切不可施加任何其他压力）,迅速记录眼压计指针所指刻度,将此刻度对照眼压计换算表,查出眼压值。此种眼压计一般有三种不同重量的砝码 5.5 克、7.5 克、及 10 克。通常先用 5.5 克检查,如指针刻度小于 3,则应加重砝码重测,一般先后测 5.5 克及 10 克两个砝码,以便相互核对及校正眼压。测完后滴抗生素眼药水,拭净眼压计足板。（图 3-10）

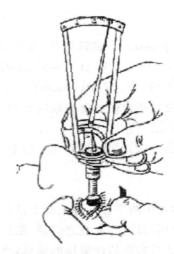

图 3-10 施兹氏（Schiotz）眼压计

记录方法一般以眼压计的砝码为分子,指针所指之刻度为分母,即眼压计砝码/指针所指之刻度＝眼压值,如 5.5/4 ＝2.75kPa (20.55mmHg)。此种眼压计测得的正常眼压为1.36~2.77kPa(10~21mmHg)。低于 1.36kPa(10mmHg)者为低眼压,超过 2.77kPa(21mmHg)时。经多次测量时仍高者,应作排除青光眼检查。

二、角膜知觉检查法

用以检查角膜感觉是否正常。如当发现有角膜炎或溃疡而无显著刺激症状时,应做角膜知觉检查,以确定三叉神经有无机能减低或麻痹症状。方法是将一块消毒棉花搓成尖形条,用其尖端从眼的侧面或下方轻触角膜表面,如果知觉正常,就会立即发生反射性瞬目运动;如反射迟钝,即为知觉减退;如果无何反应,则为完全麻痹,并应同时检查另眼作比较。

三、裂隙灯显微镜检查法

裂隙灯活体显微镜,简称裂隙灯,是由光源投射系统和光学放大系统组成,为眼科常用的光学仪器。它是以集中光源照亮检查部位,便与黑暗的周围部呈现强烈的对比,再和双目显微放大镜相互配合,不仅能使表层的病变观察得十分清楚,并且可以利用细隙光带,通过眼球各部的透明组织,形成一系列"光学切面",使屈光间质的不同层次、甚至深部组织的微小病变也清楚地显示出来。在双目显微镜的放大下,目标有立体感,增加了检查的精确性。因此,裂隙灯检查在眼科临床工作中占有重要的地位。

检查在暗室进行。首先调整病人的坐位,让病人的下颌搁在托架上,前额与托架上面的横档紧贴,调节下颏托架的高低,使睑裂和显微镜相一致。双眼要自然睁开,向前平视。光源投射方向一般与显微镜观察方向呈30°~50°角,光线越窄,切面越细,层次越分明。反之,光线越宽,局部照明度虽然增强了,但层次反而不及细隙光带清楚。为了使目标清晰,检查时通常都是将投射光的焦点和显微镜的焦点同时集中在需要检查的部位上,在作特别检查时(如侧照法、后照法等),则两者间的关系必须另行调整。如需检查晶状体周边部、玻璃体或眼底时,应事先将瞳孔充分放大,光源与显微镜的角度应降至30°以下,显微镜随焦点自前向后移动,被检查的部位可从角膜一直到达眼底。但在检查后部玻璃体、视网膜以及眼底周边部时,如果加用前置镜或三面镜,光线射入角应减少至5°~13°或更小。

三面镜又名三面反射接触镜,有三个反射面,此镜的中央部分(a)可供检查黄斑部周围 30°以内的眼底,三个反射镜面的倾斜度各不相同,镜面(b)与前方平面呈 75°倾斜角,

45

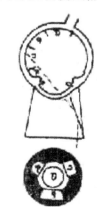

图 3—11

三面接触镜

可供检查 30°至赤道部的眼底;镜面(c)成 67°倾斜角,可供检查赤道部至周边部眼底;镜面(d)成 59°倾斜角,可供检查前房角和锯齿缘。放置方法是先在被检眼滴 0.5%的卡因 2～3 次,然后把已清洗、消毒的三面镜安放在被检眼上,三面镜中看到的眼底是代表对侧的部位。例如镜面在上方看到的是下方眼底,但此时左右关系不变;镜面在右侧,看到的是左侧的眼底,此时其上下的关系不变。如将三面镜顺序旋转则可看到眼底全部。三面镜检查可观察周边部眼底,鉴别出血、囊样变性和视网膜裂孔。压陷接触镜是由三面镜和锯齿缘部巩膜压迫器联合构成,主要使用 59°的镜面,利用压迫器在锯齿缘附近向眼球中心压迫,使眼球壁向内突起,可在瞳孔极度扩大的情况下检查眼底锯齿缘附近的视网膜、锯齿缘、睫状体和玻璃体基部。(图3—11)

思考题:

1.检查前要注意哪些问题?

2.眼球前段都检查哪些部分及内容?

3.眼底检查包括哪几项?

4.如何进行眼底检查? 何为眼压正常值?

5.简述视觉的形成过程。

6.视力、视野、光觉、色觉的定义各是什么?

7.如何检查这几项视觉器官的功能?

第四章　眼睑、泪器及眼眶疾病

第一节　眼睑疾病

眼睑是眼球重要的屏障，它在结构上是几种组织的汇合点，前面为皮肤，后面为结膜，中间夹有肌层和睑板组织，以及由皮肤过渡到粘膜的睑缘结构并有特殊的腺体组织。无论是在其胚胎发育过程中，还是在成长过程中，都有可能存在疾患。又因其暴露在外，更易受风尘、微生物或外伤等引起的炎症侵蚀，若不及时治疗，则可能导致各种并发症和后遗症。

一、眼睑先天异常

出生前存在的状态或身体某部器官的形状、结构、位置、机能与正常状态不相符合者即称先天异常。现将常见的眼睑先天异常逐一简单介绍如下：

（一）隐眼畸形

本病特征是完全无眼睑，皮肤由前额经眼部连续到面颊部，不见睫毛，在眼眶部位有突出或低凹，该处皮肤有些类似瘢痕组织。本病发生在胚胎第 2 个月初期或中期，是发育不良引起的。目前认为本病属常染色体隐性遗传，多数患者伴有其他畸形，如无眼球、腭裂、兔唇等。有研究者报告，患者父母有血缘婚史。

（二）先天性睑裂狭小症

本病特征是睑裂较小，在日本人中很多见。研究者认为是胚胎 3 个月前后上颌突起发育抑制因子量的增加与外鼻突起发育粗经因子间平衡失调所致。有的患者伴有小眼球、小角膜或智力缺陷等症。本病是常染色体显性遗传。

（三）内眦赘皮

一般在 3～6 个月的胎儿是常见的，到出生前就消失了，但蒙古人内眦赘皮持续存在，黄种人中多见。此病发生在胚胎 3、4 个月时，因颅骨及鼻骨发育不良导致。为常染色体显性遗传，有的病例亦无遗传关系。本病常合并上睑下垂、睑裂缩小等症，少数病例泪阜发育不全。

（四）先天性上睑下垂

特征为上睑下垂无力抬起。主要由于动眼神经核的发育不全或提上睑肌力量薄弱引起。本症为常染色体显性遗传。常合并斜视、眼肌麻痹、色盲等症。

此外，还有先天性眼睑内翻、颌动瞬目反射、双行睫等先天眼睑疾病，这里就不一一叙述。

二、眼睑皮肤病

眼睑皮肤是全身皮肤的一部分，因此全身性皮肤病变，均可在眼睑发生。其临床表现和病理变化与全身者大致相同。唯眼睑皮下组织疏松，又无脂肪组织，常因炎症刺激而发生明显水肿，是其特点。其次眼睑血循丰富，组织破损后容易修复，但眼睑血管与眼眶及颜面血管均有广泛联系，静脉本身无瓣膜，故面部及眼睑的化脓性病灶易通过血管向眶内、颅内扩散而引起严重后果。有鉴于此，眼睑病变特别引人注目，而且它的病变对眼球造成的危害也极其严重。所以对眼睑病变，不能疏忽大意，而应及时诊断，积极治疗。

（一）眼睑充血与出血

1.眼睑充血（congestion of the eyelids）。

可发生在眼睑组织或睑缘部位，凡一切引起眼睑水肿的炎症都在不同程度上同时引起眼睑的充血现象。

睑缘部充血常是睑缘炎、慢性结膜炎、沙眼等疾病的症状之一，也可以是尘土、阳光、污浊空气等对眼部直接刺激的结果；屈光不正、眼肌疲劳、消化不良、病灶感染等因素也可引起反射性睑缘充血。

【治疗】主要去除病因。

【忌】烟酒及刺激性食物。

2. 眼睑出血（hemorrhage of the eyelids）。

为眼睑皮肤小点状出血，最常见的情况是睑部直接受伤而发生出血或是眼眶、鼻部、颅底骨折引起的出血渗透到眼睑皮下。在高血压、动脉硬化的情况下，因剧烈运动，或大便秘结用力过猛，或剧烈的咳嗽、呕吐而造成眼睑出血。具有重要诊断意义的是由颅底骨折引起的眼睑出血现象常在受伤数日后才出现,血液沿颅底向前蔓延至鼻侧球结膜下和下睑组织内。

【治疗】

眼睑出血一般可自行吸收,不需治疗。局部冷敷可起止血作用。若出血已停止,可改做热敷,以促进其吸收。积血太多,吸收不良,已形成血肿者,应在严密无菌条件下进行穿刺抽血,压迫敷料及绷带包扎,肌肉注射抗生素,以防感染。

(二)眼睑水肿

眼睑水肿(oedema of the eyelids)极为常见,为局部或全身疾病的症状之一。由于眼睑皮肤松弛,皮下组织疏松,容易发生水肿。

造成眼睑水肿的原因很多,但都是发生在毛细血管损伤的基础上。常见的原因包括:

1.睑局部或周围邻近组织的炎症。局部炎症如麦粒肿、睑蜂窝组织炎、睑脓肿、外伤、皮炎或湿疹,以及严重急性结膜炎等引起的眼睑水肿,都伴有高度充血和疼痛现象;眼球和眼眶方面的炎症都会引起眼睑明显水肿。高度肿胀的眼睑可使睑裂消失,不能睁眼。

2.血液回流障碍。因血液回流障碍,如海绵窦血栓,眼眶深部肿瘤以及长期高度眼睑痉挛等会引起的眼睑水肿。

3.全身方面的因素等。全身性疾病常见的是肾病、心脏病、贫血、营养不良、血管神经性水肿等。

【治疗】针对病因治疗。

三、眼睑病毒性感染

(一)单纯性疱疹

眼睑单纯性疱疹(herpes simplex of the eyelids)由单纯性疱疹病毒所引起。这种病毒通常存在于人体内,当身体发烧或抵抗力降低时,便趋活跃。因发烧性疾病常常可以引起单纯疱疹发生,故又名热性疱疹。

病变多发生于下睑部位,初发时睑部出现簇状半透明小泡组成的疱疹;约在1周内干涸,以后结痂脱落,不留下痕迹。但可复发。发病时有刺痒与烧灼感。如发生在近睑缘部位,亦有可能蔓延到角膜。病变基底刮片,常证实有多核巨细胞。

【治疗】

1.涂1％煌绿酒精后涂氧化锌糊剂或抗生素软膏,以加速干燥结痂过程。

2.病变蔓延至角膜,见单纯性角膜疱疹的治疗。

（二）带状疱疹

眼睑带状疱疹(herpes zoster of the eyelids)是一种性质较为严重的睑皮肤病变,伴有炎性的成簇疱疹。多发生于老人及体弱者。局限于一侧,不越过睑和鼻部的中央界限。带状疱疹也可分为病毒性和症状性两种类型。前者可能属于水痘病毒类型感染所引起,后者则由外伤感染、肿瘤生长等诱发因素的影响造成。皮肤病变的基底部刮片发现多核巨细胞与单纯疱疹所见相同。

发病前常有全身不适、发烧等症状,病变区出现剧烈神经痛。数日后皮肤潮红,肿胀,簇生无数小疱,水疱初为透明液体,继则混浊化脓,形成深溃疡,约 2 周结痂脱落,留下永久的皮肤凹陷性瘢痕,终生不退。

带状疱疹常引起眼部并发症,以浅层角膜炎、虹膜睫状体炎较为常见,在疱疹消退后巩膜炎和眼肌麻痹可反复发生。

【治疗】

1.预防继发感染及止痛,皮肤局部涂 1%煌绿酒精,然后向皮肤疱疹部位涂新配制的 1:60 消毒淀粉糊剂(以皮肤能耐受的温度),等待该糊剂干燥后形成一半透明薄膜,淀粉糊剂涂后疼痛立刻缓解,薄膜形成后,起到压迫敷料作用,既能促进疱疹内的液体吸收,又能防止继发感染。

2.为了提高机体抵抗力,可用恢复期全血肌肉注射,每次 20mL,隔日注射,共注射 2～3 次。可缩短病程,防止眼部并发症的发生。

3.病变范围大而症状较剧者,应静脉点滴头孢菌素,每日 6g,分 2 次滴注(每 3g 用 100mL 生理盐水稀释)。

（三）眼睑牛痘

眼睑牛痘(smallpox of the eyelids)系小儿接种牛痘疫苗后,由于接种部位发痒,用手指抓破脓疱,然后揉擦眼部,而将病原传及眼睑所致。此外医务人员在折断牛痘苗玻璃管时,误将痘苗溅到自己的脸上,而造成感染。感染的睑部最初发生丘疹,继则形成水泡,渐次增大,中央呈脐状凹陷,周围显红晕,泡内液体逐渐混浊、化脓,而后干燥结痂,痂皮脱落后,一般不留瘢痕。经过中常伴有发烧、周身不适及附近淋巴结肿大。病程 1～2 周,有时可累及结膜和角膜。

【治疗】

1.对本病的处理首先是预防,对家属进行宣传教育,不要用手抚摸和抓挠接种牛痘苗的部位,避免眼睑及其他部位出痘。

2.其次医务人员必须谨慎折断牛痘苗玻璃管,勿使牛痘苗溅及自己脸部,事后需很好洗手、消毒。

具体治疗可参照眼睑带状疱疹的治疗。

除此之外,眼睑病毒性感染还有眼睑水痘、麻疹等病症。眼睑水痘的治疗与眼睑单纯疱疹治疗相同,麻疹治疗要注意增加营养,给予大量维生素 A 及其他维生素,以预防角膜软化等并发症。

四、睑缘炎

睑缘炎(blepharitis)俗称"烂眼边",是睑缘表面、睫毛毛囊及其腺体组织的炎症。由于睑缘部位富于腺体组织和脂肪性分泌物,在它经常暴露的过程中,容易沾上尘垢和病菌,从而易致感染。引起本病的原因是睑板腺分泌旺盛,皮脂溢出,加之细菌感染、营养缺乏、维生素缺乏以及风沙、烟尘、热刺激等引起,不良卫生习惯、理化刺激、慢性结膜炎、溢泪、屈光不正、隐斜等也可成为诱因。有以下几种:

(一)干燥性睑缘炎

干燥性睑缘炎(blepharitis sicca)是一种程度较轻的睑缘炎,睑缘表面单纯充血、干燥、失去光泽,常伴有睑部结膜炎症;疼痛、轻痒,睑裂周围有一典型红圈。屈光不正、劳累的近距离工作、被化学性烟尘污染的空气、高热以及用手揉擦眼睛的不良习惯等,都可促使睑缘充血加剧。若病程持久,便进入鳞屑性睑炎。

【治疗】注意休息、点眼药水。

(二)鳞屑性睑缘炎

鳞屑性睑缘炎(squamous blepharitis)除睑缘充血外,睫毛及睑缘表面附着上皮鳞屑,睑缘表面有点状皮脂溢出,睫毛根部形成黄色蜡样分泌物,干燥后结痂,睫毛容易脱落,露出充血的睑缘表面。眼部刺痛及奇痒,如炎症长期不愈,则可导致睑缘逐渐肥厚,因而不能与眼球紧密接触。

【治疗】

1.去除病因和避免一切刺激因素。矫正屈光不正,治疗全身性疾病,注意营养和体育锻炼,以提高机体抵抗力。

2.局部用棉签蘸 1‰煌绿酒液,将痂皮轻擦去,并将睑板腺的过剩分泌物挤压出去使排泄管口通畅,每日涂擦 2～3 次,每次涂擦煌绿酒液后再涂抗生素眼膏。

3.痊愈后可每日治疗一次,持续 2 周以防复发。

(三)溃疡性睑缘炎

溃疡性睑缘炎(ulcerative blepharitis)症状较前者严重,皮脂分泌更多,刺痛加重,怕光、流泪。睫毛根部有一些小脓点或出血性溃疡,并有黄色痂皮覆盖,常有睫毛脱落,且不易再生,形成睫毛秃。可有瘢痕形成。眼睑外翻,泪点闭塞,形成泪溢。

【治疗】

用 3‰硼酸水或温盐水洗净睑缘。每日 1～2 次,清除脓痂,并拔除患有毛囊炎的睫毛,然后用 1‰～2‰的黄降汞或抗生素眼膏(如金霉素)涂擦。

(四)眦角性睑缘炎

眦角性睑缘炎(blepharitis angularis)病变多为双侧,常发生于外眦部,眼角奇痒,内、外眦角及附近皮肤潮红、充血、糜烂,有时有少许分泌物,多因维生素 B₂ 缺乏为诱因。

【治疗】

1.采用眼内滴 0.5‰硫酸锌眼液。

2.睑缘及其附近皮肤先涂 1‰煌绿酒液,再涂 2‰氧化锌眼膏,同时口服复合维生素 B₂ 10mg,每日 3 次,口服核黄素。注意要彻底治愈,谨防复发。

五、睑腺病

睑腺位于睑组织的深部,但开口于睑缘处,它的感染大多由于葡萄球菌通过睑腺在睑缘的开口处进入腺体,引起炎症。溃疡性睑缘炎是这种感染的主要诱因。睑腺组织的化脓性炎症,通常将睑腺炎称为麦粒肿,根据被感染腺组织的不同部位,可分外睑缘炎(外麦粒肿)和睑板腺炎(内麦粒肿)以及睑板腺囊肿(霰粒肿)等。

(一)外睑腺炎

外睑腺炎(hordeolum externa)即外麦粒肿,俗称"针眼",系化脓性细菌感染所致。初起时痒感逐渐加剧,睑局部水肿、充血,有胀痛、压痛感,近睑缘处可摸到硬结,发生在外眦部者疼痛特别显著,外侧球结膜也发生水肿。数日后硬结逐渐软化,在睫毛根部有黄色脓头,积脓一经穿破皮肤,向外排出,红肿迅速消退,疼痛亦随之减轻。如致病菌毒性强烈,炎症由一个腺体扩展到其他腺体可形成多个脓点,有时伴有恶寒、发热的全身症状。耳前淋巴结肿大并有压痛。

【治疗】

1.初起痒感时频用冷敷,口服或肌肉注射抗生素,结膜囊内点抗生素眼液,促使炎症消退。

2.已有红肿硬结、疼痛,在用抗生素基础上,出现脓头即可切开排脓,切口应与睑缘平行以免眼轮匝肌受损,愈后不显瘢痕。

(二)内睑腺炎

内睑腺炎(hordeolum interna)为睑板腺的急性化脓性炎症。因为发炎的睑板腺被牢固的睑板组织包围,所以眼睑红肿不如外睑腺炎来得猛烈。在脓肿尚未穿破之前,充血的结膜面,常隐见黄色脓头,可能自行穿破。少数情况下,脓液可以通过睑板腺的管道向外排出。但较常见的是脓液突破睑板和结膜的屏障,而流入结膜囊内,脓液排出后,红肿即消退。如果致病菌毒性剧烈,则在脓液尚未向外穿破前,炎症已扩散,侵犯整个睑板而形成眼睑脓肿。

【治疗】

1.结膜囊内滴抗生素眼液,促使浸润和硬结迅速吸收或化脓,当皮下或结膜下出现脓头时则切开引流。

2.切口应与睑缘垂直,以免损伤过多的睑板腺。

注意:眼睑的内眦静脉与面静脉——眼静脉互相交通,血液可以通过眼静脉回到颅内海绵窦,所以不论内、外睑腺炎,切开前后切忌挤压,以免感染扩散或脓性分泌物通过血液进入海绵窦,引起海绵窦血栓,这是一种死亡率很高的并发症。凡局部炎症反应剧烈,应卧床休息,大便勿秘结,全身给予大量抗生素,检查有无糖尿病。

(三)睑板腺囊肿:霰粒肿

睑板腺囊肿(chalazion)是因睑板腺排出管道阻塞和分泌物潴留的基础上而形成的睑板腺慢性炎症肉芽肿。其主要特点为病程进行缓慢,多无自觉症状,睑板上可触及坚硬肿块,但无红痛,表面皮肤隆起,但与肿块无粘连。在正对肿块的睑结膜表面,结膜呈紫红色或灰红色。如有继发感染,则在形态上与内睑腺炎难区别。

一般多发生于上睑,可单个出现,也可新旧肿块交替出现。肿块的大小不等,小型者可自行吸收,完全消失;但一般情况下,肿块常是长期不变,或逐渐长大,质地变软,也可自行溃破,排除胶样内容物,可在睑结膜表面引起肉芽组织生长,亦可在皮下形成暗紫红色的肉芽组织。经久不愈,可导致瘢痕收缩至下睑外翻。

【治疗】

1.小型的睑板腺囊肿一般无须治疗,任其自行吸收消散,但较大者则需施行手术。

2.在局麻下,垂直切开睑结膜,将整个囊肿完整摘出,用拇指与食指压迫止血5分钟,结膜囊涂抗生素眼膏,无菌包扎,翌日除去。

3.儿童下睑睑板腺囊肿溃破于皮下形成的紫红色肉芽肿,作平行下睑缘的皮肤切口,尽量将全部肉芽组织彻底剪除,创面撒以少量链霉素粉剂,然后皮肤作1~2针7—0丝线对合。

六、睑与睫毛位置异常

眼睑位置异常,不仅影响它的正常生理功能,也给眼球带来不同程度的危害。在正常情况下,上下眼睑必须紧贴于眼球的表面,上下睑缘垂直,各自保持与眼球表面相适应的弯度,使睫毛保持正常的方向,不致触及眼球;

上下睑能紧密闭合,睡眠时不暴露角膜,保证后者的经常湿润状态;上睑可充分上举至瞳孔上缘的适当高度而不影响视力。

睑板的位置和形态的任何改变,眼轮匝肌的面神经发生麻痹等,都有可能影响眼睑的正常功能。

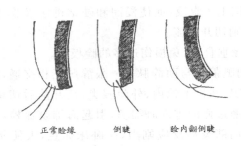

正常睑缘　　　　倒睫　　　　睑内翻倒睫

图 4—1　睑与睫毛位置异常示意图

(一)倒睫与乱睫

倒睫(trichiasis)与乱睫(aberrant lashes)是指睫毛向后(倒睫)或不规则(乱睫)的生长,以致触及眼球的不正常状况。多因沙眼、睑缘炎、创伤、烧伤等致睫毛囊周围瘢痕性收缩,引起睫毛乱生。主要表现是睫毛排列不整齐,其中部分睫毛倒向眼球,刺激结膜和角膜。球结膜充血,角膜上皮损伤,角膜发生浅层混浊,甚至形成外伤性角膜溃疡。病人有异物感、疼痛、流泪、畏光及睑痉挛等症状。

【治疗】

少数及分散的倒睫,可施电解术。手术的目的是用电解破坏毛囊,使之不能再生。如果不用电解术而只用单纯拔除术,数日后则倒睫又会再生。

(二)睑内翻与睑外翻

1.睑内翻(entropion)是指睑缘向眼球方向内卷的眼疾。睑内翻使睫毛在角膜、结膜表面磨擦,轻者有异物感、疼痛、流泪等症状。重者特别是瘢痕性睑内翻可造成角膜炎性浸润和溃疡,最终至全角膜白斑,深、浅层有大量新生血管而致失明。

根据不同发病原因,睑内翻分为先天性与后天性二大类。后天性又可分为痉挛性与瘢痕性。

(1)先天性睑内翻(congenital entropion):患者多见于婴幼儿,可自行消失,不必急于手术。若患儿已长至5～6岁,睫毛内倒仍未消失,严重刺激角膜,流泪又多的情况下,可考虑手术治疗。

(2)急性痉挛性睑内翻(acutes pastic entropion):是由于炎症刺激引起睑轮匝肌特别是近睑缘的轮匝肌反射性痉挛,以致睑缘向内倒卷形成睑内翻。这种急性痉挛性内翻是暂时的,眼睑本身无病变,一但炎症消退,痉挛即消除,眼睑就可恢复原位。

(3)慢性痉挛性睑内翻:又称老年性睑内翻(senile entroplon),多发生于下睑。目前认为这种老年性睑内翻主要由于下睑缩肌无力,眶膈和下睑皮肤松弛失去牵制睑轮匝肌的收缩作用;又因老年眼眶脂肪减少,眼睑后面缺乏足够的支撑所致。此外,过紧的长期眼部包扎,也可引起此病。

【治疗】

包扎过紧者应解除包扎;主要手术是适当切除睑缘附近的皮肤,加强其紧张性,同时剪除或剪断部分眼轮匝肌纤维,以减弱其作用。

(4)瘢痕性睑内翻:由睑结膜及睑板瘢痕性收缩所致。最主要是沙眼瘢痕期。此外,结膜烧伤、结膜天疱疮以及白喉性结膜炎等病之后均可引起。

【治疗】

常用的方法有睑板楔形切除术、睑板切断术及睑结膜瘢痕松解唇粘膜移植术。对于多次复发性者,常因眼睑缘间组织缺损,须作睑缘间再造以矫正之。

2.睑外翻(ectropion)是睑缘离开眼球,向外翻转的反常状态。轻者仅睑缘离开眼球,但由于破坏了眼睑与眼球之间的毛细管作用而导致泪溢。重者则睑缘外翻,使部分或全部睑结膜暴露在外。久而久之睑结膜变为干燥粗糙,高度肥厚,呈现角化现象。同时使角膜失去保护,角膜上皮干燥脱落,造成暴露性角膜炎及溃疡。

主要有瘢痕性睑外翻(眼睑皮肤外伤或炎症形成瘢痕收缩所致)、老年性睑外翻(眼睑皮肤松弛和眼轮匝肌的张力减弱所致)、麻痹性睑外翻(面神经麻痹时,眼轮匝肌松弛,下睑因自身重量而下垂外翻)和痉挛性睑外翻(眶部眼轮匝肌痉挛收缩引起,常见于眼球突出者)等类型。

【治疗】瘢痕性或老年性者需手术矫正,麻痹性者原因治疗无效时,可作睑缘缝合术。手术前必须经常涂眼膏,睡前遮盖患眼以保护角膜。如已发生暴露性角膜炎者需按角膜病处理。

七、维生素缺乏

维生素是机体所必需的一些物质,主要从食物中摄取,它的作用是促进新陈代谢得以顺利进行。当摄入量不够或消耗过多,吸收或利用发生障碍时,或需求量增加时,都会引起各种维生素缺乏症,对眼部也会产生这样或那样的伤害。

(一)维生素 A 缺乏

维生素 A 缺乏(deficiency of vitamin A)属于营养不良性疾病。眼睑维生素 A 缺乏,常使患儿发生眼睑痉挛、红肿、畏光、不敢睁眼和睑缘炎、睑板腺炎或睑缘疖肿。睑板腺炎多为继发性,睑板腺的排泄管被类脂质充积,则刺激睑板腺和睑缘而容易发生感染。严重者发生角膜炎、角膜软化、穿孔。

主要是改善营养状况,多食营养丰富的食物,口服或注射维生素 A,同时补充其他种维生素;局部滴用消炎眼液或药膏,同时眼内滴鱼肝油剂预防角膜并发症。

链接:维生素 A 主要来源于肝、蛋、肉、乳类、鱼肝油和多种黄色或绿色蔬菜及水果等。胡萝卜素自肠道吸收,经酶作用转为维生素 A,并贮存于肝脏中。若饮食中缺乏维生素 A 或胃肠吸收功能不好,则维生素 A 不能被身体利用或消耗过量,均可发生维生素 A 缺乏症。尤其母乳不足的婴儿,或腹泻、痢疾、肝胆疾病或患长期慢性消耗性疾病时,更易发生。

(二)维生素 B_1 缺乏

维生素 B_1 缺乏(deficiency of vitamin B_1)又称脚气病(beriberi)。维生素 B_1 缺乏时,影响身体碳水化合物的氧化和热能的产生,其新陈代谢中止于对神经组织有毒害的丙酮酸阶段,可引起视神经炎,从而对视力造成一定影响。另外慢性酒精中毒,引起体内碳水化合物的新陈代谢增加、维生素 B_1 需要量增高,当供应不足时,往往引发弱视。治疗可口服或注射大量维生素 B_1,加强营养并禁酒。

链接:维生素 B_1 亦称硫胺,存在于许多食物中,以酵母含量最多,在豆类、麦粒、肉类及肝、心、肾中含量亦丰富,糙米中也不少,米麦类食物中的硫胺多贮存在外胚层中,胚体含量尤其丰富,精制后粮食常有丧失,白米损失更多。因硫胺为水溶性物质在洗濯或蒸煮时溶解于米泔水中而被丢失。

(三)维生素 B_2 缺乏

维生素 B_2 缺乏(deficiency of vitamin B_2)亦称核黄素缺乏病,主要由于饮食中缺乏核黄素所致。

患慢性腹泻和痢疾时常发此病,因核黄素从肠胃吸收再磷酸化后才能发挥作用。在眼部的主要症状为角膜血管形成,眼睑有搔痒感觉及怕光刺激症状。眼睑皮肤往往发生水肿,并有睑痉挛现象。眉间部位常有皮脂溢出现象。睑缘发红糜烂,发生睑缘炎,睫毛常有分泌物凝结的黄色薄痂。

治疗时口服和注射核黄素(100～300mg/日)及其他维生素,治疗原发病。

链接:因维生素 B_2 在人体内部少量停留,故需每天补充。富含维生素 B_2 的食物有:奶类及其制品、动物肝脏与肾脏、酿造酵母、奶酪、蛋黄、鳝鱼、胡萝卜、绿叶蔬菜、香菇、鱼、紫菜、鱼、芹菜、橘子、柑、橙等。特殊群体更需补充维生素 B$_2$:1.服用避孕药、怀孕的和哺乳期的妇女;2.不常吃瘦肉和奶制品的人;3.长期处于紧张状态的人。

（四）维生素 C 缺乏

维生素 C 缺乏(deficiency of vitamin C)又称坏血病(scurvy),主要是由于饮食中缺乏维生素 C 所致。患急性和慢性疾病,如肺炎、肺结核等都增加机体对维生素 C 的需要量。腹泻和痢疾均可影响维生素 C 的吸收,若不及时补充即可引起此病。其临床特征为出血和骨骼病变。

维生素 C 缺乏患者的眼睑可以发生浮肿、出血斑点或血肿形成。出血如损伤动眼神经时,则出现上睑下垂。虹膜出血常为全身出血的一部分。治疗时可大剂量口服或与葡萄糖一起静脉注射维生素 C;多吃新鲜蔬菜、水果;服用维生素 K、六氨基己酸等止血药等。

链接:维生素 C 多含于各种绿色蔬菜和水果内,如柠檬酸、桔子、番茄、山芋中,其主要作用是保持细胞间质的完整,参与纤维细胞形成胶原纤维,既是制造红细胞的必需物质又是形成维持毛细血管内皮细胞之间粘合质的不可缺少的成分。若缺乏时,身体各部分都可发生出血。

（五）维生素 D 缺乏

维生素 D 缺乏(deficiency of vitamin D)又称佝偻病(rickets),主要由于维生素 D 摄取不足所致。维生素 D 缺乏有的病例出现眼睑痉挛,此现象往往是颜面神经痉挛,挛缩性抽搐的一部分。治疗时可加强营养,多食蛋类、乳类食物以及骨粉、蛋皮粉或蚌壳粉等;口服鱼肝油,并多晒太阳;静脉注射氯化钙或葡萄糖酸钙等;肌肉注射维生素 D,每日 1～2 次。

链接:维生素 D 能促进钙、磷在肠道的吸收,保持钙、磷在机体中比例的平衡,促进骨基质钙化。故维生素 D 缺乏时,骨骼中钙磷减少,骨骼不能进行钙化,结果骨质软化。鱼肝油中含维生素最多,蛋和乳类也含有。平时维生素 D 的来源有赖于阳光对机体的照射。皮肤经日光的紫外线照射后,可产生维生素 D。

（六）维生素 K 缺乏

维生素 K 缺乏(deficiency of vitamin K)可致出血性疾患。当饮食缺乏维生素 K 或肠内胆汁减少影响维生素 K 吸收,以及服用特殊药物如磺胺类等可以减少肠内微生物的合成作用,皆可致维生素 K 缺乏。眼睑常发生皮下出血,严重者可形成皮下血肿。也偶有发生上睑下垂者。

治疗时应加强营养,去除病因,多食含维生素 K 的食物;大剂量维生素 K 口服或肌肉注射或静脉注射。

(七)菸酸缺乏

菸酸缺乏(deficiency of nicotenlc acid)又称糙皮病(pellagrosis)。菸酸或菸酰胺被组织吸收后组成细胞内重要辅酶,参与体内很多代谢过程包括葡萄糖酵解、脂肪代谢等,因此它的缺乏将导致严重的代谢紊乱。眼睑菸酸缺乏时,常发生睑缘炎、睑眦炎、眼睑皮肤炎和眼睑皮疹。初起时皮肤发红、发痒、轻度肿胀,有烧灼感,病情进展时,皮疹出现血浆渗出和结痂,也可发生感染和溃疡;病情好转时则皮肤干燥、脱屑。

治疗时应加强营养,摄取足够热量和含菸酸类食物,口服或注射菸草酸,同时加用各种维生素;治疗原发病或并发病;睑缘炎时局部涂 1% 煌绿酒液,然后再涂消炎眼膏。

第二节　泪器疾病

泪腺或泪道发生的疾病统称为泪器病。泪器病主要包括泪腺炎、泪腺萎缩、泪腺肿瘤、泪道阻塞、慢性泪囊炎、急性泪囊炎和新生儿泪囊炎等。

泪腺炎引起泪液分泌过多,泪道阻塞引起泪液排出障碍,这两种情况都会发生溢泪症。泪腺萎缩或泪腺管开口和副泪腺组织被沙眼病变或其他原因(眼化学性外伤、天疱疮等)所破坏,都会发生泪液分泌过少,甚至引起角膜,结膜干燥症。如果眼球表面组织得不到足够的泪液润泽和保护,长期干燥会造成角膜混浊而致盲。

一、泪腺炎

（一）急性泪腺炎

急性泪腺炎（acute dacryoadenitis）：因泪腺受眶上缘严密保护，不易受结膜囊上行感染，所以，此病少见。主要症状是上睑肿胀、发红、疼痛、流泪、睑缘下垂，睑内可摸得硬核样包块，有压痛，分开眼睑可见颞上结膜充血水肿，红色泪腺组织突起，有粘液性分泌物。伴有发烧、头痛和全身不适症状。急性泪腺炎多数为单侧发病。有原发性和继发性两种情况。

1.原发性急性泪腺炎（primary acute dacryoadenitis）多发生在儿童和青年。常为单侧，症状较轻，炎症消退快。感染可能由结膜囊经腺管侵入，或为血源性，有的发病前有上呼吸道感染。有时成流行性，伴有明显的全身症状。

2.继发性泪腺炎（secondary dacryoadenitis）来自局部或全身病症。局部来源有穿通外伤、烧伤，常引起化脓或坏死；面部或结膜的葡萄球菌感染、麦粒肿、眶蜂窝组织炎等都可以直接扩散至泪腺；也可是病灶转移而来，如扁桃腺炎、中耳炎、龋齿、肾盂肾炎等。全身感染有链球菌所致的猩红热及肺炎双球菌和大肠杆菌感染，多为化脓性，影响泪腺。此外淋病病毒、流行性腮腺炎性、麻疹、流行性感冒等都可传染导致泪腺炎。

【治疗】

针对特殊病因进行不同的治疗，合理使用抗菌药物和化学疗法。局部热敷，结膜囊滴抗生素等。若化脓，宜早切开引流，睑部泪腺炎从上睑外侧皮肤切口；睑部者则从上穹窿外侧结膜切口。

（二）慢性泪腺炎

慢性泪腺炎（chronic dacryoadenitis）多为原发性质，病程进展缓慢，其肿胀可延续数月。也可是急性泪腺炎的后遗症。病变多为双侧性，而肿瘤为单侧，这是重要的鉴别点。

治疗时主要以全身或局部的抗生素，消炎止胀，如有化脓，切开排脓。若是继发性的，要先治疗原发疾患。

二、泪小管炎

一般感染性泪小管炎（canaliculitis）较少见。单独发炎者，多由于泪小管与泪囊接壤部分或泪总管阻塞，结膜囊细菌下行性感染所致。有慢性泪囊炎者，常上行感染引起泪小管炎。即使已摘除泪囊，感染的可能仍然存在，内眼手术前一定要注意。泪小管周围组织的炎症，也常蔓延至泪小管，如麦粒肿、霰粒肿、睑部丹毒、蜂窝组织炎或脓肿等。

特殊类型泪小管炎有多种，较常见者有：

（1）沙眼性泪小管炎，是由于沙眼引起，在沙眼流行区较常见。治疗上应用抗生素治疗沙眼和采用泪小管切开术。

(2)放线菌泪小管炎,症状是泪溢和细丝状分泌物,常伴有内眦部结膜炎,奇痒,泪小管周围肿胀,泪点口噘起,可挤压出乳油状或脓性分泌物。

【治疗】

切开泪小管,刮除凝结物,局部用青霉素,数日即可治愈,复发者很少。

三、泪囊炎

非特殊性泪囊炎(dacryocystitis)可分为慢性和急性两种。慢性较常见,急性泪囊炎常是慢性泪囊炎的急性发作。

发病年龄除新生儿泪囊炎由于特殊发育异常引起,一般多发生在中年以后,老年多于儿童和青年,50岁发病率最高。新生儿无性别差异,成人泪囊炎则女性较多,占75%~80%,确切原因至今尚无定论。在种族方面,黑人较白人少。

正常情况下,泪道粘膜完整,泪液引流通畅,泪液有一定抗菌能力,泪囊是不容易发生炎症的。一个重要的诱发因素是下泪道阻塞所致的泪道潴留。开始时并不是器质性阻塞,而是由于鼻泪管粘膜暂时的充血水肿,使泪囊内容物潴留,易于细菌滋生,于是粘膜为细菌感染,炎症更促进充血水肿,形成恶性循环。若细菌毒力不强,泪囊持续慢性炎症,最终形成鼻泪管固定性阻塞。每遇毒力强的细菌进入泪囊,即可引起急性发作。最常见的细菌是肺炎双球菌,链球菌和葡萄球菌等。鼻泪管的阻塞多由于鼻腔的慢性疾患所致,沙眼炎症蔓延至泪道时也可引起。多数感染来自邻近的鼻腔、鼻副窦或泪囊周围组织。因解剖因素、附近组织疾病的影响、全身性感染、泪液分泌过多和泪液的滞留等原因易诱发泪囊炎。

(一)慢性泪囊炎(chronic dacryocystitis)

分卡他性泪囊炎、粘液囊肿和慢性化脓性泪囊炎等几种,主要表现为泪溢,内眦部结膜充血和刺激症状,分泌物在泪囊内积聚形成囊肿,挤压时有胶冻样透明或乳白色的分泌物从泪小管回流或压入鼻腔。脓性分泌物经常排入结膜囊,成为感染源,引起结膜炎和湿疹性睑缘炎。

以上各种类型的慢性炎症都不会自行痊愈,且任何时候都有可能急性发作。患有慢性泪囊炎者,从泪囊内经常排出大量细菌进入结膜囊,一旦发生角膜上皮损伤,容易引起角膜感染,甚至发生严重的化脓性角膜溃疡;或在穿孔性眼外伤及内眼手术时也可引起眼内化脓感染。本病被认为是一个潜在的隐患。因此,眼科手术前要常规检查泪道情况,有炎症者需先作适当处理。

【治疗】

1.药物治疗:局部滴用抗生素药水(氯霉素、利福平等)3~4次/日,点眼前先排脓液,注意治疗效果。全身用磺胺或抗生素。

2.洗泪道:每周用生理盐水冲洗泪囊 1 次,冲洗完毕后向泪囊内注入庆大霉素 4 万单位或加入地塞米松 2.5 毫克,以促进炎症的消退。

3.道探通:上两种方法无效时,可用泪道探通法。

4.术治疗:在保守治疗 6 个月无效时,尽早行泪囊鼻粘膜吻合术,或泪囊摘除术。

注意事项:

1.保持眼部清洁,每日挤压泪囊区 2~3 次,脓液排净后点抗生素眼药水。

2.睡眠充足,大便通畅,无其他病(糖尿病)。

3.多吃水果,少吃刺激性食物,禁烟酒。

(二)急性泪囊炎(acute dacryocystitis)

急性泪囊炎是由于毒力强的细菌如链球菌或混合肺炎双球菌等感染所致。多为慢性泪囊炎的急性发作,也可以无泪溢史而突然发生。还有急性泪囊周围炎(acute peridacryo—cystitis)是指泪囊本身正常,感染从邻近组织扩散至泪囊周围组织。常来自筛窦,也可是上颌窦或额窦。

泪囊区红、肿、热、痛,肿胀蔓延到鼻根部、本侧颊部,疼痛放射至额部及牙齿,局部压痛明显。耳前淋巴结肿大,周身不适。适当治疗,炎症可以消退。若未得及时治疗,炎症扩散到泪囊周围组织,引起泪囊周围蜂窝组织炎,局部红肿疼痛加剧,皮肤状似丹毒,眼睑结膜高度水肿而不能睁眼。全身症状明显,体温升高。数日后脓肿形成,早期排出脓液,随着引流作用,炎症逐渐消退,分泌物变为水性,瘘管永久存留。如瘘管自行封闭,将再次急性发作,待到再度破溃,炎症方能消退。最后必须切除瘘管并作泪囊摘除或泪囊鼻腔造口术。

急性泪囊炎常并发急性结膜炎、边缘性角膜溃疡等,若为肺炎双球菌感染,会引起匐行性角膜溃疡。若为链球菌,感染扩散至泪囊周围组织时,可导致面部丹毒;向后可引起化脓性筛窦炎。或扩散到眼眶而引起眶蜂窝组织炎、全眼球炎,甚而引起脑膜炎而致死亡,所以应及早治疗。

【治疗】

早期局部热敷或涂敷鱼石脂软膏,全身应用足量的抗生素或磺胺药,脓肿成熟出现波动时可切开引流。急性炎症消退后按慢性泪囊炎治疗。为避免感染扩散,急性期中不能作此手术。

(三)新生儿泪囊炎

胎儿期鼻泪管出口处有一层薄膜组织,此膜于出生后约 3 周可自行破裂。如果此膜继续存在,泪液长期积留于泪囊并刺激粘膜,容易继发细菌感染而形成新生儿泪囊炎(neonata dacryocystitis)。本病一般为单侧,很少为双侧者,结膜轻度充血、流泪,分泌物较多,指压泪囊区时可见粘液或脓液从泪点溢出。

【治疗】

1.按摩泪囊区:以手指从泪囊上部向鼻泪管下口的方向轻轻按摩,每日数次,以促使鼻泪管开口处的残膜破裂。同时应用抗生素眼药水滴眼。

2.泪道冲洗法:按摩疗法无效时,可反复进行泪道冲洗,以期冲破残膜,仍无效时可用泪道探通术。

(四)特殊型泪囊炎

1.沙眼性泪囊炎 原发性沙眼泪囊炎极少见。继发者是沙眼病变沿结膜经泪小管而至泪囊。沙眼患者的泪道阻塞的发生率高于非沙眼患者,其比例约为 15∶4。由于阻塞和潴留更易导致混合感染。以施行泪囊摘除术和泪小管电凝术为宜。

2.结核性泪囊炎 不常见,多发生于 20 岁以下的青年人,特别多见于女性。病变向周围组织扩展,可以破坏邻近骨组织和皮肤,导致典型的结核性瘘管形成。治疗上首先是全身抗结核和原发灶治疗,根据泪囊本身和周围组织的情况,选择泪囊摘除术或鼻内引流术。

3.其他麻风、白喉可从鼻腔等延至泪囊引起相应的泪囊炎。各种霉菌性泪囊炎也可以发生。寄生虫如蛔虫,可以经鼻腔进入泪囊;蝇蛆也可从鼻腔或结膜囊进入泪囊而引起泪囊炎。

第三节　眼眶疾病

炎症(inflammation)是人体对内、外刺激因子发生的防御反应,也是眶内最常见的病理过程。眼眶炎症内容广泛,就其发生和发展可分为三类:一、由于某些病原体或原因不明因素直接作用于眶内组织引起的急慢性炎症;二、属眶周围结构炎症,眶内软组织的反应;三、为全身疾病的眼眶侵犯。本节重点阐述眼眶的急性炎症和海绵窦炎症。

一、眼眶急性炎症

眼眶的急性炎症包括:蜂窝组织炎、脓肿、栓塞性静脉炎、眼球筋膜炎等。现主要将前两种简单介绍如下。

蜂窝组织炎(cellulitis)和脓肿(abscess)是发生于眶内的急性化脓性炎症。因可引起永久性视力丧失,并通过颅内蔓延或败血症危及生命,常被视为危症。在抗菌药物应用以前,眶蜂窝组织炎的死亡率达 19%,视力丧失达 33%。近年,多种敏感抗菌药物的使用和诊断技术的进步,使眶蜂窝组织炎的预后大为改观,但严重并发症仍有发生。

本病是由化脓性细菌感染引起的,病原体多为溶血性链球菌和金黄色葡萄球菌,还有类白喉杆菌、流感杆菌、大肠杆菌和厌氧菌等。本病多发生于儿童或上呼吸道感染之后,通过多条途径侵入眼眶。引起感染的原因有:

1.外伤直接感染:眼眶穿孔伤将化脓性细菌直接带入眶内,如身体抵抗力较低或细菌毒性较强,将发展为蜂窝组织炎。眶异物易引起急性炎症,尤其是植物性异物,最终将发生局部或全眶蜂窝组织炎、脓肿及瘘管形成。

2.周围结构炎症蔓延:副鼻窦炎是引起眶内炎症最常见的原因,占全部病例 60%~84%,通过血管周围间隙或侵蚀眶壁直接蔓延至眶内,多见于筛窦炎症,其次为额窦、上颌窦及蝶窦炎症。牙周炎、栓塞性静脉炎、面部及眼睑化脓性病灶处理不当、急性泪囊炎等也可引起蜂窝组织炎。

3.血行感染:身体其他部位化脓灶经血行迁徙至眶内引发眶内炎症。

当眼眶急性炎症引起毒血症时,会出现全身症状,如:发热、恶寒、周身不适、食欲不振、嗜中性血细胞增多等。眼部有以下表现:

1.疼痛。眶区疼痛,压迫眼球或眼球转动时疼痛加重。

2.水肿。眼睑红肿、发硬、血管扩张。球结膜高度水肿,突出于睑裂之外,表面干燥、结痂,嵌塞于睑裂发生坏死。睑裂闭合不全引起暴露性角膜炎。

3.眼球突出。发生于患侧,偶可影响双眼,多为轴性中度突出,严重者可脱出于睑裂之外。

4.眼球运动障碍。各方向运动不全,严重者眼球固定。

5.眼底改变视乳头水肿、视网膜出血和静脉扩张。视神经侵犯常发生视力减退及视神经炎性萎缩。

【治疗】

在未查明病原体之前,应用广谱抗生素静脉滴注,服用镇静药,应用鼻腔血管收缩剂及局部热敷。如上述治疗 48 小时后,眼球突出、视力减退和眼肌麻痹仍在进展,或超声、CT 证实脓肿形成,根据影像显示部位,行脓腔内抗生素灌洗或切开引流。全身用敏感抗生素 2 周。

二、海绵窦炎症

海绵窦属于静脉性血管窦,位于蝶骨体两侧。通过眼上、下静脉,接收颜面、眼眶和鼻部的血流,借导血管与翼静脉丛相通,还接受来自大脑和脑膜血液回流。急性海绵窦栓塞性静脉炎(acute cavernous sinus thrombophlebitis),是一种比较常见的严重的海绵窦区化脓性炎症,因其特殊的解剖特点,治疗不及时可危及生命。

海绵窦急性炎症最常见的病原体为金黄色葡萄球菌,另有乙型溶血性链球菌、肺炎双球菌、脑膜炎双球菌、绿脓杆菌和变形杆菌等也可见到。这些细菌的来源,除极少数由外伤直接感染外,几乎都是由邻近的眼眶、眼睑、颜面、口唇、副鼻窦、咽、喉等部位化脓灶迁徙而来。以上部位的急性炎症通过静脉蔓延至海绵窦,引起海绵窦的炎症。

该病起病急骤,发展迅速,头痛寒热,周身不适。头痛开始于患侧眼部及前额部眼神经分布区。眼部症状多与全身症状同时出现,两侧眼症状前后间隔数小时至 48 小时。首先发生眼睑和球结膜的高度水肿及静脉扩张,眼睑红肿,睑裂变小,球结膜充血突出于睑裂之外。稍后,可出现眼球运动障碍。角膜、眼睑、眶上区痛觉丧失,瞳孔缩小。出现眼底静脉扩张,视乳头水肿和视力减退。由于眼球高度突出,睑裂不能闭合,眼球失去上转功能,致使角膜暴露、干燥、溃疡,如处理不及时,甚至招致穿孔及眼球萎缩。

特别关注:海绵窦炎症通过眼上静脉或神经血管间隙,引起眶内栓塞性静脉炎、蜂窝组织炎和眶内脓肿,使眼部症状加重。海绵窦化脓性病灶颅内扩散,引起弥漫性脑膜炎,出现剧烈头痛、颈强直,Kernig 征阳性。大脑侵犯引起脑脓肿。

海绵窦毒性栓子脱落,经颈内静脉、右心房、右心室栓塞于肺部,引起胸痛、局灶性肺炎、肺脓肿。严重病例可因脑侵犯或败血症而死亡。

【治疗】

对此种严重的化脓性病变,治疗应及时、充分和全面。首先应用大量抗生素静脉滴注,在未确定病原菌的种类及敏感药物之前,使用广谱、多种抗生素。后改用敏感药物。降低体温及支持疗法也十分必要。

思考题:

1.简述眼睑病毒性感染的类型及症状。

2.简述睑缘炎的症状及治疗。

3.麦粒肿与霰粒肿有什么不同?

4.倒睫和睑内翻对视力有什么影响?

5.急性泪腺炎有哪些类型?如何治疗?

6.慢性泪囊炎的症状是怎样的?如何治疗?

7.引起眼眶急性炎症的原因有哪些?

第五章　结膜、角膜和巩膜疾病

第一节　结膜病

一、结膜病概述

结膜与外界直接接触,易受到感染与外伤。结膜炎(conjunctivitis)是常见的眼病,如不伴有眼部其他组织损害时,一般不影响视力。常见病因是微生物(细菌、衣原体、病毒和真菌)感染,物理性(机械性和放射性)、化学性外伤、药物损伤等,其中主要病因是微生物感染。常见的结膜炎病症有:细菌性结膜炎、病毒性结膜炎和沙眼等几种类型。

(一)分类

1.按病情及病程的不同,可分为超急性、急性或亚急性及慢性三类。

细菌性结膜炎根据发病的快慢可分为超急性(24小时内)、急性或亚急性(几小时至几天)及慢性(数天至数周)。超急性的病症如超急性细菌性结膜炎传染性极强、破坏性非常大;急性或亚急性细菌性结膜炎如急性卡他性结膜炎,多见于春秋季节,发病较急,传染性也比较强;而慢性结膜炎,是由各种原因引起的结膜慢性炎症,主要表现为轻度的结膜充血及少量的粘液性眼分泌物,常双侧发病,治疗较棘手。

2.按病因可分为细菌性、衣原体性、病毒性、真菌性及变态反应性五类。

一般来说细菌性结膜炎较为多见,超急性细菌性结膜炎多数由淋球菌或脑膜炎球菌引起;衣原体性结膜炎主要有沙眼和包涵体性结膜炎;病毒性结膜炎主要有流行性出血性结膜炎、咽—结膜热等病症;真菌性结膜炎相对较少;变态反应性结膜炎主要由眼部组织本身对某一过敏源发生高度反应而引起的。

3.按致病途径可以分为外因性、内因性和邻近组织病变的蔓延三类。

外因性:由于外界环境不良和某些物质进入结膜囊,造成刺激或感染。如机械创伤、异物、化学物质、热、放射线辐射及微生物等。这些物质经空气、手指及一些生活用品带进结膜囊,引起结膜炎症、感染、变性及外伤等变化。

内因性:人体其他组织器官的炎症病灶(如结核等)可以通过血液或淋巴循环转移至结膜。另一种形式是局部组织的免疫或过敏性疾病(如春季卡他性结膜炎等)。也可以是一些全身代谢性疾病(如糖尿病、维生素 A 缺乏症),造成结膜病变。

邻近组织病变的蔓延:病变由眼睑皮肤、泪器、眼眶及鼻窦直接蔓延至结膜。

4.按是否传染又可分为传染性和非传染性两类。

传染性:由细菌、病毒、真菌、寄生虫、立克次氏体等所引起的结膜炎。可经空气、灰尘、水或污染的手、毛巾、用具等途径传染而来,也可由邻近组织的病变波及,如眼睑、泪器、角膜、眼眶等的炎症。在急性期有很强的传染性,尤其是淋球菌和脑膜炎球菌性结膜炎。细菌性结膜炎、病毒性结膜炎和沙眼都具有较强的传染性。

非传染性:由机械性、物理性(热、辐射、电)、化学性(酸、碱)等物质的刺激而来,也可因过敏反应而引起,如泡性结膜炎、春季结膜炎、药物过敏性结膜炎、结膜干燥症等。

(二)主要临床表现

不同病症有不同的表现,但作为结膜炎有一般的共同特征。

1.自觉痒、烧灼、异物感。除非侵犯角膜,一般无剧疼。

2.充血:睑、球结膜均充血,为结膜炎的主要体征,但必须与睫状充血鉴别,以免误诊。(见表5—1)

3.分泌物:急性炎症时,分泌物多为粘液、粘液脓性或膜性;慢性炎症时,则多呈丝状或泡沫状,附着在睑缘及眦部。

4.水肿:炎症急剧者,可以出现球结膜水肿、出血、甚至眼睑红肿。

5.乳头增生及滤泡形成:为长期慢性炎症的结果,睑结膜上皮组织增生,出现乳头肥大,如果结膜上皮下尚有淋巴细胞局限性聚集,呈半球形隆起,即为滤泡形成。

6.耳前淋巴结肿大,病毒性者常引起此症,有压痛。

表5—1　结膜充血与睫状充血的鉴别

	结膜充血	睫状充血
性质	浅层结膜血管的充血状态	深层前睫状血管的充血状态
部位	以穹窿部最显著	以角膜周围最显著
颜色	鲜红	紫红
形态	血管呈网状,粗而弯曲,互相吻合,压迫褪色,可随结膜移动	血管细直,不分支,不吻合,压迫不褪色,不随结膜移动
疾病	见于结膜疾病	见于角膜、虹膜睫状体、巩膜疾病及青光眼

二、细菌性结膜炎

(一)急性卡他性结膜炎

急性卡他性结膜炎(acute catarrhal conjunctivitis)是春秋两季常见的传染性眼病。发病急,潜伏期为1～3天以显著的结膜充血、粘液或粘液脓性结膜分泌物为本病的主要特点,在家庭、学校、幼儿园等集体生活的场所容易流行。一般具有自限性,即使不予治疗也可在10～14天痊愈,用药后可在1～3天恢复。

【病因】

由细菌感染所致,如金黄色葡萄球菌、肺炎双球菌、流行性感冒杆菌、科—韦氏(Koch—weeks)杆菌等。一般多在春夏暖和季节流行,但由肺炎双球菌引起者多见于冬季。传染来源各有不同,多以手帕、毛巾、手、水等为媒介。在集体单位、公共场所、家庭之中不讲究卫生的情况下最易蔓延。本病传播途径主要是接触传染,凡与病眼分泌物接触过的水、面巾、面盆、手指或病人用碰过的其他用具均有传染性。在春秋中由于呼吸道流行病较为普遍,所以患急性卡他结膜炎者,同时也可能患有呼吸道流行病。因此在鼻腔分泌物中也可能含有与结膜炎相同的细菌,借助咳嗽、喷嚏传播。

【临床表现】

1.潜伏期1～3天,急性发病,两眼同时或先后相隔1～2天发病。患者自觉刺痒及异物感,进而烧灼、畏光、眼睑因肿胀难于睁开。有时因分泌过多感到视力模糊,出现虹视,除去分泌物后,视力立即恢复。

2.分泌物为粘液或粘液脓性,可粘着睑缘及睫毛,晨起封闭睑裂。重者分泌物中的纤维蛋白凝成乳白色假膜,附着在睑膜结膜的表面,很易用镊子剥离,留下有轻微的出血面,但无组织缺损。检查时,应与真膜区别,后者呈灰黄色,由白喉杆菌引起,为大量的纤维蛋白与坏死的结膜凝结而成,不易剥离,如强行除去,其下露出溃疡面,引起出血及组织损伤,临床上叫做膜性结膜炎。

3.睑球结膜充血呈鲜红色,以睑结膜及穹窿结膜最明显,有时尚可合并球结膜水肿,眼睑红肿。由科一韦氏杆菌、肺炎球菌及流感杆菌引起者,结膜下常有出血点,球结膜水肿。粘液脓性分泌物多,夜间粘住上下睑缘及睫毛,晨起时难以睁开。重症者眼睑及结膜水肿,可有结膜下出血点。小儿表现的充血,水肿等症状更为严重,有时睑结膜附着一层灰白色假膜,是由纤维性渗出物凝结而成。此膜用棉签擦揩容易脱落,但可再次形成。

4.发病 3～4 天病情达到高潮,以后逐渐减轻,约两周痊愈,可并发边缘性角膜浸润或溃疡。

【治疗】

1.洗眼:用 2% 硼酸水或生理盐水等洗眼剂冲洗结膜囊,每日 2～3 次,并用消毒棉签擦净睑缘,洗净眼分泌物,以保持结膜囊清洁。

2.消炎:因为是细菌性感染,所以可根据检查出的菌种选择最有效的抗生素如氯霉素、庆大霉素、新霉素或磺胺醋酰钠等滴眼剂滴眼,并根据病情轻重,每 2～3 小时或每小时点眼药 1 次。常用眼药水有 10%～20% 磺胺醋酰钠、0.3% 氟哌酸、0.25% 氯霉素眼药水等,晚上睡前可涂抗生素眼膏,如环丙沙星、金霉素或四环素眼药膏,每次点药前需将分泌物擦洗干净,以提高疗效。病情重者,选用两种抗生素交替点眼。炎症消退后,应继续用药一段时间以免复发。

3.冷敷:冷敷眼部可以减轻症状,但并发角膜炎者不用。

4.禁包眼:因包扎患眼会妨碍分泌物排出,且增加结膜囊的温度,有利于细菌繁殖,而不利于治疗。

【预防】

1.严格搞好个人卫生和集体卫生提倡勤洗手洗脸和不用手或衣袖拭眼。

2.急性期患者需隔离以避免传染防止流行。

3.严格消毒患者用过的洗脸用具手帕及使用过的医疗器皿。

4.一眼患病时应防止另眼感染。

5.医护人员在接触患者之后必须洗手消毒以防交叉感染。

【家庭护理】

1.保持眼部清洁。

由于患急性结膜炎时眼部分泌物较多,所以不能单纯依靠药物治疗,细心地护理眼部经常保持清洁很重要。

2.初期冷敷,慎用激素类眼药。

急性结膜炎初起时眼部宜作冷敷,有助于消肿退红。相反,热敷会使眼球充血,炎症可能扩散引起并发症。在炎症没有得到控制时,忌用激素类眼药,病毒性结膜炎禁忌激素类眼药。因此,激素类眼药使用与否应听从眼科医生的建议,切勿自行使用。

3.避光避热,少用眼。

严重的急性结膜炎病人畏光流泪,为减轻不适,要避免光和热的刺激。也不要勉强看书或看电视,出门时可戴太阳镜,避免阳光、风、尘等刺激。

相关链接:家庭饮食注意事项:

1.忌食葱、韭菜、大蒜、辣椒、羊肉、狗肉等辛辣、热性刺激食物,最好不吃带鱼、鲤鱼、虾、蟹等海腥发物。

2.如因热重于风引起,饮食上宜清热为主,散风为辅。

3.如患者风重于热,在饮食上宜吃散风为主、清热为辅的食物。可用车前草、薄荷叶煎汤洗眼或服用。

4.如患者风热并重的,多吃具有清热、利湿、解毒功效的食物,如马兰头、枸杞叶、冬瓜、苦瓜、绿豆、荸荠、香蕉、西瓜等。

(二)慢性卡他性结膜炎(chronic catarrhal conjunetivitis)

【病因】

1.感染因素:急性卡他性结膜炎未完全治愈而转为慢性,可开始时感染的细菌数量不大,病菌毒力不强,或病人抵抗力强,在发病之初症状轻微,病人不予注意,迁延为慢性。Morax—Axenfeld 双杆菌、卡他球菌、大肠杆菌、链球菌等均可引起此病。

2.非感染因素:是本病最常见的原因。不良环境的刺激,如空气混浊、异物、风沙、烟尘、强光、有害气体、工业粉尘等;其他眼病的影响,如倒睫、泪道堵塞,睑板腺分泌旺盛、睑缘炎、屈光不正、隐斜视,睑内翻、睑外翻等;另外不良的生活习惯如睡眠不足,烟、酒过度或长期应用某些刺激性眼药或化妆品,均可成为慢性结膜炎的病因。

3.药物刺激。由于长期应用某些眼药如肾上腺素、缩瞳药和一些刺激性眼药或化妆品所引起。这种情况有其临床特点,对特殊试验有反应,用一般抗菌药物治疗无效。

【临床表现】

1.症状:患眼刺痒、灼热感、刺痛、异物感。晚间或阅读时较显著,且有眼疲劳感。分泌物不多,常为粘液性,晨起时易将眼睑粘着。也有感觉眼部干燥者。病人自觉症状往往较客观检查所见严重,但也有无任何不适者。

2.体征:轻者仅有结膜稍充血,但持续日久者,泪阜部及睑结膜略显肥厚,睑缘轻度充血,白天眦部有白色泡沫状分泌物。

【治疗】

首先是去除致病因。其次是滴 0.25%～0.5%硫酸锌眼药水,每日 3 次。如为葡萄球菌感染,则可滴用氯霉素或磺胺醋酰钠眼药水。久治不愈者,应作屈光及眼底检查,并给予适当矫正。

(三)淋菌性结膜炎(gonococcal conjunctivitis)

淋病是由奈瑟(Neisser)氏淋病双球菌感染的性病。新中国成立以来由于取缔了娼妓制度,淋病已被控制,淋病性结膜炎基本绝迹。但近年来性病有抬头的趋势,所以此病也随之出现。因本病病情严重,危害性大,所以应引起人们的广泛关注。

淋病眼是急性传染性眼病中最剧烈而严重的病,因分泌物特多且为脓性故又称脓漏眼。临床上分为成人性、新生儿性和转移性淋病性脓漏眼。其特点是眼睑及结膜重度水肿充血,有大量脓性分泌物,易侵犯角膜造成失明。

1.成人淋病性脓漏眼。

淋病性尿道炎患者通过手或衣物将含淋菌的分泌物直接传染至眼部,淋菌也可通过污染的毛巾等物品为媒介间接传染。

【临床表现】

潜伏期 2～3 天,起病急骤。潜伏期内可有轻度结膜充血水肿,继而症状迅速加重。眼睑高度肿胀、痉挛。睑及球结膜高度水肿充血,有小出血点及薄层伪膜,高度水肿的球结膜可掩盖角膜周边部。分泌物初起时为血水样,3～4 天后眼睑肿胀渐消,但分泌物剧增,呈黄色脓性,不断从结膜囊排出。1～2月内眼睑肿胀消退。睑结膜充血肥厚,表面粗糙不平,呈天鹅绒状,球结膜轻微充血,持续数月之久。

多数患者由于角膜合并症而失明。最初角膜表面轻度混浊,继则形成灰色浸润,迅即变黄,坏死,破溃,穿孔。而形成粘连性角膜白斑,角膜葡萄肿或全眼球脓炎。

细菌学检查对诊断十分重要。在分泌物涂片和结膜刮片中可见到上皮细胞内外聚集成对的革兰氏阴性(红色)的奈瑟氏淋病双球菌。

【治疗】

(1)结膜囊冲洗:脓性分泌物多时,用 3%硼酸溶液、生理盐水或1:10,000高锰酸钾溶液冲洗结膜囊,每 0.5～1 小时一次。冲洗时患者头歪向患眼侧以防健眼被传染。

(2)青霉素制剂:局部滴用 2,000～5,000 单位/毫升青霉素溶液5～10分钟一次,或滴用 1%的硫苄青素液,3～5 分钟一次。病情缓解后滴药间隔时间可适当延长,滴药及冲洗需昼夜不停,直至炎症消失为止。全身肌注青霉素,待症状消失后继续点药数日。

（3）淋必治(Jrobicin)：对青霉素过敏或耐药者可肌注淋必治 2g 一次,对顽固病例可肌注两次。发生角膜合并症时,按角膜溃疡治疗。

2.新生儿淋病性脓漏眼。

其原因是胎儿出生时被患淋菌性阴道炎的母体分泌物污染,也有时被污染淋菌的纱布、棉花等所传染。

潜伏期一般少于 48 小时,双眼发病,轻重程度不同,症状与成人淋病眼同,但不像那样猛烈。角膜合并症发生较迟而轻,但多发生在角膜中央,严重影响视力。

诊断可根据产妇的淋病史,典型脓漏眼症状及结膜刮片细菌检查而确诊。

【治疗】

对于全部新生儿应常规滴用 1% 硝酸银溶液（crede 氏法）或 2,000～5,000 单位/毫升青霉素眼溶液预防。治疗与成人淋病眼同,全身用药按体重计算。

3.转移性淋病性脓漏眼。

患淋病性尿道炎数月后,双眼突然发炎,睑结膜球结膜充血水肿,分泌物为粘液脓性或脓性。此病为淋球菌通过血行转移到眼部,患者常伴有淋病性关节炎。无并发症时 1～2 周可痊愈。治疗与成人淋病脓漏眼同。

【预防】

淋菌性结膜炎为接触传染。患淋病性尿道炎者尤应注意保持清洁,经常用肥皂洗手,对用品消毒,并积极治疗尿道炎。预防措施有：

1.病人严格隔离,一眼患病,健眼戴透明眼罩,眼鼻侧要封严,颞侧开放透气。

2.被污染的医疗器械要严格消毒并专用,用以拭眼的棉花纱布等物须焚毁,脸盆毛巾等煮沸消毒。

3.患者不能到公共场所,小便或接触眼后手要消毒以防传染给他人及健眼。

4.患者淋菌性尿道炎的孕妇,产前应治愈,婴儿出生后应立即用抗生素眼液或 1% 硫酸银点眼,以预防新生儿淋菌性结膜炎的发生。

5.医护人员在诊治病人时应戴保护眼镜。接诊后应及时用消毒液洗手。

三、病毒性结膜炎

病毒性结膜炎是由病毒感染引起的结膜发炎。此病可同时入侵角膜和结膜,并可导致暴发性流行。因感染的病毒类型不同,该病的临床表现也有不同,以下介绍几种常见的病毒性结膜炎。

（一）急性出血性结膜炎

急性出血性结膜炎（acuto haemorrhagic conjunctivitis）又称流行性出血性结膜炎（epidemic hemorrhagic conjuntivitis），是 1969 年以来开始在世界各地流行的一种急性结膜炎，目前常称为"红眼病"。特点为起病急、炎症重、常伴结膜下出血。传染性很强，易暴发流行。

传播系通过接触传染。主要通过患眼—手—物品—手—健眼，患眼—水—健眼的方式。前者为家庭、同学、同事之间的主要传播方式。后者为游泳池、家庭之间传播的重要途径。

【病因】

由一种微小核糖核酸病毒（RNA 病毒）感染引起，通过被病眼分泌物污染的水、物或手指等传播给健康眼，常流行于夏秋季。

【临床表现】

潜伏期短，多在 24 小时内发病。症状较急性卡他性结膜炎为严重，眼睑肿胀和显著的结膜滤泡增生，半数病例伴有结膜下出血，分泌物为水样，角膜染色检查可发现点状上皮剥脱。病程约 1～2 周，一般不影响视力。

【治疗】

1.用 1％～2％冷盐水洗眼及敷眼，或 2％硼酸水冲洗结膜囊，每日 2～3 次。

2.对混合病毒感染的结膜炎，还可用抗病毒眼药水，如为腺病毒可用 0.1％羟苄唑眼药水、0.1％肽丁胺乳剂，如为小病毒可用 0.1％疱疹净、0.1％无环鸟苷眼药水等，除睡眠时间外可每小时滴眼 1 次。注意选用适当的抗生素。

3.盐酸吗啉双胍（ABOB）滴眼有较好效果，局部应用抗生素和磺胺类眼药以控制继发感染，炎症期不宜使用激素类药物滴眼。

【预防】

1.本病具有较强的传染性，且可在短期内广泛蔓延，目前也没有特效的预防药物，不宜采用滴眼药水的方法来预防。

2.群众在平时应注意搞好个人卫生，提倡勤洗手，不要随意用手等物品擦拭眼睛。

3.在此病流行期间，应做好消毒隔离，尤其是患者用过的手帕、洗脸用具等要彻底消毒。

4.禁止患者到公共游泳池游泳；加强公共用水场所的管理。

5.医护人员接触病人后，要用肥皂水和流水洗手，再用 1％～2％来苏水泡手消毒，以防止交叉感染。

（二）流行性角膜结膜炎

流行性角膜结膜炎（epidemic keratoconjunctivitie）又称结膜滤泡症，是一种急性传染性眼病，传染性强，在世界各大洲发生过多次大流行。其特点为发病1周后角膜可出现点状混浊，常影响视力，故其危害性大。多见于20～40岁成年人及儿童。

【病因】

腺病毒Ⅷ型（DNA病毒）感染引起。通过被病眼分泌物污染的洗脸用具或游泳池水而传播他人，多流行于夏秋季节。

【临床表现】

潜伏期1周左右，双眼可先后发病，早期症状与急性结膜炎相似，但有如下特点：分泌物为水样，结膜严重充血、水肿，有时还可出现点状出血，在下睑结膜及结膜穹窿部内出现大量滤泡；耳前淋巴结肿大，并有压痛。发病1周后，结膜炎症逐渐消退，约半数病人开始出现浅层点状角膜漫润。在角膜中央区前强力层下有数目不等的灰白色浸润小点，引起视力减退，经数月至1年左右后角膜浸润多可消失。

【治疗】

1.抗病毒药物，如疱疹净或盐酸吗啉双胍眼药水滴眼。

2.伴发角膜炎时，应用抗病毒药的同时，合并滴用可的松类眼药水，疗效较好。

【预防】参照急性出血性结膜炎。

（三）咽结膜炎（咽结膜热）

咽结膜炎（pharyngo—conjuncetival fever）是以发热（38.5～40℃）、咽炎和单眼或双眼的急性滤泡性结膜炎三联症为其特点。1953年首次在美国流行，1956年陆续传播至欧洲、亚洲，多见于4～9岁的儿童及青少年，常于夏冬季在幼儿园、学校中流行。

【病因】

由腺病毒Ⅲ型引起，潜伏期5～6天。通过呼吸道或接触感染，也可通过游泳池等污染水源传播。

【临床表现】

1.前驱症状：全身无力，体温升高，头痛、咽痛、肌肉痛及胃肠系统症状，咽部充血，淋巴组织增生，颌下及颈部淋巴结肿大。

2.眼部表现为急性滤泡性结膜炎，单眼发病，2～5日后累及另眼。通常无角膜并发症，少数病例伴有角膜上皮下浸润。

3.病程2天～3周，平均7～10天，预后尚佳。

【治疗】

与流行性出血性角膜炎治疗方法相同。

表 5－2 三种病毒性结膜炎的鉴别表

	流行性角结膜炎	流行性出血性结膜炎	咽结膜热
潜伏期	5～12 天	8～48 小时	5～6 天
病原	腺病毒 8 型为主	微小核糖核酸病毒	腺病毒 8 型
发热	有时轻度	有时轻度	明显高热
淋巴结肿大	常有	常有	必有
滤泡	有	有时有	有，且多
角膜病变	浅层点状角膜炎，多在结膜炎消退时出现	浅层点状角膜上皮剥脱，与结膜炎同时出现	浅层点状角膜炎，偶有
病程	2 周以上	数日～数周	2 天～3 周

表 5－3 三种常见的红眼睛病的鉴别

名称	急性出血性结膜炎（红眼病）	急性虹膜睫状体炎	急性充血性青光眼
症状	眼灼热感、异物感，偶有刺痛	眼痛伴头痛	头痛、眼痛、恶心呕吐、虹视症
充血	结膜充血	睫状或混合充血	混合充血
分泌物	脓性粘液	一般为泪液	泪液
眼压	正常	偏低	升高
视力	一般不影响	逐渐减退	骤减
角膜	有沉淀物	雾状混浊	上皮水肿
瞳孔	不变	缩小	散大
治疗	消炎剂	散瞳剂	缩瞳剂

（四）红眼病相关常识

1.得过本病没有长期免疫力。但是，只要认真注意个人卫生，完全可以不得本病。

2.急性结膜炎不宜使用眼药膏，并不应用纱布等将眼封闭，如果治疗得当，绝大多数病人在 2 周左右可以完全恢复正常，并不留任何后遗症。

3.有人在患红眼病时，要求医生给打消炎针来治疗，其实没这必要，消炎针对红眼病所起的作用很小。如果婴幼儿红眼较严重，而滴眼药又比较困难时,可口服磺胺乳剂等。

4.此病处理不当会引起脑膜炎。

四、变态反应性结膜炎

(一)泡性眼炎

【病因】

泡性眼炎(phlyctenular ophthalmitis)是结膜上皮组织对某种内生性毒素所引起的迟发性变态反应,一般认为是对结核杆菌蛋白过敏。常发生在营养失调和有腺病体质的女性、儿童和青少年,也可能是对葡萄球菌、肠道寄生虫病等过敏所致。

【临床表现】

1.自觉症状,若仅累及结膜,只有轻度怕光、流泪、异物感;若累及角膜,则有高度怕光、流泪、眼睑痉挛,患儿常以手掩面,躲在暗处,拒绝检查。

2.根据结节所在部位分为泡性结膜炎,泡性角结膜炎,泡性角膜炎,如三个部位同时或先后出现,则总称为泡性眼炎。

(1)泡性结膜炎:球结膜上发生小泡,为灰白色圆形隆起的结节,其邻近结晨星鲜红色局限性充血。自觉异物感及轻度畏光,流泪,但无疼痛及压痛。

(2)泡性角膜炎:角膜上发生灰白色圆形浸润,易形成浅层小溃疡,有畏光,流泪。刺痛或眼睑痉挛等症状。有时角膜周边部的泡疹,慢慢向中央进展。后端随着一束新生血管称为束状角膜炎。

(3)泡性角膜结膜炎:角膜缘发生一个至数个小泡,表现结膜和角膜的综合症状。病程一般约为 10~14 天可痊愈,但易复发。有时面部或其他部位皮肤也伴发湿疹。

【治疗】

1.调整营养,锻炼身体,增强体质。

2.0.1%利福平眼药水和可的松类眼药水交替滴眼,或 0.1%地塞米松眼液,每日 4 次,临睡前涂四环素可的松眼膏。

3.角膜受累者酌情滴散瞳剂,并配合其他抗生素滴眼,以防止继发感染,炎症消退后可用 0.5%狄奥宁眼药水或 1%黄氧化汞眼膏以促进混浊的吸收。

4.可服核黄素、鱼肝油、钙剂及维生素 B_2 等。

此病也可自行痊愈,但极易复发,因而病程持续时间较长。

(二)春季性结膜炎

春季性结膜炎(spring conjunctivitis)又名春季卡他,多在春暖季节发病,秋冬天冷时好转,翌年春暖时节又复发因而得名。是一种变态反应性结膜炎。可能由于春暖季节空气中游离的花粉,或其他物质引起的过敏反应所致。多发生在少年儿童,常累双眼,每年复发,轻症者 3~4 年后即不再发,

重症者可连续复发 10 余年。经过数年以后,常可自愈。(图 5-1)

【病因】

致病原因可能是对空气中游离的花粉或其他物质发生变态反应所致。本病多见于儿童及青年,男性较多,无传染性。

【临床表现】

本病特点为双眼奇痒、结膜充血、畏光、流泪,睑结膜出现大而扁平的乳头及角膜缘附近结膜胶样增生,有粘稠丝状分泌物,分泌物有大量嗜酸性粒细胞。根据部位不同分睑结膜型、角膜缘型和混合型三种不同类型。

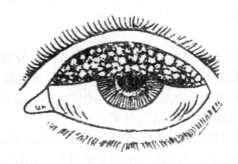

图 5-1　春季结膜炎(睑结膜型)

【治疗】

1.发病季节,可戴有色保护眼镜以遮阳光,尽量避免接触花粉、强烈的阳光,避免烟、尘等刺激烟尘。

2.局部滴用 0.15% 的可的松眼药水,症状消退甚速,但不能根治,长期滴眼应注意副作用。滴用 2%～4% 色苷酸二钠溶液,1∶5000 肾上腺素、1% 麻黄素或 0.25% 稀醋酸等溶液,可以减轻症状。β 射线照射,有获良好效果者。

3.局部冷敷可缓解症状,继发感染者合并应用抗生素眼药水。

【预防】

1.尽可能避开有关的过敏源。

2.发病季节出门戴有色保护眼镜,减少外界花粉、粉尘、强光等刺激。

(三)药物性结膜炎

药物性结膜炎(drug allergic conjunctivitis)是一种表现在眼部的变态反应性疾病。由于个别人具有过敏素质,对于某些物质有高度敏感性,这些物质称为致敏原,致敏原进入体内即产生一种特殊抗体,如果再次遇到致敏原时,即迅速发生变态反应性疾病。

【病因】

药物性结膜炎是由于对某种药物过敏而引起的变态反应。常见者为青霉素过敏。此外如阿托品、毛果芸香碱、汞剂、碘剂、磺胺类药物等也可引起。

【临床表现】

自觉眼部高度灼热感和刺痒感,表现眼睑、结膜充血,水肿,大量浆液性分泌物,重者发生眼睑皮肤湿疹、渗出,有时睑结膜发生滤泡,角膜发生浅层浸润,水肿等变化。

【治疗】

1.立即停用致敏的药物,以后不再接触。

2.用3%硼酸溶液冷湿敷,忌用热水湿敷,并避免一切刺激因素。

3.皮质类固醇眼药水滴眼。累及角膜者要合并应用适合的抗生素眼药水滴眼,以防止继发感染,眼睑皮肤湿疹可酌情应用氧化锌糊剂或可的松类软膏。

4.全身应用抗过敏药物,如扑尔敏、苯海拉明,或钙剂、维生素 C 等以缓解症状。有全身症状时考虑全身应用皮质类固醇,并请内科协助治疗。

五、真菌性结膜炎(fungous conjunctivitis)

单纯真菌性结膜炎比较少见,临床所见多是伴有其他致病菌的混合感染,因患者早期确诊困难,多病程长,用药相对混乱,且因患者长期眼痒、刺痛不适、分泌物多、频繁揉眼擦眼更易将其他致病菌带入眼内,形成混合感染,故对常规治疗效果不佳的结膜炎患者,行早期的结膜囊分泌物涂片镜检和分泌物培养对明确诊断,获得合理治疗非常有帮助。近年来抗生素、激素大量应用,导致身体各部的真菌感染愈来愈多见,应引起重视。

表 5—4　常见结膜炎的鉴别表

临床表现和细胞学	病毒性	细菌性	衣原体性	变态反应性
痒	轻微	轻微	轻微	严重
流泪	多	中等	中等	中等
分泌物	少	多	多	少
耳前淋巴腺肿大	常见	不常见	仅见于包涵体性结膜炎	无
刮片和分泌物检查	单核细胞	细菌、多形核白细胞	多形核白细胞、浆细胞。包涵体	嗜酸细胞
伴有咽炎和发热	偶见	偶见	无	无

六、衣原体性结膜炎

（一）沙眼

沙眼（trachoma）是由沙眼衣原体引起的一种慢性传染性结膜炎并累及角膜，因其在睑结膜表面形成粗糙不平的外观，形似沙粒，故名沙眼。我国解放前，沙眼是一种常见的眼病，当时有"十人九沙"之说，表明沙眼在人群中的发病率很高，很多人对它的危害性缺乏拥有的认识，有人说"沙眼是个小毛病，不要紧"，其实这是不正确的。在 20 世纪 50 年代之前，沙眼是我国致盲的首要原因，新中国成立以后，随着生活水平的提高和对沙眼的广泛防治，沙眼的发病率已大大降低。但是，在亚非国家，此病仍然是致盲的主要原因，估计全世界有 3 亿到 6 亿人患有此病。目前在我国大部分农村，沙眼仍是常见眼病之一。

【病因】

沙眼是由沙眼衣原体（chlamydia）的感染引起。沙眼衣原体是我国学者汤飞凡、张晓楼等人于 1955 年用鸡胚培养的方法首次分离成功的。后来确定沙眼衣原体是介于细菌与病毒之间的微生物。近年来国内外的研究证明沙眼病原体为衣原体的一种，界于细菌与病毒之间，简称沙眼衣原体。

沙眼是一种社会性传染性眼病，流行范围广，感染快，男女老幼均可患病。沙眼衣原体广泛存在于空气、风尘、皮肤及病人的分泌物中，因此其发病率与个人卫生、环境卫生、生活条件均有密切关系。

沙眼衣原体可感染人的结膜及角膜上皮细胞，可致使结膜上皮层形成乳头，乳头的实质里有扩张的微血管、淋巴管与淋巴细胞，继而形成沙眼滤泡。沙眼原发感染，愈后可不留瘢痕。但在流行地区，卫生条件差，常有多次反复感染，导致滤泡发生变性及坏死，结缔组织增生形成沙眼瘢痕，加重原有的角膜血管翳及瘢痕形成，甚至睑板肥厚变形，引起睑内翻、倒睫，加重角膜的混浊，损害视力，甚至失明。

沙眼衣原体在结膜上皮细胞内生长繁殖，或游离在细胞外，附于眼分泌物中。沙眼衣原体在高温下（70℃ 以上）或用消毒药物（75％酒精、0.1％福尔马林、1％石炭酸）处理时，很快被杀灭，在干燥环境中（30℃）容易丧失感染力，但在水中或潮湿的条件下，它的活力可保持几天之久，在寒冷环境中，即使在 −50℃ 的温度下尚能存活，而紫外线，肥皂溶液对沙眼衣原体则无杀灭作用。

【传播方式】

通过被病眼分泌物污染的水或洗脸用具等媒介传染，也可通过污染的手指造成交叉感染，其中以水为传播沙眼的重要媒介物，洗脸用水、毛巾、面盆、玩具及公共场所用具等都可以作为媒介传播给健康人。我国医务工作者在广大农村进行了沙眼的流行病学调查,提出家庭是沙眼的重要发源地,烟灶、塘水,及不良卫生习惯是发生反复感染的重要因素。

【临床表现】

潜伏期5～14天,双眼患病,多发生于儿童或少年期。轻的沙眼可以完全无自觉症状或仅有轻微的刺痒,异物感和少量分泌物,重者因后遗症和并发症累及角膜,有怕光、流泪、疼痛等刺激症状,自觉视力减退。感染沙眼后,衣原体在结膜和角膜上有不同程度的炎症反应,出现多种变化。(图5-2)

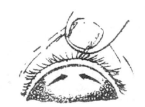

图 5-2 沙眼病变的发展方向

1.结膜。

正常睑结膜是平滑透明的粘膜组织,一般是淡粉色,血管组织清晰可见。沙眼衣原体主要侵犯睑结膜,首先侵犯上睑的睑板部上缘与穹窿部,以后蔓延至全部睑结膜与穹窿部,最后以瘢痕形成而告终。

患沙眼后结膜有六项变化,前五项是活动期反应,最后现象是静止期。(图5-3)

(1)充血:由于血管扩张,结膜呈一片模糊充血状,麦氏腺看不见,血管也看不见。

(2)混浊:结膜上皮下有弥漫性的淋巴细胞及浆细胞等慢性炎细胞浸润,结膜不再清澈、光洁、透明。

(3)肥厚:充血后的结膜变得混浊肥厚,表现为眼睑边缘由锐角变成钝角。

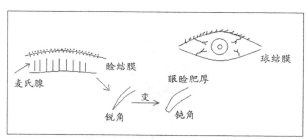

图 5-3 结膜变化示意图

（4）乳头增生：结膜上皮细胞增生而形成乳头肥大，乳头基质内有新生的微血管丛。睑结膜面粗糙不平，呈现无数的线绒状小点，每个小点都是一根血管。

（5）滤泡：是结膜上皮下组织在弥漫性浸润的基础上，由局限的淋巴细胞聚集而成。初发时，上睑结膜出现散在细致的黄白色小点，不突出于结膜表面，半透明，混浊隆起（半球形），夹杂在肥大的乳头之间，有时融合成横向的条索状突起，为沙眼早期诊断依据之一。滤泡多出现在上睑和上穹窿部结膜，而下睑和下穹窿部则比较少见。

（6）瘢痕：血管断开，腱样反光（恢复的症状）。

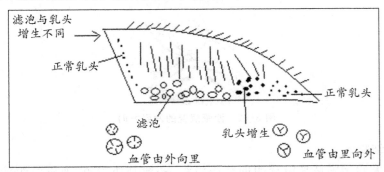

图 5—4 沙眼乳头与滤泡

当沙眼进行数年甚至数十年，所有炎性病变如滤泡、乳头，将发生破溃或坏死，而逐渐被结缔组织所代替，形成瘢痕，这标志着病变已进入退行期。瘢痕最初呈水平的白色线条，以后交织成网状，将残余的乳头及滤泡包绕起来，形成红色岛屿状，最后病变完全变成白色瘢痕，此时不再具有传染性，但严重的并发症和后遗症常使视力减退，甚至失明。

2.角膜。

主要有角膜血管翳出现，从上向下，呈垂帘状。（图5—5）

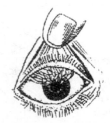

图 5—5 沙眼性角膜血管翳

在结膜发生病变的同时,首先角膜上缘的半月形灰白区血管网充血,新生毛细血管从角膜上缘向下伸入角膜浅层组织内,血管末端常发生炎症浸润,是角膜上皮对沙眼衣原体的一种组织反应,称为沙眼性血管翳(pannus)。它是沙眼早期诊断的依据之一。血管翳继续发展呈垂帘状,甚至侵犯角膜中央区或全部,而且常并发浅层角膜溃疡,严重的影响视力。

3.沙眼的病程分期。

沙眼的病程,因感染轻重和是否反复感染有所不同。轻者或无反复感染者,数月可愈,结膜遗留薄瘢或无明显瘢痕。反复感染者,病程可缠绵数年至数十年之久。为防治沙眼和调查研究的需要,对沙眼病程进行临床分期。

(1)国际上较为通用者为 Mac-Callan 分期法。

Ⅰ期——浸润初期:早期沙眼。睑结膜与穹窿结膜充血肥厚,上睑结膜出现未成熟滤泡,轻微上皮下角膜混浊、弥漫点状角膜炎和上方细小角膜血管翳。

Ⅱ期——活动期:明确的沙眼。有明显的活动性病变,即乳头、滤泡与角膜血管翳。

Ⅱa期 滤泡增生。角膜混浊、上皮下浸润和明显的上方浅层角膜血管翳。

Ⅱb期 乳头增生。滤泡模糊。可以见到滤泡坏死和出现上方表浅角膜血管翳和上皮下浸润。瘢痕不明显。

Ⅲ期——瘢痕前期:瘢痕形成。同我国第Ⅱ期。

Ⅳ期——完全结瘢期:非活动性沙眼。同我国第Ⅲ期。

(2)我国分期。

结合我国实际情况,沙眼分期应适当简化,便于开展群防群治工作。第二届全国眼科学术会议(1979 年)决定了沙眼分期的统一标准如下:

第一期沙眼(沙Ⅰ):进行活动期,上穹窿部和上睑结膜有活动性病变,包括血管模糊、充血、乳头肥大、滤泡增生。上穹隆结膜模糊不清,有角膜血管翳。

第二期沙眼(沙Ⅱ):退行期,上睑结膜自瘢痕开始出现至大部分变为瘢痕。仅留少许活动病变。

第三期沙眼(沙Ⅲ):完全瘢痕期,上睑结膜活动性病变完全消失,代之以瘢痕,无传染性。

疑沙:上穹窿部和眦部睑结膜有轻度充血,少量乳头和滤泡,并已排除其他结膜炎者。在普查工作中,对沙Ⅲ及疑沙均不作沙眼统计对象。

表 5-5　沙眼分期表

期别	依　据	分级	活动病变占上睑结膜总面积
I	上穹窿和上睑结膜有活动性病变（血管模糊、充血、乳头增生、滤泡形成）	轻（＋）	＜1/3
		中（＋＋）	1/3～2/3
		重（＋＋＋）	＞2/3
II	有活动性病变,同时出现瘢痕	轻（＋）	＜1/3
		中（＋＋）	1/3～2/3
III	仅有瘢痕,而无活动性病变	重（＋＋＋）	＞2/3

　　沙眼的轻重程度分为轻、中、重三级,分别以"＋","＋＋","＋＋＋"表示之。其规定为:上睑结膜活动性病变范围＜上睑结膜总面积的1/2者为轻度沙眼,活动性病变占上睑结膜1/3～2/3者为中度沙眼,活动性病变＞2/3者为重度沙眼。

　　角膜血管翳的轻重程度分为四级:将角膜分为四等份,血管翳侵入角膜上方1/4为P1,血管翳侵入角膜上方1/2为P2,血管翳侵入角膜上方1/2和下方1/4为P3,多于P3者为P4(图5—6)。

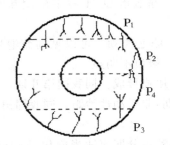

图 5-6　角膜血管翳分期示意图

　　(3)简单分期。

　　1987年世界卫生组织(WHO)介绍了一种新的简单分期法来评价沙眼严重程度。标准如下:

　　TF　上睑结膜5个以上滤泡

　　TI　弥漫性浸润、乳头增生、血管模糊区＞50％

　　TS　典型的睑结膜瘢痕

　　TT　倒睫或睑内翻

　　CO　角膜混浊

　　其中TF、TI是活动期沙眼,要给予治疗,TS是患过沙眼的依据,TT有潜在致盲危险需行眼睑矫正手术,CO是终末期沙眼。

【诊断及鉴别诊断】

典型的沙眼诊断并不困难,但是要确诊早期沙眼,必须注意以下条件:

1.上穹窿部和上睑结膜血管模糊、充血,乳头肥大、滤泡增生或乳头和滤泡两者兼有。

2.用放大镜或裂隙灯显微镜检查可见角膜血管翳。

3.上穹窿部和(或)上睑结膜有瘢痕出现。

4.结膜刮片检查发现包涵体。

在上述第一项的基础上,兼有其他三项之一者可诊断为沙眼。

应与以下几种常见的结膜炎相鉴别:

1.结膜滤泡症:多见于儿童,发生在下穹窿部和下睑结膜,滤泡大小均匀一致,比较透明,滤泡之间的结膜组织正常,不伴充血等炎症现象,也无角膜血管翳。随着儿童年龄增长,滤泡可自行消失,不遗留结膜瘢痕。沙眼的滤泡多见于上穹窿和上睑结膜,混浊不清,大小不等,排列不整齐,并有结膜充血、肥厚、瘢痕形成等。

表 5－6　沙眼的鉴别诊断表

	沙眼	春季性结膜炎	结膜滤泡症	慢性结膜炎
病因	沙眼衣原体	过敏原	与腺样体质有关	细菌及环境因素
病变部位	上睑及穹窿部结膜	上睑及角膜周围结膜	下睑及下穹窿部结膜	整个睑结膜
结膜病变				
1.表面	不透明,肥厚、血管模糊	肥厚,呈乳白色	不肥厚、不充血,血管清楚	不肥厚、微充血、血管清楚
2.乳头	肥大、密集、粗糙样	硬而扁平、如铺路砖头其间有沟	无	粗糙不平、绒毛状
3.滤泡	半透明、大小不等、排列不整齐、互相融合、易破	无	透明、排列整齐,圆形、可自行吸收	无
4.瘢痕	有	无	无	无
角膜变化	有血管翳	围绕角膜周围有灰黄色胶样隆起	无	无
结膜刮片	可见包涵体	可见嗜酸细胞	无	无
其他	合并症多,能致盲	多见于春夏,发作时奇痒	可痊愈	可痊愈

2.春季结膜炎：多见于青少年，上睑结膜表面形成扁平肥大的乳头，大小不等，排列似去皮的石榴籽，不侵犯上穹窿结膜，也无角膜血管翳。分泌物涂片检查可见嗜酸性细胞增多。

3.慢性结膜炎：睑结膜呈轻度充血，血管轮廓尚可辨认，有轻度乳头肥大或兼有滤泡增生，但无角膜血管翳，也不形成结膜瘢痕。

【并发症及后遗症状】

沙眼本身并不是导致目盲的直接原因，但是其并发症和后遗症则是导致目盲的主要原因。沙眼的并发症和后遗症主要有以下几种。

1.睑内翻及倒睫：在沙眼的后期，病变可侵及睑板，导致睑结膜，特别是睑板上沟部位因瘢痕组织收缩而变短，遂使睑板向内弯曲如舟状，形成典型的睑内翻倒睫。倒睫的长期刺激，可使角膜浅层呈现弥漫性点状浸润，继而上皮剥脱，形成溃疡，称沙眼性角膜炎或沙眼性角膜溃疡。应及时作内翻矫正及电解倒睫术，以免造成角膜的严重损伤，影响视力。

2.沙眼性角膜炎或沙眼性角膜溃疡：在血管翳的末端有灰白色点状浸润，一旦破溃，即形成浅层溃疡，这些溃疡可以互相融合，形成小沟状溃疡。这种由沙眼血管翳所引起的溃疡，与倒睫所引起者，均称为沙眼性角膜溃疡。

3.上睑下垂：由于上睑结膜及睑板组织增生肥厚，使上睑重量增加；同时病变侵及苗勒氏肌和提上睑肌，使提睑功能减弱，因而发生上睑下垂，治疗仍以沙眼为主。

4.沙眼性眼干燥症：由于结膜表面瘢痕化，将结膜的付泪腺及杯状细胞完全破坏，泪腺排泄管在上穹窿部的开口也被封闭，粘液和泪液完全消失，结膜及角膜变干燥，严重时结膜角膜呈弥漫性实质性混浊，上皮角化、肥厚，形似皮肤，视力极度降低，此时应点鱼肝油或人工泪液以减轻结膜、角膜干燥或行泪小点封闭术，以减少泪液的流出。

5.慢性泪囊炎：由于沙眼衣原体侵犯泪道粘膜，引起鼻泪管狭窄或阻塞，进而形成慢性泪囊炎。

6.结膜囊浅窄：由于穹窿部结膜瘢痕收缩而变浅窄，严重者发生球睑粘连和眼球运动障碍。

【治疗】

根据不同情况，在不同区域内，采用有针对性的治疗方法，具体措施如下。

1.局部治疗。

(1)结膜充血明显：用抗菌素点眼，如0.1%利福平眼药水、0.25%氯霉素、10%～30%磺胺醋酰钠等滴眼剂，每日3～6次，每次1～2滴。晚间涂以

0.5％金霉素或四环素,1％红霉素眼膏。

(2)结膜充血不明显:用抗生素点眼,如 0.3％的硫酸银眼药水,黄连素眼药水等,也可用硫酸锌眼药水点眼。

(3)结膜滤泡为主时,可行沙眼滤泡压出术。在穹窿结膜下麻醉,用食盐显示法,在滤泡上食盐摩擦,使滤泡显露出来,用沙眼镊子将其取出,再配合沙眼摩擦法治疗。

(4)结膜乳头为主时,可行沙眼摩擦法。点麻药,翻开眼睑,用棉签或海螵蛸棒(乌贼鱼骨制成)蘸磺胺剂或四环素液,摩擦睑结膜病变处,出血后用硝酸银、盐水等冲洗,一周一次。

(5)结膜瘢痕为主时,可用硫酸锌药水和黄降汞眼膏点眼。

(6)角膜血管翳为主时,可用结膜下埋线术(羊肠线)、角膜周围环切术或烧灼法,以阻止血管翳向角膜处生长蔓延。

2.全身配合治疗。

急性期沙眼或合并角膜炎者,可口服磺胺药及抗生素,如磺胺嘧啶、螺旋霉素、新霉素、四环素及强力霉素等。

在治疗的同时,必须强调个人卫生,避免重复感染。

注意:7 岁以下儿童及孕妇禁用四环素、磺胺剂或强力霉素等药物。但不宜久服,可行间歇疗法。应注意药物的副作用。

【预防】

1.搞好个人卫生,提倡一人一巾,不与沙眼病人共用面盆、面巾,面巾洗后挂通风处保持干净,勤晒衣被。不用脏手擦眼睛,最好用流水洗脸。

2.集体场所,尽可能做到流水洗手、洗脸,发现病人及时治疗,避免扩散。

3.加强服务行业的卫生管理,日常用品要经常消毒。

4.搞好爱国卫生知识的宣传教育工作,学校、幼儿园经常检查身体,及早发现,及早治疗。

5.全社会注意环境卫生,绿化环境,净化空气。适当加强锻炼,提高身体的抵抗力。

(二)包涵体性结膜炎

包涵体性结膜炎(inclusion conjunctivitis)是沙眼衣原体中 D－K 抗原型衣原体所致的结膜炎。这种类型的衣原体能引起子宫颈炎及尿道炎。眼部感染来自生殖泌尿系统。常侵及双眼,为急性发病。主要有两种类型。

1.新生儿包涵体结膜炎,又称新生儿包涵体性脓漏眼。新生儿出生时,在患衣原体性宫颈炎的产道中受感染,潜伏期 5～12 天。眼睑红肿,睑结膜充血、肥厚、乳头肥大,主要见于下穹窿及下睑结膜。新生儿结膜的腺样层尚未发育,故 2～3 个月内无滤泡形成。分泌物为脓性,量多,故应与新生儿淋菌性结膜炎鉴别,可作涂片检查,如系新生儿包涵体炎,基本不见细菌,并有包涵体。大约2～3周后转入慢性期。晚期有显著的滤泡形成,3个月至1年内自行消退,不留瘢痕,亦无角膜血管翳。

2.成人包涵体性结膜炎,又名游泳结膜炎,因为许多患者都有在污染的游泳池游泳史,实际上此病是由沙眼衣原体D－K型泌尿系统感染后污染的手、毛巾或水等传染到眼,是一种接触感染。潜伏期5～12天。开始时结膜充血,很快眼睑红肿,耳前淋巴结肿大,穹窿部结膜有很多滤泡,下方显著。结膜因细胞浸润而肥厚。结膜囊有很多脓性分泌物,内含大量多形核白细胞。结膜刮片可见包涵体。急性期消退后,结膜仍肥厚、充血、有滤泡,持续3个月至1年,不出现血管翳,不留瘢痕,而自然消退。

【治疗】

磺胺、四环素族或红霉素,口服或滴用均有显著疗效。

七、结膜干燥症

结膜干燥症(conjunctival xerosis)是一种主要由于结膜组织本身的病变而发生的结膜干燥现象,原因是多种多样的。人眼球表面有一层泪液形成的保护膜,在正常情况下,泪腺和结膜杯状细胞分泌的泪液,通过人们的眨眼动作,泪液膜就能均匀地涂抹在眼球表面,使结膜经常保持湿润,一旦上述的滋润机能遭到破坏,即出现结膜干燥症。

【病因】

本症主要是全身性营养紊乱,维生素 A 缺乏而导致的眼部表现。原因有以下几方面:

1.摄入量不足。如小儿喂养不当,或因患病时"忌口"所造成的摄入量不足。

2.吸收不良。如消化不良、胃肠炎、痢疾等都可影响维生素 A 的吸收,而维生素 A 的缺乏又可造成肠壁上皮的病变,如此形成恶性循环。

3.消耗量过多。幼儿时期身体生长发育较快,对维生素 A 的需要量较大。当患麻疹、肺炎、百日咳等病时维生素 A 的消耗量增加。

4.成人维生素 A 缺乏。偶见于长期患严重胃肠道消化性疾病、维生素 A 吸收不良、肝肺疾病导致肝脏功能严重损害,造成脂肪吸收不良而引起脂溶性维生素 A 缺乏。(成年人每日维生素 A 最低摄取量为 3000 国际单位)

5.结膜上皮细胞层和结膜下组织因病变而被破坏,造成的实质性干燥现象。

正常情况下结膜角膜表面覆盖有由睑板腺分泌的油脂层,其下为泪腺分泌的水样液层,最内层为杯状细胞分泌的粘液层。这三层共同形成一层保护及湿润结膜的泪膜,当严重沙眼瘢痕、白喉性结膜炎、结膜天疱疮、结膜化学伤或热烧伤、X 线照射后,由于广泛瘢痕形成,使泪腺导管被瘢痕所阻塞,副泪腺及结膜杯状细胞被破坏,以致泪液和粘液不能湿润眼球。此外,各种原因所造成的眼睑闭合不全,使结膜和角膜长期暴露也可发生暴露性结膜干燥症。

【临床表现】

球结膜干燥失去光泽和弹性,透明度减低,当患者睁眼暴露结膜数秒钟后,则干燥更为明显。此时在球结膜上刮片检查可发现上皮细胞的角化颗粒与大量干燥杆菌,随后结膜活动性及弹性较差,在眼球转动时睑裂部球结膜出现与角膜缘平行的皱褶。结膜色素增生是本病的早期表现,最初见于下穹窿部,最后在上穹窿部亦可出现浅棕色色素沉着,病愈后结膜干燥首先消失,但色素增生消失较慢。

早期结膜表面暗淡无光,组织变厚并趋向角化,以致外观如干燥的皮肤样,虽有眼泪也不能使其湿润。皱缩、干燥、角化的结膜上皮造成难以忍受的干燥感和怕光等痛苦,在结膜变化的同时,角膜也受累,开始上皮层干燥、混浊、导致视力下降甚至丧失。

【类型及其治疗】

因结膜病变性质不同,导致结膜干燥症有上皮性、实质性和斯耶格兰氏综合征三种类型,各种类型的治疗方法有一定的差异。

（一）上皮性结膜干燥症(epithelial xerosis)

因其致病原因由于维生素 A 缺乏所致,最终容易导致角膜软化症,所以采用如下治疗方法。

1.局部治疗:应用鱼肝油滴眼,同时应用抗生素溶液及眼膏,以预防和治疗继发感染,角膜溃疡及角膜软化,并要滴阿托品散瞳及抗生素眼膏。

2.全身治疗:主要是改善患者的营养状况,防止继发感染,食用含维生素 A 丰富的食物,如牛奶、鸡蛋、动物肝脏、含胡罗卜素的蔬菜;口服鱼肝油,如有消化不良或胃肠道疾病患者可肌肉注射维生素 A 或 AD,每天 1 次;全身合并症应与儿科或内科协助共同采取积极治疗措施。

（二）实质性结膜干燥症(parenchymatous xerosis)

因其致病原因由于结膜和周围组织因病变而被破坏,或一些疾病(如沙眼)的后遗症导致的睑外翻或睑闭合不全,结膜暴露所致。最终易导致角膜干燥甚至上皮角化,视力减退,重者可以失明,所以治疗应更为重视,也比较麻烦。

1.局部点人工泪液或 0.5％甲基纤维素溶液以减轻症状。

2.可行腮腺管移植术,但术后吃饭时流泪过多也很痛苦。

3.对睑闭合不全者应治疗原发病,必要时行部分睑缘缝合术以保护角膜。

（三）斯耶格兰氏（Sjogren）综合征

临床上常见有干燥性结膜角膜炎、口腔干燥及类风湿性关节炎等三种症状，以中老年女性多见。主要的治疗方法有：

1.局部治疗：应用鱼肝油滴眼，同时应用抗生素溶液及眼膏，以预防和治疗继发感染、角膜溃疡及角膜软化，并要滴阿托品散瞳及抗生素眼膏。

2.全身治疗：主要是改善患者的营养状况，防止继发感染。食用含维生素A丰富的食物，如牛奶、鸡蛋、猪肝、含胡萝卜素的蔬菜；口服鱼肝油，如有消化不良或胃肠道疾病患者可肌肉注射维生素A或AD，每天1次；全身合并症应与儿科或内科协助共同采取积极治疗措施。

【结膜干燥症的预防】

近年来结膜干燥症的发病率有逐年上升的趋势，这与人们高度的工作压力和不健康的用眼方式有密切的关系。据统计，该病的发病率占人群的2.7%，从而估计我国约有三千多万人患有程度不等的角结膜干燥症。由于许多结膜干燥症患者不知道平时应如何进行患眼护理，常使病变发展加速，病变程度加重，而且由于基层医院眼科医生对此症缺乏足够认识，此类患者常被误诊。得不到及时正确的诊治，甚至被给予错误的治疗。所以广泛宣传眼科防护知识是非常有必要的。

预防结膜干燥症的措施：

1.养成多眨眼的习惯。干眼病是一种压力型病症，问题出在眼睛长时间盯着一个方向看。因此避免眼睛疲劳的最好方法是适当休息，切忌连续操作。

（1）配一副合适的眼镜是很重要的，40岁以上的人，最好采用双焦点镜片，或者在打字时，配戴度数较低的眼镜。避免长时间戴隐形眼镜。

（2）工作的姿势和距离也是很重要的，尽量保持在60cm以上距离，调整一个最适当的姿势，使得视线能保持向下约30°，这样的一个角度可以使颈部肌肉放松，并且使眼球表面暴露于空气中的面积减到最低。

2.长期从事电脑操作者，应多吃一些新鲜的蔬菜和水果，同时增加维生素A、B_1、C、E的摄入。为预防角膜干燥、眼干涩、视力下降，甚至出现夜盲等，电脑操作者应多吃富含维生素A的食物，维生素C可以有效地抑制细胞氧化。维生素E主要作用是：降低胆固醇，清除身体内垃圾，预防白内障。核桃和花生中含有丰富的维生素E。维生素B_1可以营养神经，绿叶蔬菜里就含有大量的维生素B_1。每天可适当饮绿茶，因为茶叶中的脂多糖，可以改善肌体造血功能，茶叶还有防辐射损害的功能。

3.避免荧光屏反光或不清晰，注意电脑放置环境。电脑不应放置在窗户的对面或背面,环境照明要柔和,如果操作者身后有窗户应拉上窗帘,避免亮光直接照射到屏幕上反射出明亮的影像造成眼部的疲劳。通常情况下,一般人每分钟眨眼少于 5 次会使眼睛干燥。一个人在电脑前工作时眨眼次数只及平时的三分之一,因而减少了眼内润滑剂和酶的分泌,所以每隔一小时至少让眼睛休息一次。

4.为减少眼部的干燥,可以适当在眼部点用角膜营养液。另外眼保健操也可以起到放松眼睛,减少视疲劳的作用。

5.不要长时间停留于空气干燥的空调房间内;不滥用眼药;尽量远离烟雾、粉尘等环境污染等。

【易感人群】

1.中年人。

从泪腺分泌出来的泪水,可提供酵素清洗眼球污物,万一泪水分泌不足,便引起眼干情况。专家表示,泪水由三层组成,最表面的是油脂层,中层最厚的是水性分泌层,最底层是黏液层,倘若其中一层分泌不足都会引起眼干。人到中年泪水分泌逐渐减少,究其原因,可能由于身体缺乏维生素或中年人士因荷尔蒙改变影响分泌减少所致;此外,泪腺阻塞亦有机会引起眼睛干涩。

2.配戴隐形眼镜者。

因为方便、美观,越来越多的近视眼患者配戴隐形眼镜。专家表示,大约每十个隐形眼镜配戴者,便会有两个出现眼干症状。主要原因是软性隐形眼镜镜片具吸水作用,会吸收角膜表面的泪水,若配戴者泪水不足,加上长时间配戴,易令眼睛出现干涩不适症状。另外水分含量越高的隐形眼镜,其镜片的吸水力越强,眼干情况也就越严重,同时,干燥的天气会使眼干问题更加严重,因此冬天应特别注意眼睛护理。

3.室内处理文书工作者。

由于长时间处于空调环境中,眼中水分容易被抽干,加上长时间注视电脑屏幕,相应减少了眨眼的次数,亦易导致眼干情况出现。需要指出的是,长时间使用电脑会引起电脑视觉综合症,其中一个症状就是眼红、眼部疲劳及干涩,因此文书人士须格外注意。

链接:爱眼小窍门:

1.热毛巾敷眼 10 分钟:帮助血液循环。

2.滴眼药水:适量、对症。

3.常喝绿茶、乌龙茶或铁观音:含有丰富的胡萝卜素,补充 V_A。

4.打呵欠、含酸梅:刺激泪液分泌。

5.眼保健操:减轻眼部疲劳。

6.温水冲洗眼睛:洁净卫生,减轻疲劳。

4.长期服用某些药物者。

某些全身疾病,如类风湿性关节炎、干燥综合征等也可导致眼睛干燥症;长期服用抗高血压药、抗抑郁药可使泪液分泌减少;某些眼药(抗菌、抗病毒、降眼压药等)含防腐剂,也会引发和加重眼干症状。

第二节　角膜病

角膜是眼球外壁的前 1/6 透明区,处于眼球屈光系统的首要位置,它具有表面光滑,质地透明和正常弯曲度等特点,否则就不能保持正常的视觉功能。由于角膜位于眼球的前部,直接与外界接触,容易遭受外伤和感染而致病。角膜结构比较复杂,其结构和生理功能有极其特殊的一面,受伤后不易恢复,其透明性和屈光性就有可能受到破坏,从而影响了视力。

角膜病是角膜部位病症的总称,包括角膜炎、角膜溃疡、角膜异常等,目前该病是我国主要的导致目盲或视觉障碍的眼病之一,也是防盲治盲的重点。

一、角膜炎的概述

(一)病因

1.角膜邻近组织疾病的影响。

例如急性结膜炎可引起浅层点状角膜炎,巩膜炎可导致硬化性角膜炎,色素膜炎也可引起角膜炎。眼睑缺损合并睑裂闭合不全时,可发生暴露性角膜炎等。

2.外伤与感染。

是引起角膜炎最常见的原因。当角膜上皮层受到机械性、物理性和化学性等因素的损伤时,细菌、病毒和真菌等就趁机而入,发生感染。侵入的致病微生物既可来源于外界的致伤物上,也可来自隐藏在眼睑或结膜囊内的各种致病菌,尤其慢性泪囊炎,是造成角膜感染的危险因素。

3.全身性疾病。

是一种内在性的因素。例如结核、风湿、梅毒等引起的变态反应性角膜炎。全身营养不良,特别是婴幼儿维生素 A 缺乏引起的角膜软化症,以及三叉神经麻痹所致的神经麻痹性角膜炎等。此外尚有原因不清楚的蚕蚀性角膜溃疡等自身免疫性疾病。

目前在我国常见的角膜炎以局部感染为主要原因。

（二）临床表现

1.畏光、流泪、疼痛：因角膜具有丰富的感觉神经纤维（三叉神经末梢），对炎症的刺激非常敏感，故表现畏光、流泪和疼痛，重者还可表现眼睑痉挛。

2.睫状充血：表现为角膜周围充血，颜色紫红，远离角膜缘的部位充血不明显。此种充血来源于睫状前血管系统，常见于角膜炎、虹膜睫状体炎等。睫状充血和结膜充血同时存在时，称为混合充血，常见于严重的角膜溃疡，急性虹膜睫状体炎、急性青光眼或眼球深部组织的急性炎症。

3.角膜混浊：角膜组织的炎症性浸润及水肿可形成浅灰色的混浊病灶，表面粗糙，边界不清，重者发展为溃疡，呈灰白色混浊的凹陷病灶，表面常有坏死组织。如果病变位于瞳孔区者，严重影响视力。

4.角膜新生血管：角膜炎可出现新生血管，这是机体修复机能的表现。角膜新生血管侵及瞳孔区者则影响视力。

（三）发病过程

角膜炎症的发展过程，大致可分为进行与修复两个相互联系的阶段。

角膜上皮损伤后感染，形成局限性浅层浸润病灶，如果致病因子毒性较轻或经过积极治疗，炎症浸润吸收，病灶修复后可不遗留任何痕迹或痕迹很轻。

如果致病因子毒性较重或延误治疗，炎症浸润继续向周围或深部蔓延，发生组织坏死、脱落，则形成角膜溃疡。被炎症破坏的角膜组织在修复阶段由结缔组织修补缺损，因而会遗留瘢痕性角膜混浊，根据混浊的程度轻重在临床上分为角膜薄翳，角膜斑翳，角膜白斑。

若溃疡也得不到有效治疗，病情会进行发展，最终导致角膜穿孔，在房水突然涌出时可有虹膜脱出，嵌顿于角膜穿孔处，愈合后形成粘连性角膜白斑。由于虹膜前粘连影响房水流通而发生继发性青光眼及角膜葡萄肿。如穿孔处不形成瘢痕组织，则发生角膜瘘。角膜溃疡有时可使眼内组织感染，发生化脓性眼内炎可导致眼球萎缩而失明。

（四）角膜炎类型

角膜炎的类型多种多样，根据病因分以下几种类型：

1.细菌性角膜炎：多为细菌引起，常见的致病菌是肺炎球菌、葡萄球菌、链球菌等，这些细菌毒力较强，进展快，常引起急性化脓性角膜溃疡包括匐行性角膜溃疡和绿脓杆菌引起的角膜溃疡。

2.病毒性角膜炎：多为单疱病毒性角膜炎，由单疱病毒引起常在角膜中形成盘状溃疡；其次带状疱疹性角膜炎，由带状疱疹病毒引起，牛痘苗性角膜炎及由腺病毒引起的点状角膜炎；还有沙眼病毒引起的角膜炎。

3.真菌性角膜炎：常见的由曲霉菌、镰刀菌引起，形成的角膜溃疡呈牙膏样或舌苔样外观为其特征。由于本病早期症状较轻,常被误诊,易形成角膜溃疡。

4.外伤和营养性角膜炎:包括角膜上皮剥脱、角膜软化症、神经麻痹性角膜炎及暴露性角膜炎。

5.过敏性角膜炎:由各种过敏性因素引起,包括泡性角膜炎、春季卡他性角膜炎、束状角膜炎、角膜基质炎、硬化性角膜炎等。

6.病因不明的角膜炎:包括蚕蚀性角膜溃疡、卷丝状角膜炎和点状角膜上皮剥落等。其中蚕蚀性角膜溃疡常见于老年和中年人。

由于角膜炎的类型不同,所以其治疗也要根据病因类型的不同而采取不同的治疗方法,以减轻和预防角膜炎及角膜溃疡后遗症及并发症。

(五)治疗原则

1.药物治疗。

(1)炎症进行期,应迅速控制感染,减轻炎症反应对角膜组织的破坏。如有条件应及时作细菌培养及药物敏感试验。注意慢性泪囊炎和睑内翻倒睫的处理。

①抗细菌、抗真菌、抗病毒药物的应用:常用的滴眼剂和眼膏要有足够的浓度和用药的次数。重症者作结膜下注射,必要时配合全身用药以控制感染。

②保护溃疡面:在清拭眼部分泌物和局部用药后可用眼垫包敷,以保护溃疡面。

③散瞳剂的应用:炎症重者为预防虹膜睫状体炎的发生,可用 1% 阿托品散瞳(滴药后指压泪囊部 3~5 分钟,以免药物经鼻粘膜吸收后引起中毒。儿童宜用膏剂)。老年人前房浅者宜用 2% 后阿托品或 2.5% 苯肾上腺素散瞳以避免诱发急性青光眼。

④皮质类固醇的应用:眼部或全身应用皮质类固醇的主要适应症是变态反应性眼病。一般要与抗感染药合用。必须注意,角膜溃疡进行阶段、单疱病毒性角膜溃疡、真菌性角膜溃疡都禁忌使用皮质类固醇,以免病情恶化。

⑤预防角膜穿孔:避免对眼部的一切刺激,在诊疗过程中要避免挤压眼球。临将穿孔宜用眼绷带,安静休息,口服醋氮酰胺以降低眼压,勿作屏气动作,并治疗其便秘及咳嗽。

⑥注意保护健眼:要防止健眼被感染,改善饮食,补充维生素,增强患者的抵抗力。

(2)炎症修复期,尽可能促进炎症的吸收和组织的修复,减轻角膜混浊以改善视力。

①0.5%～5%狄奥宁滴眼剂、1%黄氧化汞眼膏,或安妥碘作结膜下注射,对促进角膜混浊吸收有一定作用(但碘剂和汞剂不可同时应用)。

②热敷:以扩张血管、促进血液循环,有利于炎症吸收和组织的修复。

2.手术治疗。

(1)结膜瓣遮盖术:角膜溃疡已经穿孔合并虹膜脱出的病人,因条件所限不能作角膜移植术者可用结膜瓣遮盖术,以保护创面、防止感染及促进愈合。

(2)角膜移植术:角膜溃疡久不愈合,面临角膜穿孔或已经穿孔的病人,可应用板层或穿透性角膜移植术进行抢救治疗。角膜中央白斑的病人,也可采用此法以增进视力。

(3)光学虹膜切除术:粘连性角膜白斑较大或不适合作角膜移植术者可采用此术。选择透明的角膜部位,切除部分虹膜以提高视力,即所谓"人工造瞳术"。

除此之外还要注意,患角膜炎时忌用肾上腺皮质激素,以防引起溃疡穿孔。有些病人自己长期使用抗生素或者激素治疗角膜炎,病情可发生变化,转为真菌性角膜炎而引起不良后果,所以用药一定要遵循医嘱,不要擅自用药。

同时,不同的类型的角膜炎,其治疗方法各有不同,见下文所述。

二、不同类型的角膜炎

(一)细菌性角膜炎(bacterial corneal ulcer)

细菌性角膜炎是一种较严重的化脓性角膜炎,所以又称角膜溃疡。多因角膜外伤后感染或在眼科检查、手术时无菌操作不严格而引起的。此外,全身或局部因素,如年老体弱、维生素缺乏、免疫功能障碍等全身性疾病及眼部的慢性感染(如慢性泪囊炎),均可诱发此病。常见的致病细菌有肺炎双球菌、金黄色葡萄球菌、链球菌、绿脓杆菌、大肠杆菌等。主要有匐行性角膜溃疡和绿脓杆菌性角膜溃疡两种。

1.匐行性角膜溃疡(acute serpiginous ulcer)。

因伴有前房积脓,故又名前房积脓性角膜溃疡。

【病因】

见于老年体弱或有慢性泪囊炎的人。轻微的角膜外伤如谷物刺伤、指甲碰伤、树枝擦伤常为其诱因。外伤导致角膜出现切裂,有一些肺炎双球菌、金黄色葡萄球菌等会趁机侵入,易出现病变。特别是慢性泪囊炎的患者,泪囊分泌物中有多种致病菌,如果遇到角膜上皮受伤,容易发生感染而致病。

【临床表现】

一般起病急、发展快、变化多,常在受伤后 24 小时内发病。突然感到眼疼及视力减退,混合型充血,大量脓性分泌物。角膜伤口处呈灰白色浸润并在,1~2 天可迅速形成溃疡,溃疡面附有黄白色脓液,溃疡一边进行,一边修复(见图 5—7)。全身伴有头痛、恶心、呕吐、发烧等症状。

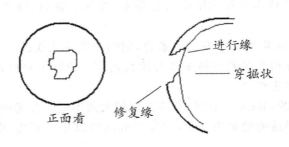

图 5—7　角膜进行缘与修复缘的区别示意图

【病程】

大量白细胞及前卫渗入前房,形成前房积脓,如治疗及时,溃疡逐渐清洁修复,前房积脓吸收,遗留角膜白斑,保存部分视力。治疗不及时,则溃疡迅速向官渡发展,坏死组织不断脱落,可致角膜穿孔,虹膜脱出,形成粘连性角膜白斑,或因病菌侵入眼内,形成全眼球炎,最终眼球萎缩而致失明。

后弹力层膨出—角膜穿孔—虹膜脱出 $\begin{cases} ①感染:眼内炎—全眼球炎 \\ ②非感染:角膜白斑(粘连性) \end{cases}$

【治疗】

中医常采用清热泻火解毒的方法,西医则更多采用消炎等药物,下面简单介绍西医的治疗方法,在临床上的应用更广泛。

局部治疗:

(1)1 万单位/mL 青霉素及 0.5% 链霉素,各半小时点眼 1 次,交替点(需皮试阴性方可使用),待病情稳定,改为 1~2 小时 1 次。也可用卡那霉素、庆大霉素、氧氟沙星等眼药水点眼。

(2)重症可于结膜下注射抗生素。

(3)局部热敷。(医院有热敷垫子,在 40~50 度最好)

(4)有虹膜睫状体炎时,应及早用 1% 阿托品膏散瞳。

(5)有慢性泪囊炎者,应每日用生理盐水及抗生素冲洗泪囊,待角膜炎症控制后,再作泪囊手术。

(6)久治不愈或穿孔者,可作治疗性角膜移植术,有条件者也可作结瓣遮盖术。

（7）戴上眼带或进行包扎。

全身治疗：

（1）抗菌素：口服或肌肉注射，此时用药效好，见效快的药物，可以争取时间，尽快治疗。

（2）各种维生素和修复角膜上皮的药物。维生素 A、B_2、B_1、C 等，口服或静脉点滴。

（3）注意通便。

2.绿脓杆菌性角膜溃疡(psendomonas aeruginosa ulcer)。

是种最严重的化脓性角膜炎，症状剧烈，发展迅速，可于 24～48 小时内破坏整个角膜，数日内即可失明，必须及时抢救治疗，并作好消毒隔离严防交叉感染。

【病因】

由绿脓杆菌引起，常见于角膜受伤后或角膜异物挑除术后。绿脓杆菌常存在于土壤及水中，也可存在于正常人的皮肤、上呼吸道及正常结膜囊内，还可依附于异物上，以及被污染的眼药水内，特别是荧光素液或消毒不彻底的器械上，也可存在于化妆品中甚至可在保存的蒸馏水中繁殖。据统计在夏末秋初发病率最高，可能与绿脓杆菌最适宜的繁殖温度 30～37℃ 有关。绿脓杆菌虽然毒性很强，但侵入力弱，只有在角膜受到损伤（如手术、各种角膜外伤、角膜异物伤）或角膜抵抗力降低（如营养不良、角膜暴露、麻痹等）时才容易造成感染发病。

【临床表现】

起病突然，发展迅速，潜伏期短，感染即可发病，如不及时抢救，常可致盲。

角膜刺激症状剧烈，分泌物多，视力下降。球结膜高度水肿，明显充血。角膜基质可迅速遭到破坏和穿孔。角膜感染数小时后，即出现黄灰色环形漫润。由于本菌分泌溶蛋白酶，故能使角膜组织坏死脱落，迅速形成溃疡。结膜囊及溃疡表面附有多量黄绿色脓性分泌物（本菌分泌荧光色素及绿脓色素）。溃疡迅速扩展，常可在 1～2 天内造成整个角膜坏死或形成角膜大穿孔，甚至引起化脓性眼内炎的严重后果。伴有剧痛、怕光、流泪、视力骤减、分泌物多、眼睑红肿、球结膜水肿等局部症状。

临床表现有四点特征：①发展异常迅速。②主要影响角膜基质，并很快扩大到整个角膜，可在数十小时内穿破角膜，有时早期即在角膜缘内出现灰黄色浸润环，不久角膜全部溃烂。③前房积脓特别多。④绿脓杆菌可产生黄绿色色素，故分泌物带有绿色。

【治疗】

一旦怀疑为绿脓杆菌感染,不必等待细菌培养结果,应分秒必争按本病治疗,开始治疗越早,角膜组织破坏越少,视力恢复的希望就越大。在治疗上除总论中所述及者外,还应根据本病特点,进行下述处理。

1.严格实行床边隔离,以免交叉感染。对患者使用的药物和敷料,必须与其他患者分开,医务人员在每次治疗前后,也必须彻底洗手或戴手套。

2.选择有效抗生素。药物中以多粘菌素 B 或粘菌素最有效,庆大霉素次之,可配成多粘菌素 B 或粘菌素 5 万单位/毫升、0.4％庆大霉素、5％磺胺灭脓液,急性期每15～30分钟点眼一次,同时可结膜下注射多粘菌素 B,每次 5～10 万单位,多粘菌素 17 万单位,庆大霉素 2～4 万单位,可有效控制感染。病情得以控制后,再用药 1～2 周,谨防复发。局部治疗的同时,全身可肌注多粘菌素 B 或粘菌素,每日 12.5 毫克/kg 体重。并用其他广谱抗生素,如杆菌肽、新霉素、妥布霉素等。

3.散瞳。用 1％～3％阿托品液点眼或结膜下注射散瞳合剂使瞳孔充分散大。服用多种维生素。

4.0.25％醋酸液冲洗结膜囊,每日 2～3 次。

【预防】

首先预防眼外伤,杜绝感染机会。

其次,一旦出现眼部外伤,必需立刻去医院,由专业人员处理。同时切忌使用不洁眼药水,因绿脓杆菌可污染并存活于多种眼药水中,如狄奥宁、地卡因、可的松,甚至于磺胺、青霉素、荧光素液内,故在角膜损伤时使用存放数天后的眼药水,特别荧光素液检查是危险的。

第三,配戴角膜接触镜者必须对镜片进行定期清洗和消毒。

第四,一旦感染此病,严格消毒,防止交叉感染。

(二)病毒性角膜炎(viral corneal ulcer)

病毒性角膜炎可由多种病毒引起,其临床表现轻重不等,对视力的损害程度视病变位置、炎症轻重、病程长短、复发次数和有无混合感染而不同。临床上常见的病毒性角膜炎有单纯疱疹性角膜炎、牛痘性角膜炎、带状疱疹性角膜炎等。

单纯疱疹角膜炎:为单纯疱疹病毒引起的角膜炎,按抗原性及生物学特性将病毒区分为Ⅰ型和Ⅱ型。单疱病毒引起的角膜病变可侵及角膜各层,且相互转化,多见的典型形态为树枝状、地图状、盘状、角膜色素膜炎等。

牛痘性角膜炎:由牛痘苗感染引起的角膜炎,多见牛痘苗溅入眼内,或经污染痘疹脓液的手指带入眼内而致病。以表层角膜炎及浅层角膜溃疡为主,基质层及盘状角膜炎为少。20 世纪 80 年代以来,全世界已消灭了天花,故已废弃牛痘接种,今后本病也将绝迹。

带状疱疹性角膜炎:为水痘—带状疱疹病毒侵犯三叉神经眼支所致浅层树枝状或基质性角膜炎,伴有剧烈神经痛,分布区域皮肤上有串珠状疱疹。本病常并发于眼睑带状疱疹,同时伴有较重的葡萄膜炎,引起前房积血或积脓,基质层浑浊区内常有类固醇沉积物,虹膜可有萎缩。

这里主要讲解单纯疱疹角膜炎。

单疱病毒性角膜炎(herpes simplex keratitis)是目前最严重的常见角膜病,近几年来有明显上升和加剧趋势。这是比较常见的一种眼病,常发生在感冒、急性扁桃腺炎、上呼吸道感染、疟疾等热性病后,很多时候不容易被发现。

【病因】

本病由单纯疱疹病毒引起,故称为多数患者原有本病毒的感染,是严重的致盲性眼病。单疱病毒多来自口腔、唇部、眼部及生殖器,当机体抵抗力下降,潜伏的病毒可激活,引起单疱病毒角膜炎发作,多次反复,使角膜混浊加重,终致失明。一般出现在发烧、感冒之后,由于身体抵抗力减弱而引起角膜发病,少数病例有角膜外伤的诱因。

【临床表现】

病初在角膜表面出现多个小泡,如针头大,排列成串。小泡随即破裂形成灰色浅层点状浸润,此点状浸润不久即融合成树枝状溃疡,称为树枝状角膜炎(dendritic keratitis)。如果病灶扩展融合成一片,呈边缘迂曲的地图状,称为地图状角膜炎(geographic keratitis)。此期有明显的睫状充血及强烈的刺激症状,如及时有效的治疗可遗留薄翳而愈合。如炎症向角膜深部发展,引起角膜基质层浸润,表现为圆形、边界较清楚的灰白色病灶,称为盘状角膜炎(disciform keratitis),或整个角膜呈毛玻璃状弥漫性混浊。炎症侵犯深部者可伴发虹膜睫状体炎。本病发展慢,病程长,有时长达数月,且有复发倾向,视力常受严重影响。

【治疗】

1.抗病毒药物,0.1%疱疹净眼药水或0.1%无环鸟苷眼药水,每小时滴眼1次,对浅层炎症效果较好;0.05%环胞苷眼药水,每小时滴眼1次,适宜用于基质型病例;0.5%金霉素滴眼剂或眼膏也可合并使用。用药宜维持到炎症消退后数周。

2.忌用皮质类固醇:因抑制角膜上皮生长促使病情扩展和恶化,一般均禁忌使用盘状角膜炎角膜上皮比较完整者,单用抗病毒药多不能达到预期疗效,可合并使用皮质类固醇滴眼。

3.伴有虹膜睫状体炎者需用阿托品散瞳。

4.合并应用其他抗生素滴眼剂,以防止细菌或真菌混合感染。

5.烧灼溃疡面:2‰～3‰碘酊,适当烧灼溃疡面,每 3～5 日酌情重复一次。本法适用于浅层溃疡,有杀灭病毒,清除坏死组织,促进溃疡愈合的作用。注意勿伤健康角膜组织。

6.胎盘球蛋白 0.5～1 毫升作结膜下注射,每周 1 次,也可全身应用以增强身体抵抗力,或用自血疗法。小儿可用健康母血作肌肉注射。

7.病情严重或反复发作的病例,可作角膜移植手术治疗。

8.预防复发,消除一切引起复发的诱因,忌用黄氧化汞眼膏及狄奥宁眼药水,以免药物刺激而激活病毒,忌用皮质类固醇以免削弱机体防御功能,引起本病复发。

【预防】

1.严格掌握适应症,养成良好的卫生习惯,严格遵守镜片的摘戴及消毒处理。

2.平时应注意增加体质,一旦患病,应频繁滴用抗病毒滴眼液,同时用抗菌素滴眼液预防细菌感染。

3.在溃疡活动期不能为了缓解症状而滥用皮质类固醇滴眼液,以免引起病情加重甚至角膜穿孔等严重并发症的发生。

4.注意幼儿防护,防止原发性感染,注意提高自身免疫力。

5.必要时可注射胸腺肽或胎盘球蛋白,预防疾病的发生。

【禁忌】

病毒性角膜炎是眼科的常见病之一,因对视力的影响比较大,所以要积极治疗,在治疗的时候,患者要注意以下 7 种禁忌。

1.忌酒。酒精能降低人体免疫力,使病毒加快繁殖的速度,因此,病毒性角膜炎患者必须戒掉酒及含酒精的饮料。

2.忌热敷。因为人的角膜每天大部分时间(睡眠除外)均处于较凉爽的环境中,已经习惯了。如果在其患病时,突然对其施以较高温度的处置,无异于火上浇油,使其遭受高温、缺氧的摧残。

3.忌羊肉。由于病毒性角膜炎患者的角膜深层病变,是免疫反应的表现,而吃羊肉可加重这种免疫反应,导致病情加重,所以病毒性角膜炎患者不要吃羊肉。

4.忌用药偷工减料。抗病毒药滴眼液,滴眼次数一天要保证 6～8 次,不能减少,否则不能达到疗效。

5.忌包扎眼睛。包扎眼睛可使结膜囊温度升高,分泌物增多,利于细菌、病毒繁殖,而且所用纱布也有可能划伤角膜。

6.忌滴药时不压住泪囊。病人在用药时滴入眼内的滴眼液约 70% 会流入泪囊,如果这时不堵住此通道,药物的疗效就会大打折扣。

7.病毒性角膜炎忌骤停激素。有的患者治疗用了激素,当病情得到迅速控制,角膜恢复透明,视力提高比较满意时,便误以为自己的病已经治愈,自作主张停药,结果导致严重后果。激素用法比较特殊,需要递减停药。

（三）真菌性角膜炎(fungal corneal ulcer)

【病因】

真菌性角膜溃疡系真菌直接侵入角膜感染所致。一般情况下,真菌不会侵犯正常角膜,但在一定情况下也会引起真菌感染。

常见的引发病患因素有以下几种:

1.植物性眼外伤:以稻谷伤最常见,其次是植物枝叶擦伤和尘埃泥土、砂石等异物所致。

2.糖皮质激素滴眼:长期应用不但可引起角膜表层点状糜烂,促进结膜囊内真菌异常增殖,还可导致眼部免疫功能低下,引起真菌的机会性感染。

3.广谱抗菌药应用:长期局部和全身应用抗菌药,可引起结膜囊内菌交替症发生,促进真菌生长。

4.配戴角膜接触镜:可直接因为角膜上皮糜烂或上皮擦伤引起真菌感染,也可以通过被真菌污染的保存液或清洁液引起感染。

5.长期抗癌药和免疫抑制药的全身应用:可造成患者免疫功能低下导致真菌的机会感染发生。

真菌性角膜炎近年来日渐增多,可能由于广谱抗菌素和眼局部皮质类固醇的普遍应用,使得患者对一些药物不敏感并使机体抵抗力下降所致。常见致病真菌有罐刀菌、曲霉菌、青霉菌、白色念珠菌及酵母菌等数十种。

【感染途径】

真菌感染角膜有 3 种途径:

1.外源性:常有植物、泥土外伤史。

2.眼附属器的感染蔓延。

3.内源性:身体其他部位深部真菌感染,血行扩散。

【临床表现】

这是最难治的角膜炎,抗菌药系列不起作用。外观形态上与其他角膜炎差异不大,但表面有实性感觉,像牙膏状东西,灰白色,乳酪样,边缘有菌丝,有卫星灶,还有前房积脓。

患眼有疼痛感、异物感,病灶外观干燥。该病病程较长,起病较慢,早期角膜中央呈灰白色点状浸润,表面粗糙不平,无光泽,如"舌苔"或"牙膏"状外观,溃疡边缘隆起,周围有浅沟围绕,呈黄色或灰色,与健康角膜有清楚的分界线。表面稍隆起,中心病灶周围有时可见到"伪足"或"卫星灶"。重者组织发生坏死,且逐渐向四周及深层侵犯,因真菌霉素的刺激,可引起虹膜

炎及前房积脓。（图 5—8）

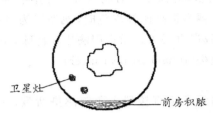

卫星灶

前房积脓

图 5—8　真菌性角膜炎卫星灶示意图

本病具有匍行性角膜溃疡的一般症状,但是起病缓,发展慢,病程长,刺激症状轻微且无脓性分泌物为其特点。

【治疗】

1.药物治疗。

(1)两性霉素 B 滴眼在感染严重时,每小时 1 次,晚上用两性霉素 B 眼膏。临床常用 0.1％溶液滴眼,每 1~2 小时 1 次,2％眼膏夜间应用也能取得较好效果。

(2)新型三唑类药物:抑制真菌细胞膜上麦角固醇的生物合成,从而损害真菌细胞膜的结构和功能,同时使细胞内过氧化物大量堆积,造成真菌死亡。

临床上广泛应用的广谱、高效、安全的三唑类药物有氟康唑。每天静脉滴注、滴眼剂(或眼膏)等,连续滴眼 2 个月。

(3)对曲霉素菌、念珠菌、镰刀菌等均有效的那他霉素。一般不用于眼内注射,该药对视网膜有严重的毒性作用。

(4)免疫抑制药:抑制真菌生长的环孢霉素和西罗莫司(雷帕霉素),它们除可作为免疫抑制药抑制 T 细胞激活的信号传导途径,还能作为毒素抑制与其竞争的真菌的生长。

由于全身性真菌感染多与机体免疫功能低下有关,一般认为真菌感染病人应用免疫抑制药会加重病情。具体疗效有待于进一步活体实验证实。

(5)氯己定葡萄糖酸盐对镰刀菌感染有效,对曲霉菌感染效果较差,价格低廉,易得。尤其对于病原菌尚不明确或可疑混合感染的患者,可将氯己定溶液作为一线药物选择。

2.手术治疗。

采用结膜瓣遮盖术或角膜移植术。在缺乏药物或药物治疗效果不佳的时候,早期选用结膜瓣遮盖术,有利于溃疡的愈合。

注意:

治疗必须彻底。由于真菌常常潜伏于角膜组织内,十分顽固,因此必须长期持久地使用抗真菌药物才能达到真正治愈。

【预防】

眼角膜外伤及药物的滥用是真菌性角膜炎发病的主要相关因素,避免眼角膜外伤,禁止滥用抗生素及皮质类固醇等激素类药物,对于长期局部需要应用激素的患者应做好监测,是预防本病的关键。

表 5—7 真菌性、病毒性、细菌性角膜炎的鉴别表

	真菌性角膜炎	病毒性角膜炎	细菌性角膜炎
诱因	常有植物性异物外伤史	常有发热史	可有外伤史
充血	混合性充血为主	睫状充血为主	混合性充血
分泌物	可有粘性分泌物	水样分泌物	脓性分泌物
溃疡形态	早期溃疡为灰白色,表面不平,密度不匀,边缘不齐。较大的溃疡呈黄白色,不规则圆形,表面"牙膏"样干燥,伴有基质脓疡,溃疡周围有点状树枝状浸润灶,坏死组织无粘性,易刮下	早期为半透明,多个性点状浸润,溃疡非化脓性,灰白色呈树枝状、地图状或星芒状	早期为灰白色,单个性浓密浸润,溃疡为化脓性,淡黄色呈不规则圆形,坏死组织有粘性,不易刮下
前房积脓	常有,脓量多少不一,淡黄色,质粘性	不常有,脓量很少,色白,质稀薄	常有,脓量较多淡黄色,质粘稠
溃疡穿孔	常可穿孔	很少穿孔	常可穿孔
病程	起病缓慢,发展徐缓,病程较长,可有复发性	起病缓慢,病程长而顽固,有复发性	起病急,发展快,无复发性
病原体检查	角膜刮片镜检可见真菌丝,培养可见真菌生长	可分离出病毒	角膜刮片镜检可见细菌,结膜囊培养可见细菌生长
治疗反应	抗真菌药有效	抗病毒药有效	抗细菌药有效

资料来源:眼科病案 200 例（第 24 页）,张一鸣主编,人民卫生出版社 1988 年 4 月。

三、角膜炎的家庭护理及预防

(一)角膜炎家庭护理要注意以下几点

1.角膜炎应注重预防,尤其现代戴隐形眼镜者日趋增加,不讲卫生,护理不当,很容易发生角膜炎。角膜发炎后应及时去医院检查、治疗,不能耽搁。

2.角膜炎常用滴眼剂及眼膏,应注意有效的浓度及滴眼的次数,按医嘱进行滴用,以预防虹膜睫状体炎的发生。

3.当角膜溃疡进行阶段,单疱病毒角膜炎或真菌性角膜炎,都禁忌使用皮质类固醇滴眼剂和眼膏。

4.保持结膜囊清洁,分泌物多者要及时清拭或冲洗,但如有角膜穿孔危险时不要冲洗。

5.严重角膜溃疡,在滴眼时应减少对眼部的刺激,避免挤压眼球,避免咳

嗽,注意通便,勿做屏气动作。防止角膜穿孔。

6.加强营养,多食富有维生素 A、B、C、E 的食品,如肝、胡萝卜、水果、蔬菜等,增强机体抵抗力。

7.恢复期可进行热敷,使局部血管扩张,促进血液循环,促进炎症吸收和加强组织修复。

8.做好角膜炎家庭护理要培养讲清洁、爱卫生的习惯,不随意用脏手与脏手帕揉拭眼睛,洗脸用具定期煮沸消毒,预防重复感染,加重病痛,造成不良后果。

(二)隐形眼镜护理不当容易患角膜炎

不少隐形眼镜配戴者误以为,使用具有"免揉搓"功能的护理液,就可以"不揉搓",这其实是个误区。专家强调,揉搓和冲洗可以去除镜片上 80% 的沉淀物质,比如睫毛膏或手上的油脂,从而降低眼部感染的发生率。如果仅仅冲洗只能去除 20% 的沉淀物。揉搓和冲洗可以有效地去除在配戴隐形眼镜过程中镜片上沾染的灰尘。当隐形眼镜存放时间超过 7 天时,在下次配戴前,须再次对镜片进行有效地消毒。

有关研究结果显示,如果不按照正确方式护理隐形眼镜,角膜感染的几率将会提高 11 倍。很多隐形眼镜配戴者往往因为"太忙",不能遵循正确的护理程序;有 49% 的配戴者表示自己并没有按照建议的护理程序对镜片进行护理;80% 的配戴者承认,他们仅在第一次购买隐形眼镜护理液时,才阅读使用说明;而隐形眼镜配戴者三分之一的眼部健康问题是由不正确的隐形眼镜护理和清洁直接导致的。

常见的错误使用方式包括混合使用护理液、不清洁镜片盒、超时间配戴等。此外,还包括在护理镜片前不洗手、使用自来水护理镜片、没有对镜片进行清洁等,如没有进行揉搓和冲洗、没有定期更换隐形眼镜的贮存盒等。

调查数据还显示,近 70% 的隐形眼镜配戴者并不是每天都对隐形眼镜镜盒进行清洁。只有 29% 的配戴者会在每个季度更换镜片盒,最严重的是有 26% 的消费者会超过 6 个月更换一次镜片盒或从来不更换镜片盒。

据统计,目前全球约有 1 亿名隐形眼镜配戴者,中国约有 500 万至 550 万配戴者,在每 1 万名配戴者中,有 3 至 4 名发生与隐形眼镜相关的眼部感染。所以,在家庭护理当中,要着重注意防患于未然。

(三)角膜炎的预防

1.预防眼角膜发炎,要培养个人良好的卫生习惯,随时注意清洁,常用肥皂洗手,并保持干燥。

2.流行期间应尽量避免到人多的公共场所。

3.避免用手揉眼睛避免眼角发炎。

4.流行期间应尽量避免到公共游泳池去游泳。

5.病人痊愈后,其用过的被子、毛巾应洗净,并经太阳曝晒消毒。

6.避免与病人握手及接触病人使用过的毛巾、肥皂、寝具及门把、水龙头。

7.病患应保持身心健康、不晚睡、不喝酒、不抽烟等,才可有效预防或减轻眼角膜发炎症状之效果。

四、预防角膜炎的方法

预防角膜炎,患者应注意充分休息。让眼睛多与新鲜空气接触,以利康复。多听轻松音乐,也利于缓解眼痛与局部刺激症状。

饮食上宜多吃富含维生素及纤维素的蔬菜和水果。多吃豆类、豆制品、瘦肉、蛋类等高热量、高蛋白食品,以利角膜修复。应戒烟酒,不要吃煎炸、辛辣、肥腻和含糖度高的食品。精神调养于本病十分重要,最忌郁怒,以免加重肝火,不利康复。但也不宜过度言谈嘻笑,以心情舒畅、宁静为度。

预防角膜炎多食用一些含有维生素A的食物也对眼睛有益。缺乏维生素A时,眼睛对黑暗环境的适应能力减退,严重的时候容易患夜盲症。每天摄入足够的维生素A还可以预防和治疗干眼病。维生素A的最好来源是各种动物的肝脏,而植物性的食物,如胡萝卜、苋菜、菠菜、韭菜、青椒、红心白薯以及水果中的桔子、杏子、柿子等。

为了预防角膜炎,应注意建立健康的生活方式。由于单疱角膜炎患者终身带毒,任何影响免疫力波动的因素,都会引发旧病复发。患者应该生活规律,避免熬夜、饮酒、暴饮暴食、感冒发烧、日光暴晒等诱因,才能减少旧病复发的危险。一旦旧病复发,要及时到医院接受医生的诊疗和咨询,不要胡乱用药,以免使病情复杂化,加大疾病的治疗难度。

除此之外,多吃含有维生素C的食物。因为维生素C是组成眼球水晶体的成分之一。如果缺乏维生素C就容易患水晶体浑浊的白内障病。维生素C丰富的食物有各种新鲜蔬菜和水果,其中尤以青椒、黄瓜、菜花、小白菜、鲜枣、生梨、桔子等含量最高,是比较好的预防角膜炎的方法。

五、其他角膜病

(一)角膜软化症

本病后期角膜组织会发生坏死,出现崩溃和穿孔等变化,故称为角膜软化症(keratoma—hcia)。角膜软化症严重缺乏并不及时治疗时,可引起角膜干燥、溶化、坏死及穿破,最终可出现角膜葡萄肿,双眼发病。本病在解放前是农村儿童常见的致盲眼病,目前已较少见。

【病因】

引起角膜软化症的原因有很多,其中体内缺乏维生素A是引起角膜软化症的主要原因,多见于儿童。为什么儿童很容易患此病呢?这主要是因为儿童常常因消耗量大和摄入量不足造成维生素 A 缺乏。比如:患麻疹、肺炎、腹泻等疾病的孩子,既因食欲不佳及忌口等致摄取量减少,又因为发热消耗较多,致使维生素 A 缺乏。另外,偏食、人工喂养的婴幼儿,未补充足量的维生素 A 是当今儿童易患角膜软化症的最主要原因。出天花、麻疹、水痘愈后都有可能得角膜软化症。

另外,从发病年龄看,7 岁以下的孩子更容易发病,因为他们不能清楚地叙述发病早期的不适感觉,从而错过了治疗时机,直到症状出现才被家长发现。而 7 岁以上的孩子由于早发现、早治疗,一般不会出现角膜混浊溶解。

【临床表现】

病初有夜盲,但常被家人忽视。继而出现球结膜干燥而失去光泽。以手拉开上下睑,使眼球暴露 10 余秒钟后,干燥现象更为明显。

随后在睑裂部的球结膜面出现银白色三角形的干燥斑,球结膜干燥而出现皱纹,角膜干燥呈雾状混浊而失去光泽。此时如果迅速治疗,其预后仍会比较好。如抢救不及时,病情迅速发展,致使整个角膜基质层广泛浸润,呈灰白色混浊,随即角膜组织会发生坏死、崩溃。常合并感染形成角膜溃疡,前房积脓,往往几日内发生角膜穿孔、虹膜脱出,终致双目失明。

患儿通常身体消瘦,全身皮肤干燥,出现脱屑及营养不良症状,常合并肺炎。在给患儿检查及治疗时务必注意,避免压迫眼球,以防止角膜穿孔。

患儿严重营养不良,虚弱消瘦,声音嘶哑,皮肤干燥,毛发干而脆,双眼畏光。由于消化道及呼吸道的上皮干燥角化,患儿可能还会伴有咳嗽或腹泻。夜盲是成年人最早的自觉症状,但婴幼儿常不能自述,在角膜干燥早期,球结膜失去光泽和弹性,结膜色素增生呈黑褐色,角膜也失去光泽,知觉降低。分开眼睑使眼球暴露十几秒钟,则结角膜干燥状态更明显。继而出现球结膜及角膜明显干燥,角膜呈灰白色混浊,角膜知觉完全丧失,称为结角膜干燥症。随着病情的发展,球结膜干燥更为严重,形成皱纹,粗糙而增厚;角膜基质可轻度混浊,上皮脱落,角膜迅速自溶坏死,往往合并感染而形成溃疡,很快穿孔,虹膜脱出。最终形成角膜葡萄肿,甚至眼球萎缩。

【治疗】

1.迅速补充维生素 A。口服浓缩鱼肝油(宜少量、多次服,以免引起腹泻)。病重者每日 1 次肌肉注射维生素 AD 针剂 0.5~1 毫升,病情好转后改为口服鱼肝油。同时要改善患儿的饮食并补充维生素 B、C 等。中医应用动物肝脏治疗本病。对哺乳患儿,母亲应加强补充口服维生素。

2.局部治疗,可用鱼肝油滴眼,每日 3 次。同时应用抗生素滴剂或眼膏以防止继发感染。并发化脓性角膜溃疡者,可采用高浓度抗生素(青霉素、链霉素等)交替滴眼,局部治疗。不宜结膜下注射,以免诱发角膜穿孔。应用阿托品散瞳。

3.注意全身合并症的治疗。

检查及滴药时注意不可压迫眼球,以免眼内容物脱出。

【预防】

本病是完全可以预防的。

1.宣传普及卫生知识,正确哺育婴幼儿,纠正小儿不吃蔬菜、鸡蛋的偏食习惯和不适当的"忌口"。

2.小儿患发热疾病或慢性腹泻时,除及时治疗外,应注意补充各种维生素。对重病患儿要经常注意眼部变化,做到早期诊断及时治疗。

(二)角膜先天异常

角膜先天异常也是眼科中比较常见的眼病,主要是指角膜大小、形状等方面的先天性异常以及一些其他先天性疾病。

1.先天性角膜营养不良。

先天性角膜营养不良就是遗传性角膜营养不良,是一组由遗传引起的角膜病,常发生于青少年或中青年,病程进展缓慢,也有终生不发展的。常见的有以下几种:

(1)Meesman 角膜营养不良。发生于幼儿,为双侧性。主要症状是上皮的微型囊状变性区的形成,没有新生血管,视力轻度影响。是常染色体显性遗传病。

(2)Reis_Bueechler 角膜营养不良。是一种显性遗传病,多在 10 岁以内发病,有反复发生上皮缺损现像,前弹力层混浊逐渐发生,上皮不规则,通常无新生血管,视力明显减退。

(3)Schnayder 结晶状角膜营养不良。为儿童期发病的双侧性病变,表现为基质层浅层有多个细针形结晶体,视力正常或稍减退,无进行性病变。本病为常染色体显性遗传。

(4)Fuchs 角膜营养不良。多发生于中年人,女性比男性多,为双侧性病程进展缓慢,由于内皮代偿失调引起角膜基质层及上皮层水肿,所以又称角膜上皮及内皮营养不良,角膜出现水泡,水泡破裂出现眼痛、怕光、流泪、异物感等症状,视力明显下降。治疗须角膜移植术。

(5)后层多形性角膜营养不良。为先天性双侧性的后弹力层与内皮层营养不良,多为常染色体显性遗传病,后弹力层有许多圆形、椭园形或不规则形态的混浊,并发基质层水肿,多数人无自觉症状,角膜感觉正常,但严重者可因基质层水肿而使视力减退。

(6)家族性角膜营养不良。是遗传决定的角愤基质层营养不良状态,儿童时发病,以后进行性加重,表现为各种类型角膜基质层混浊,可引起视力减退,与间歇性怕光流泪异物感,至中年后严重影响视力,视情况可进行角膜移植。

2.圆锥角膜。

是一种先天性的发育异常,角膜向前呈圆锥突出的眼病。有人认为此病与内分泌紊乱有关。多发生在 20 岁左右,以后缓慢进行。首先表现为近视性散光;角膜中央区逐渐变薄、膨隆,呈圆锥状突出。双眼受累,女性多见,为常染色体隐性遗传,随病变的发展,屈光不正程度剧增,视力下降,在裂隙灯显微镜光学切面下,可见角膜病变的顶端逐渐变薄,向前突出,有时后弹力层发生破裂,房水侵入,角膜基质可突然发生肿胀和混浊,角膜顶端于晚期常形成不规则线状瘢痕或混浊。不规则散光加重,视力高度减退。早期可用接触镜矫正视力,当视力不能矫正或中央区角膜混浊、圆锥进行性发展时,可行角膜移植手术。

3.大角膜。

先天性大角膜是指角膜直径超过 12mm 以上,但眼压不高,角膜透明,弯曲度正常,角膜缘变宽,虹膜后移,前房较深,瞳孔略大,晶体无混浊。为家族遗传性疾病,为双侧性,男性较多见。系家族遗传性疾病。因常与大眼球相伴随,故应与先天性青光眼的"牛眼"或"水眼"状态相鉴别。病情为非进行性。常为双眼,多有近视。

4.小角膜。

先天性小角膜指角膜直径小于 10mm 者。角膜弯曲度也增大,前房较浅,常伴有高度屈光不正或弱视,会合并小眼球、虹膜缺损、脉络膜缺损、高度近视等。亦有保持正常视力者。容易发生青光眼。

第三节　巩膜病

一、病因

巩膜炎常与类风湿性关节炎等胶原性疾病伴发。巩膜炎多属于胶原性疾病范畴而与自身免疫有关。此外也与结核,麻风,梅毒,病灶感染及内分泌因素有关。

二、临床表现

(一)表层巩膜炎(episcleritis):炎症表现在前部巩膜的表层。病变区呈局限性紫红色充血,形成约数毫米大小稍隆起的结节。由于炎症常累及睫状神经,故常有疼痛及压痛,尤以夜间痛甚。有的发生在妇女月经期,呈周期性复发。

(二)巩膜炎(scleritis):波及巩膜深层组织的炎症。呈弥漫性浸润结节,范围较广,症状较重,病程较长,且多反复。常累及邻近的角膜基质层出现舌状浸润混浊,称为硬化性角膜囊,也可并发虹膜睫状体炎。严重者病后巩膜变薄,由于眼压的作用,可形成巩膜局限性膨隆,呈紫蓝色,称为巩膜葡萄肿。

三、治疗

(一)病因治疗:如能明确病因者,治其病因,如有病灶感染者,除去病灶,以避免巩膜炎复发。

(二)局部治疗:

1.皮质类固醇的应用:可的松眼药水,每2小时滴眼1次,可的松眼膏每晚涂眼1次。病情重者,用可的松或强的松龙5～10毫克或地塞米松2.5毫克作结膜下注射每日1次。

2.局部热敷、狄奥宁眼药水滴眼。

3.伴发虹膜睫状体炎者,用1%阿托品滴眼散瞳。

4.与结核感染有关者,应用链霉素作结膜下注射,每次0.1克,每日1次,或与皮质类固醇药物合并作结膜下注射。

(三)全身治疗:调节营养、改善全身情况。病情重者,抗生素与皮质类固醇类药物合并应用。

107

思考题:

1.常见的结膜炎有哪几种类型?

2.如何预防红眼病?

3.简单叙述沙眼的病因与病理。

4.患沙眼时结膜和角膜分别有什么症状?

5.沙眼有哪些后遗症和并发症? 如何导致目盲的?

6.如何预防沙眼?

7.解释角膜的生理特征。

8.如何预防绿脓杆菌性角膜溃疡?

9.病毒性角膜炎的治疗应注意哪些问题?

10.如何预防角膜炎?

11.哪些情况可出现角膜软化?

12.如何预防和治疗角膜软化症?

13.简述有哪些角膜异常的病症?

第六章　青光眼

第一节　概述

　　青光眼是一种致盲率很高的眼病,通常被称做"盗取视力的小偷",或被称做"沉默的致盲性眼病"。2008 年 3 月 6 日由世界卫生组织防盲合作中心、中国国际防盲协会等单位主办了"世界青光眼日"宣教讲座,该会议数据显示,根据流行病学调查,我国青光眼目盲占盲人总数近 10%。根推测,我国现有青光眼患者 650 万～900 万,这一数字还在不断增加。有关统计数字表明,目前全球有 6800 万青光眼患者,到 2020 年这一数字将发展到 7960 万,其中将有 1120 万患者会因此双目失明。世界青光眼联合会已设定了目标,到 2020 年,青光眼的未诊断率从 50%降低到 20%以下。由于视神经和视野损害的不可逆性,所以早期发现并治疗青光眼对防盲至关重要。具有青光眼危险因素的个体,特别是高眼压、老年人、青光眼家族史、血管痉挛、低血压及高度近视者一定要坚持定期检查。那么什么是青光眼呢? 它的典型症状又怎样,下面将做详细的解释。

一、什么是青光眼

　　房水、玻璃体等眼内容物对眼球壁形成一定的压力,这就是眼压。正常人群中的眼压平均值为 2.13kPa(16mmHg),医学上通常把眼压在 1.47～2.97kpa作为统计学上正常眼压范围。另外,个体视神经对眼压的耐受性有很大的差异,所以又表现出极大的个体特征。正常眼压不仅反映在眼压的绝对值上,还有双眼对称,昼夜压力相对稳定等特点,一般认为,正常双眼压

目盲的防治与康复

差不应超过 0.66kPa（5mmHg），24h 眼压波动范围不应大于 1.06 kPa（8 mmHg）。眼压越高，对眼的危害性越大。当眼球内的压力（眼压）超越了眼球内部组织，特别是个体视神经所能承受的限度，引起视神经萎缩和视野缺损时，称为青光眼（glaucoma）。

青光眼是常见眼病，处于我国致盲性眼病的第四位，是世界范围内致盲眼病的第二位。我国原发性青光眼发病率为 0.52%，50 岁以上人群达 2.07%，其中 10% 的病人因青光眼而失明。因此高度重视青光眼的高危人群，才能做到早期发现，合理治疗，保存有效视力，真正达到人人享有看得见的权利。

二、青光眼的致病原理

睫状体的睫状突不断分泌房水，房水在湿润和营养角膜等眼组织的同时，构成生理性眼压的稳定性，这主要有赖于房水生成与排出量的动态平衡，如果房水生成量不变，而房水循环发生障碍而不能顺利流通，眼压即可升高，随着眼压对视神经的压迫越来越大，造成视神经萎缩和视野缩小，直至失明，这就是青光眼的基本病理生理过程。而对于青光眼的治疗，就是采用各种方法，使房水生成和排出重新恢复平衡以达到降低眼压，保存视功能的目的。

三、青光眼的分类

青光眼主要类型：原发性青光眼、继发性青光眼、混合型青光眼和先天性青光眼等四种类型。

（一）原发性青光眼又分为开角型青光眼和闭角型青光眼两种

闭角型青光眼患者早期症状不明显，但发病时通常是眼压迅速升高，部分人可伴有不同程度的头部疼痛、眼球胀痛，视物模糊，球结膜充血水肿，视力急剧下降，常伴恶心呕吐，又称急性青光眼。这时需要紧急医疗处理，因为急性高眼压可导致严重而迅速地损害视功能，造成不可逆的失明。

开角型青光眼是最常见的一种，早期症状和损伤不易被察觉，病人经常感觉良好。因其自觉症状更不明显，进展非常缓慢，往往要视力明显减退、视野明显缩小时才发觉。如未得到及时诊断和治疗，将导致视野的小片区域逐渐丧失，直到丧失范围进一步扩大。因此，开角型青光眼号称"视力小偷"。值得庆幸的是，开角型青光眼进展缓慢，有时许多年也无明显损害，对降眼压药物反应良好。

（二）继发性青光眼

很多眼部的病患会引起一些后遗症，而由眼部其他疾患所引起的青光眼就是继发性青光眼。

（三）混合型青光眼

同时具有两种或两种以上类型的青光眼。

（四）先天性青光眼

主要是由于胎儿时期前房角资质发育异常所致。

四、易患青光眼的主要因素

首先是年龄因素。青光眼随着年龄增大，发病率增高，闭角型青光眼多在40岁以上，50～70岁最多。开角型青光眼20～60岁之间。近来年轻人工作生活压力大，有增高趋势。

其次是性别和遗传。女性青光眼患病率高于男性，男女比例大约是一比四，开角型青光眼无性别差异。青光眼属于多基因遗传病变，有家族患病史的人占整个发病人群13%～47%。

第三，青光眼发病与性格有一定的关系。青光眼的发生除与解剖结构有关之外，还与情绪有密切关联。临床发现，但凡多愁善感、脾气暴躁、多疑偏执的女性往往更容易患病，具体原因未明，这种现象被称为"青光眼性格"。所以从健康角度出发，女性进入中老年以后，也应适当控制自己的情绪，学会平和、宽容处事，以免刺激机体引发各类病症。

第四，长时间的电脑操作者是青光眼的高危人群。对很多人来说，一天面对电脑十多个小时是常事，但是，日本的一项研究发现：长期每天面对电脑荧光屏9小时以上的人士，患青光眼的几率是其他人的两倍，而且近视患者长期面对电脑，更是青光眼的高危人士。进一步的研究显示，近视者长时间使用电脑似乎与青光眼大有关联。所以，长时间的电脑使用者应该定期进行全面的眼睛检查。定期验眼，有两项青光眼测试，包括量度眼球压力的眼压力检查法和检查眼睛视野的视野检查法，均可以最有效发现青光眼问题。

此外，远视眼、高度近视、高血压、糖尿病、眼外伤病史、高眼压、视盘凹陷大等患者的青光眼发病率也远高于正常人群。

远视是由于眼轴短，前房浅，房角窄，晶体厚的解剖学特征，因此闭角性青光眼发病率远高于正常人群；伴有近视的高眼压人群易发展为开角型青光眼，这是因为高度近视眼球壁硬度低，眼压读数经常在正常范围内，视盘颜色淡，早期诊断非常困难，因此高度近视度数进行性加深时应警惕开角型青光眼发生；45%的开角型青光眼和20%的可疑开角型青光眼患者有明确的高血压病，血压与眼压成正比关系，血压升高，血管压力增大，房水分泌增多，眼压就会升高；糖尿病患者青光眼发病率为12.6%，是由于糖尿病易产生新生血管，阻塞小梁网，导致眼压升高；钝挫伤、穿通伤、化学性眼外伤都可能引起青光眼，这是因为外伤易造成虹膜睫状体炎、前房积血、玻璃体积血、晶体脱位、房角后退等，从而引起房角受损，眼压升高；正常眼压在 $10\sim21mmHg$，如果眼压超过 $25mmHg$，未来 5 年内，青光眼发病的几率将增高 10 倍。大而深的视盘凹陷对压力耐受性差，双侧视盘凹陷不对称是后天造成的，且与高眼压有关，凹陷进行性扩大是诊断青光眼的重要指标之一，可发生在视野缺损之前。

　　另有最新的研究证明睡眠姿势也与青光眼有关。在 2007 年的美国眼科学会年会上，有两项研究引起了人们对眼内压影响因素的兴趣。

　　阿根廷布宜诺斯艾利斯大学医学院眼科研究所的 fabian lerner 博士称，在不对称性青光眼患者中，其眼压的差异取决于他们睡觉时向哪边侧卧。在受试的 36 例患者中，左右眼的眼压差异可达 $3mmHg$，差异有显著性。其中 31 例患者称他们睡觉时习惯在下一侧的眼压较高。作者认为这一点非常重要，这可能意味着这些患者在夜间患眼的视神经损害较重。因此改变睡觉侧卧的方向，可能会在一定程度上使病程延缓。作者甚至建议患者使用较柔软的枕头，因为硬枕头可能会阻断眼内引流从而导致眼内压增高。另外，抬高床头也有益于降低眼内压。

　　而在另一项研究中，来自意大利墨西拿大学眼科研究所的 anna rosz-kowska 博士称，仅有一眼严重近视的患者发生青光眼的危险性较高。研究者通过对 22 例受试患者五种姿势——坐、仰卧、再坐下、trendelenburg（头后屈 30 度）和反 trendelenburg（头前屈 30 度）时的眼压进行测定后发现，姿势的改变会破坏血液动力学的平衡，从而使两眼间的血管灌注发生改变，两眼间眼压平均差异为 $5mmHg$。

　　anna roszkowska 博士总结道，人们早就认识到很多人的两眼之间存在着视力的差异，同时也认识到很多近视患者有青光眼的症状，但此次研究结果说明，有不对称近视的人罹患青光眼的危险性远远超过人们的想象，而且在日常的活动中患眼的损害会日益加重。

五、导致青光眼患者失明的主要原因

　　尽管青光眼是最常见的致盲眼病之一，但在患病的最初时期如果能得到及时治疗，则可避免失明的最坏结果，但种种原因导致青光眼患者最终失明，常见原因如下：

　　1.开角型青光眼及一部分慢性闭角型青光眼，因为没有任何症状，病人不知道自己眼睛有病，一旦发现已是晚期或已失明。

　　2.病人不听医生劝告，不信任医生，不愿做任何检查，错过了最好的治疗时机。

　　3.对青光眼的危害性认识不足，对自己的疾病满不在乎。有些人只是拼命工作，从不看病，直到感觉视野缩小，才到医院诊治，这时往往已是极晚期。

4.不能按时用药,有症状时就点药,没有症状时就不点药,从不测量眼压,也不知自己点药后眼压控制的怎样。不合理的用药耽误了治疗。

5.恐惧手术。对手术前的医生交待手术预后问题,不能正确对待,总怕手术后会视力下降甚至失明,对手术一拖再拖直到晚期。

6.没有得到巩固治疗。有些手术后的病人,因症状消失,便以为青光眼已完全治愈,而忽略追踪观察、定期监测,在术后不知不觉中失明。

7.有些病人手术后只注意观察眼压,而不检查视野是否有改变。有一部分病人在血流动力学方面异常,如患有心血管疾病、低血压及全血浓度增高等。由于这些因素相互作用,使视神经长期处于慢性供血不足状态,从而造成视野进行性缩小,以致失明。

鉴于以上一些情况,建议青光眼病人,必须听从医生劝告,积极争取早期有效的治疗,争取将视功能的损害减少到最低程度。

六、治疗原则

由于青光眼病因不同,症状不同,所以治疗方法也各有不同,但总的治疗原则有以下几项:

1.注射维生素 B。

如果紧张是主要因素,可注射维生素 B,效果不错,请在医生的指导下使用。

2.激光疗法。

假使药物治疗仍无法控制病情,则在采取其他外科手术前,不妨试试激光疗法。新的测试已显示激光疗法对开角性青光眼(open angle glaucoma)有效。其方法是利用激光照射虹膜,形成一个小洞,以舒解眼压。如果发生急性或闭角性青光眼,此时,角膜会受眼压过高所形成的水肿影响而变模糊。在这种情况下,激光疗法恐怕不是最佳选择,而需要更进一步的手术。

3.补充营养素。

(1)胆碱:每天补充 1000～2000 毫克。一种重要的维生素。

(2)泛酸(B5):每天补充 3 次,各 100 毫克。

(3)芸香素:每天补充 3 次,每次各 50 毫克。

(4)维生素 B 群:每天 3 次,各 50 毫克,用餐时服用,必要时可用注射法。

(5)维生素 c:加生物类黄酮每天 3 次,能大幅地降低眼压。

(6)维生素 E:近来的研究显示维生素 E 有助排除水晶体内的小颗粒。

(7)锗:若眼睛不舒服时,每天可服用 100～200 毫克的锗,同时提供氧气给眼组织,并缓解疼痛。

4.应避免的作法。

避免长时间使用眼睛,例如看电视及阅读。避免饮用咖啡、酒及吸烟。避免大量饮水。

5.天然药草。

轮流使用温热的茴香茶及洋甘菊与小米草茶清洗眼睛或利用滴管在每眼中滴 3 滴药茶,每天 3 次,均有帮助。

七、青光眼病人的护理与保健

(一)青光眼患者的饮食

一般来说,青光眼患者在饮食上不需要特殊忌口,但要做到合理饮食。

首先,青光眼视力损伤多与视神经的血液供应有关,因此,患者的饮食宜清淡些为佳,要避免高脂肪、高糖等食物,少吃辣椒等刺激性食物,不要吃容易口渴的油炸食物。

其次,青光眼患者的饮食要有规律,不暴饮暴食,进食不宜过饱,速度宜慢,这对稳定血管、神经和内分泌系统都有益处。

再次,应增加富含粗纤维食物的摄入,多吃富含维生素 A、B、C、E 的食品,如新鲜蔬菜、水果,适量猪肝、鱼、肉、粗粮、植物油等;多吃枸杞子、花生、核桃、豆浆等补益肝肾的食品。

最后,如果患者的血糖正常,可服用蜂蜜、西瓜、丝瓜等,因为这些食品具有利尿的作用,可加快眼内房水的吸收、减少房水的生成,有利于降低眼压。

(二)青光眼患者的自我保健

首先心理上要正视这一疾病。有些患者得知患青光眼后非常恐惧,对治疗缺乏信心,不积极配合治疗。其实青光眼绝不是不可治疗,绝大多数青光眼通过药物及手术可得到有效控制,长久保持良好视力,只有少数病例控制不良,但也可以通过治疗延长有用视力。青光眼患者不应悲观,要保持良好的心情,抑郁和暴怒是青光眼的诱发因素。

治疗上应按照医嘱用药和定期随访,不可自己变更用药剂量。闭角型青光眼发作前,常有一些先兆,如视疲劳、眼胀、虹视和眉棱胀痛,特别在情绪波动和昏暗环境下容易出现,出现这些现象时应及时到医院就诊,以便早期诊断和治疗,预防急性发作,这一点对单眼发病的青光眼患者尤为重要。青光眼病人最好能逐步学会指测眼压,当觉得高眼压可疑时,及时看医生,以便调整治疗方案,使高眼压得到控制。青光眼滤过手术后,手指按摩眼球有利于保持引流口通畅,但这要先经医生指导方可进行。

青光眼性视神经损害除与高眼压密切相关外,还有一些其他相关因素,如低血压、糖尿病等,积极治疗这些疾病,有利于保护视功能。

秋冬季是冷空气频繁过境的季节,青光眼患者要注意天气预报,尤其是冷空气的活动情况。当有冷空气袭来时,一定要加衣保暖,并尽可能避免外出,少受寒气刺激。当气温突降时,患者注意不要长时间从事伏案工作,以减少眼部淤血。

患者还应做到生活起居有规律,少食刺激性食物,不大量饮浓茶或咖啡,以防眼压升高。此时还需保持稳定的情绪,避免精神紧张和过度兴奋。也不可擅自使用任何有扩大瞳孔作用的药物,以免引起意外。同时,对有青光眼病史的老年人,由于身体调节功能差,尽量不要从长期生活的温暖地方到寒冷的地方去,以免引发眼压波动。

此外,应注意一些抗青光眼药物有副作用。如噻吗心安可使心率减慢,还可引起支气管平滑肌收缩,有心动过缓、支气管哮喘和呼吸道阻塞性疾病者最好不用,必须用时应提防副作用的出现。醋氮酰胺在输尿管结石病人慎用,磺胺过敏者不用,对该药有排钾作用,服药应同时补钾。高渗剂在心血管系统、肾功能不良时勿用,糖尿病人禁用甘油。总之应在用药前向医生说明全身疾病,以便医生选择用药。

八、青光眼的预防

青光眼是我国主要致盲原因之一,而且青光眼引起的视功能损伤是不可逆的,后果极为严重。一般来说青光眼是不能预防的,但早期发现合理治疗,绝大多数患者可终生保持有用的视功能。因此,青光眼的防盲必须强调早期发现、早期诊断和早期治疗。并应了解该病的致病原理,积极防患于未然,减少伤害。

1.避免情绪波动。情绪波动是中老年青光眼最常见的诱发原因,尤其是女性。悲伤、暴怒、焦虑、苦闷等均可引起青光眼发作。

2.避免过度劳累。白天繁重的体力和脑力劳动,晚上仍然看电视或玩牌到深夜,甚至一连数夜不停,也可诱发青光眼。

3.避免过量饮酒。特别是酗酒可使血管扩张,眼压升高,导致青光眼。要多食用含维生素 A、B、C、E 的食品,它们能维持正常的代谢功能。

4.避免在暗室停留时间太长。因在暗室,瞳孔处于开大状态,前房角产生一定程度阻塞,房水流出受阻,可导致眼压升高。

5.平时要控制饮水量,减少喝水,不宜喝浓茶和咖啡,防止便秘。

6.慎用药物,如血管扩张药和阿托品等。

7.如果发现眼睛有不适感,就一定要到医院检查,进行青光眼筛查,及时作出早期诊断和治疗,尽量避免青光眼病程进展,最大限度地保存现有视力。

8.不要长期使用激素类眼药水。一些有眼睛发痒、干涩等不适症状(多为慢性结膜炎)的患者,特别是多见于城市白领的"视频终端综合征"人群,为减轻眼部不适或视力疲劳,自行买某些保健类眼药,不经医生指导长期使用,容易引发眼病。

9.青光眼发作时,一些病例往往误诊为眼科的虹膜睫状体炎,或内科的胃肠炎、偏头痛等而通过相反的治疗而使病情恶化。

第二节　原发性青光眼

原发性青光眼多是双侧性,但两眼发病可有先后;原发性青光眼可分成闭角型和开角型两种类型。

一、原发性闭角型青光眼

原发性闭角型青光眼(angle－closuer glaucoma)是由于前房角被机械性阻塞,如周边虹膜堵塞小梁网,或与小梁网产生永久性粘连,致使房水流出受阻导致眼压升高造成的。是原发性青光眼中比较常见的一种类型。患者年龄多在45岁以上,以50～70岁最集中,30岁以下较少见。由于在发作时,可以出现明显的眼充血现象,也有称之为充血性青光眼。其发病有地域、种族、性别和年龄等方面的差异:亚洲地区尤其是我国非常多见;黄种人最多,黑种人次之,白种人最少;女性多见,常为男性的三倍。

闭角型青光眼的发作常有一些诱因,如情绪波动、脑力或体力过度疲劳、阅读过久或长时间看电视电影等。发作开始时,患者感到有些轻微的眼胀和头痛或者恶心感,白天视物呈蒙雾状(雾视),夜晚看灯光则有虹视(有彩虹围绕灯光)。病人往往是在这种现象频繁出现或症状严重、不能缓解时方来就医。此时,眼压急剧上升,视力高度减退,以致仅存光感(患眼看不见东西,只有一些光亮)。此时,需要刻不容缓地积极进行抢救治疗,迅速控制眼压使之下降,视力可以逐渐恢复。如果没有经过正确的治疗,因为青光眼对视力的损害是不可逆的,所以经过多次发作后,视力就会越来越差,最后的结果是失明。

闭角型青光眼如能在早期发现,通过手术等正确的处理,常可获得满意的疗效,以至治愈。但是如果错过了手术时机,治疗效果将大打折扣。

根据眼压升高是骤然发生还是逐渐发展,又可分为急性闭角型青光眼和慢性闭角型青光眼。

(一)急性闭角型青光眼

急性闭角型青光眼以往称为急性充血性青光眼,是老年人常见眼病之一。

【易感人群】

是老年人常见眼病之一,多见于50岁以上的妇女,男女之比为1:2。一般情况下两只眼睛在5年以内先后发病,有的患者也会同时发病。急性发作时病人多数有头痛、眼痛、恶心、呕吐、虹视及视蒙等一系列自觉症状。

【病因】

急性闭角型青光眼的眼球前段较小,常合并远视眼,前房浅及前房角窄,这是引起本症的解剖因素。随着年龄的增长,晶状体变厚,进一步引起晶状体——虹膜隔向前移位,使晶体与虹膜紧贴,以致房水经瞳孔进入前房受阻,引起后房压力比前房高。特别当瞳孔轻度散大时更可引起房水排出受阻,而导致眼压升高。除上述解剖因素外,情绪激动、精神创伤、劳累过度、气候突变以及暴饮暴食等常为本病的诱因。

【临床表现】

眼压的急剧升高是本病的主要症状,并由此将引起眼球各部分组织发生病理改变及一系列表现。

症状:病人自觉剧烈眼痛及同侧头痛、虹视、视蒙,严重者仅有眼前数指或光感。常合并恶心、呕吐、发热、寒战及便秘等症状。

体征:

(1)眼压升高一般在6.65kPa～10.65kPa(50mmHg～80mmHg),个别严重病例甚至达13.30kPa(100mmHg)以上,由上睑指压眼球坚硬如石,此时应采取紧急措施,否则有迅速失明的危险。

(2)瞳孔散大 由于眼压急剧升高使瞳孔括约肌麻痹,出现瞳孔中度以致极度散大,呈固定状态,光反射消失。由于瞳孔还有时呈青绿色反射,故本症又名"绿内障"。

(3)眼部充血 虹膜血管充盈,巩膜表层血管瘀血,伴有结膜、眼睑水肿。

(4)角膜水肿 角膜呈雾状或毛玻璃状、上皮发生水肿。

(5)前房变浅及房角闭塞,虹膜出现节段性萎缩,同时晶状体发生改变,出现位于晶状体前囊下的青光眼斑,呈多数性、灰白色、卵圆状或点状混浊。

【诊断】

急性发作期的诊断要点:视力急剧下降;眼压突然升高。眼球坚硬如石伴有角膜水肿;瞳孔呈卵圆形散大且带绿色外观;眼局部可见混合性充血,前房变浅,前房角闭塞。症状主要有剧烈的眼胀痛,头痛、恶心、呕吐及不同程度的畏寒发热。一些患者还有便秘和腹泻等症状。

注意:本病需与急性虹膜睫状体炎相鉴别,因两者治疗原则完全相反。后者需用阿托晶散瞳,如误将急性闭角型青光眼用阿托品散瞳则可使病情恶化,甚至造成失明。

【预防】

对中年以上有可疑症状者,如经常在傍晚出现眼胀、头痛、视蒙、虹视等自觉症状,应考虑有闭角型青光眼的可能。如证明为临床期青光眼,必须尽早施行预防性周边虹膜切除术,以防止急性发作。若一眼已发生急性闭角型青光眼,由于本病多为双眼发病,健眼也应及早做预防性周边虹膜切除术。

【治疗】

急性闭角型青光眼是容易致盲的眼病之一,必须进行紧急处理,治疗原则是:

1.应先用缩瞳剂及碳酸酐酶抑制剂或高渗剂等迅速降低眼压,使已闭塞的房角开放。

2.经药物治疗眼压下降后,应根据病情尽快选择周边虹膜切除术、小梁切除术或其他滤过性手术。

【注意事项】

急性青光眼的治疗除了迅速降低眼压外,防止再发甚为关键。

许多人认为通过药物或手术将高眼压控制在安全范围内,青光眼就算治愈了。事实上,这仅仅是控制青光眼,它还未得到治愈,因为正常眼压并非就是安全眼压,如不定期检查眼底和视野,还可能给患者造成无法挽回的损失。

大部分青光眼的发病原因不清楚,其治疗手段以控制眼压为主。由于病因未除,病情仍会缓慢地不断发展,如果患者未及时随诊,可能会因为病情加重,眼压再次失控而使视功能遭受不可逆的损害。

因此,青光眼药物和手术治疗后必须定期复查,以便于及时发现问题,及时处理,保护好现有的视功能。

(二)慢性闭角型青光眼

【病因】

1.内因:解剖及生理方面的因素。

(1)解剖结构上正常范围内的变异和遗传上的缺陷:如小眼球、小角膜、远视眼、浅前房、虹膜,使其前房浅房角窄,导致房水排出障碍。

(2)生理性改变:瞳孔阻滞,前房浅房角窄,瞳孔中度散大是其重要条件。加上年龄的增长,晶体随年龄而增长,逐步紧贴瞳孔缘,使虹膜与晶体之间形成瞳孔阻滞,致后房压力高于前房压力,加上角膜巩膜弹性减弱,对压力骤增无代偿能力,因而推周边虹膜向前,虹膜膨隆闭塞房角,致眼压增高。

2.外因。

(1)情绪激动:中枢神经功能紊乱,大脑皮质兴奋抑制失调,导致眼压调节中枢障碍。血管运动神经紊乱使色素膜充血、水肿,交感神经兴奋使瞳孔散大,均可使虹膜根部拥向周连,阻塞房角。

(2)点散瞳剂、暗室试验或看电影、电视时间过长使瞳孔散大,房角受阻而导致眼内压增高。

【临床表现】

1.症状:多数病人有反复发作史。其特点是眼部不适,发作性视蒙,虹视。冬季发作比夏季多见,多在傍晚或午后发作,经休息后眼压正常,症状消失。少数病人无任何症状,偶尔遮盖健眼时才发现患眼视力下降甚至完全失明。

2.体征:早期病例眼底可正常,到了发展期或晚期则显示不同程度的视乳头凹陷扩大及萎缩。前房角为窄角,高眼压状态部分房角发生闭塞,部分房角开放。但反复发作后则出现周边虹膜前粘连。

3.眼压:病人眼压升高突然发生,早期发作时间有一定规律,晚上仅持续1~2小时或数小时,次日清晨完全恢复正常。随着病情发展,发作性高眼压间隔时间越来越短,持续时间越来越长,一般眼压为5.32kPa~7.98kPa(40~60mmHg)。

【治疗】

1.药物治疗:药物可使高眼压暂时缓解,但不能阻止病变的继续发展,有些病人甚至在坚持用缩瞳剂治疗情况下,仍会出现眼压急性升高。

2.手术治疗:早期,周边虹膜后粘连出现之前,采用周边虹膜切除术。晚期,当房角在大部分闭塞时,应作小梁切除术或滤过性手术。

【预防】

除内因外,诱发青光眼的原因很多,注意诱因的出现时预防青光眼最重要的措施,在没有诱因的情况下,就会减少青光眼的发病几率。

二、原发性开角型青光眼

开角型青光眼(open－angle glaucoma)亦称慢性单纯性青光眼。开角型青光眼病情进展甚为缓慢,而且没有明显症状,因此不易早期发现,个别病人甚至一只眼已经失明,尚不知何时起病。这种在没有症状下逐渐导致失明的眼病,就具有更大的危险性。患者年龄分布于20~60岁之间。该型青光眼的特点是,眼压虽然升高,其前房角始终是开放的,有别于闭角性青光眼。一般认为,本病是由于输淋管的结构与功能异常而使房水排出发生障碍。

【病因】

在病因研究上,尽管其确切病因尚不清楚,目前已知一些因素与原发性开角型青光眼的发病有密切的关系,并将其称为原发性开角型青光眼的危险因素。这些危险因素如下:

1.年龄。随年龄的增大原发性开角型青光眼的患病率也逐渐增加,40岁以上年龄段的人群原发性开角型青光眼的患病率明显增加。

2.种族。原发性开角型青光眼的患病率有较明显的种族差异,其中以黑色人种原发性开角型青光眼的患病率最高,原因可能与黑人的视神经组织结构与其他人种不同有关。

3.家族史。原发性开角型青光眼具有遗传倾向,但其确切的遗传方式则还未有定论,一般认为属多基因遗传。因此,原发性开角型青光眼的家族史是最危险的因素,原发性开角型青光眼具有较高的阳性家族史发生率,而原发性开角型青光眼患者亲属的发病率也较正常人群高。

4.近视。近视尤其是高度近视患者原发性开角型青光眼的发病率也高于正常人群,原因可能与高度近视患者眼轴拉长使巩膜和视神经的结构发生改变,导致其对眼压的耐受性和抵抗力降低有关。

5.皮质类固醇敏感性。原发性开角型青光眼对皮质类固醇具有高度敏感性,高出正常人群发生率的两倍。皮质类固醇与原发性开角型青光眼的发病机制的关系尚未完全清楚,但已知皮质类固醇可影响小梁细胞的功能和细胞外基质的代谢。

6.心血管系统的异常。原发性开角型青光眼患者中血流动力学或血液流变学异常的发生率较高,常见的疾病有糖尿病、高血压、心或脑血管卒中病史、周围血管病、高黏血症、视网膜中央静脉阻塞等。

【症状】

开角型青光眼在早期几乎没有症状,只有在病变进行到一定程度时,病人方有视力模糊、眼胀和头痛等感觉,有时也可有虹视和雾视现象。到了晚期双眼视野都缩小时,则可有夜盲和行动不便等现象出现。有的患者会发现有看不见楼梯,阅读时发现看不见部分字句或驾驶有困难等症状,这都是视野缺损造成的。

【临床表现】

1.症状:开角型青光眼发病隐蔽,除少数病人在眼压升高时出现雾视、眼胀、头痛、头昏等症状外,大多数慢性单纯性青光眼病人无任何症状。

2.眼压:在早期眼压不稳定,有时可在正常范围,或一天之内仅有几小时眼压升高。因此有必要作24h眼压曲线。随着病情的发展,基压渐高,当基压和高峰压之间的差值甚小或近于零时,就意味着本病发展到了晚期。

3.眼底:视乳头凹陷增大是诊断慢性单纯性青光眼简单而可靠的体征之一。正常人视乳头杯/盘比在 0.3 以下,如超过 0.6 应视为有可疑青光眼状态。

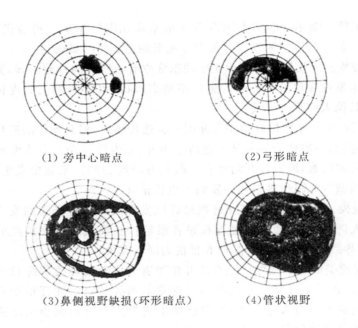

(1) 旁中心暗点　　　　　　　　(2) 弓形暗点

(3) 鼻侧视野缺损(环形暗点)　　　(4) 管状视野

图 6—1　青光眼视野缺损图

4.视野:本病在视乳头出现病变时,就会出现视野缺损。早期视野缺损主要有中心外暗点、鼻侧阶梯状暗点、弓形暗点等,发展期可出现环状暗点,晚期中心视力形成管状视野,并保存颞侧视岛。图 6—1 中(1)和(2)是青光眼早期视野改变图;(3)和(4)是青光眼晚期视野改变图。

【治疗】

慢性单纯性青光眼的治疗原则是:

1.先试用药物治疗,力求使眼压控制在安全水平。若各种药物,而且在最大药量的情况下,仍不能控制眼压者,应考虑手术治疗。

2.如药物治疗不理想,可试用氨激光小梁成型术。

3.对诊断明确,且已有明显视乳头,视野改变时,滤过性手术是首选的治疗方法。

【预防及早期发现】

开角型青光眼病情进展缓慢,且无明显症状,不易早期发现,不少病员的双眼视野呈管状视野,甚至一眼已失明,才来求医。但仍不知何时起得病。所以,对这种病人要提高警惕,以免造成重大损失。患者男性略多,年岁分布于 20～60 岁之间,且发病率又随年龄的增长而增高。据有关资料表明 40 岁以下占 24.7%,40 岁以上占 75.3%。所以经常做眼科检查是预防本病最好的方法。

第三节 继发性青光眼及先天性青光眼

一、继发性青光眼

继发性青光眼（secondary glaucoma）是一些眼部疾病和某些全身病在眼部出现的合并症，这类青光眼种类繁多，临床表现又各有其特点，治疗原则亦不尽相同，预后也有很大差异。

【病因】

继发性青光眼是指一些眼部疾病或全身病在眼部出现的合并症，干扰或破坏了正常房水循环，使房水出路受阻而引起眼压升高。这类青光眼病因比较明确，种类繁多，临床表现各有特点，治疗原则亦不尽相同，其预后也有很大差异。鉴于继发性青光眼除了眼压升高这一危险因素外，还有较为严重的原发性疾病，已使眼组织遭受一定的破坏，在诊断和治疗上往往比原发性青光眼更为复杂，预后也较差。了解这些情况，对继发性青光眼的认识和处理是有帮助的。以下一些眼部病变均可引起继发性青光眼。

【病症与治疗】

1.粘连性角膜白斑。

小而且位于角膜周边部的粘连性白斑，一般不会引起眼压升高，大而位于中央部者，由于常使整个前房变浅，甚至完全消失，前房角往往发生闭塞，导致眼压升高。由于角膜白斑所致的视力障碍常掩盖了继发性青光眼对视功能的损害，故对前房明显变浅的粘连性角膜白斑病例，常规测量眼压及检查眼底是十分必要的。对本病若用药物不能控制眼压，则应及早施行滤过手术。

2.睫状体炎青光眼综合症。

当急性虹膜睫状体炎渗出物浓厚，房水中蛋白质含量较高时，可引起中度眼压升高。反复发作或经久不愈的慢性虹膜睫状体炎，可引起广泛的周边虹膜前粘连或虹膜后粘连，房水排出受阻，导致高眼压。慢性虹膜睫状体炎所致的青光眼大多数需施行手术治疗。

3.眼外伤继发性青光眼。

无论是穿孔性眼外伤或者眼球钝挫伤所致的玻璃体或前房积血，由于小梁间隙被血液残渣、溶解的红细胞、血红蛋白、充满着血红蛋白的巨噬细胞及变性的红细胞所阻塞，可引起急性继发性青光眼。对本病治疗可首先降低眼压,促进血液吸收,主要依靠手术治疗。

4.白内障所致青光眼。

老年性白内障的膨胀期可以引起眼压突然升高,而诱发青光眼。治疗需施行白内障—青光眼联合手术。

在白内障过熟期,液化的晶状体皮质溢入前房,引起眼压升高,称晶状体溶解性青光眼。本病的治疗可先用药物控制眼压后,即迅速用冷冻法摘出晶状体并冲洗前房。

5.眼底出血所致起青光眼。

各种眼底出血都可能在病情发展过程中在虹膜和房角发生新生血管,引起房角粘连、关闭,从而引起眼压升高,导致难以控制的新生血管性青光眼。

引起新生血管性青光眼的原因很多,最常见的是视网膜中央静脉阻塞和糖尿病性视网膜病变。随着新生血管不断形成,眼压多在眼底出血后3个月左右升高,同时伴有剧烈眼痛、充血、视力逐渐下降。这类青光眼的高眼压十分顽固,难以控制,患者症状也不易缓解。随着病情发展,眼组织和视功能往往遭到严重的、不可挽回的损害。因此,当患者发现视网膜中央静脉阻塞或糖尿病性视网膜病变之后应及时治疗,特别是早期应用视网膜光凝,有助于预防新生血管性青光眼的发生。

眼底出血不是一种独立的眼病,而是许多眼病和某些全身疾病所共有的特征。参见眼底出血病症的介绍,及早预防。

二、先天性青光眼

先天性青光眼(congenital glaucoma)是由于胎儿在发育过程中,一种前房角原发性的发育异常,阻碍了房水排出所致的疾病。房角发育异常包括小梁网、输淋管不发育、发育畸形或移位,以及葡萄膜发育不良等。男女之比大约为2∶1,真正的先天性青光眼,发病多为双眼,25%～30%为单眼发病。

(一)婴幼儿性青光眼

婴幼儿性青光眼(infantial glaucoma)是先天性青光跟中最常见者,见于新生儿或婴幼儿期,该病属常染色体隐性遗传性疾病。80%的病例在1岁内被发现,约65%为男性,70%为双眼性。发生于胎儿期的先天性青光眼,初生时即可出现典型症状,如眼球及角膜扩大、角膜混浊等。因为眼球的损害早在母体内发生,尽管出生后早期控制眼压,其视力预后亦不良。

【临床表现】

发生于出生后的先天性青光眼的临床表现有:畏光,流泪,不肯睁眼及眼睑痉挛,这些是婴幼儿性青光眼最常见的初期体征。当2～3岁的儿童出现不能解释的畏光、流泪及眼睑痉挛时，首先应作先天性青光眼的排除，继而出现角膜混浊及角膜扩张，开始为角膜水肿，引起轻度乳白色角膜混浊，与此同时发生包括角膜在内的整个眼球扩张，角膜进行性扩大时应疑有先天性青光眼、同时伴有眼压升高，对可疑的先天性青光眼应该在全麻下测量眼压及全面检查。

【治疗】

一般认为先天性青光眼适于手术治疗。如果出生时眼球已受到严重破坏，尽管手术后眼压可降至正常范围，也难以恢复视力。出生以后发生的婴幼儿青光眼，如能早期发现，早期做小梁切开或小梁切除术，约80％的病人眼压可以控制。眼压控制后还常需矫正近视性屈光不正，以防弱视形成等。

【预防】

及早发现。婴幼儿型先天性青光眼是严重的致盲疾病之一，约有60％在出生后6个月内、80％在1岁以内出现症状，其余在1～6岁时显示出来，常为双侧性。因婴儿眼球发育尚未成熟，眼球壁易受压力的作用而扩张，致使整个眼球不断扩大，表现为两眼异常增大，称为"水眼"。一些不知情的家长甚至为自己孩子的大眼睛而沾沾自喜，这往往导致病情贻误。其实，婴幼儿型先天性青光眼的患儿眼睛虽大，但仔细观察，就可发现异常。首先，患儿角膜直径常常在13mm以上，一般正常儿童角膜直径在10mm左右。其次，角膜往往因为水肿而浑浊不清。患儿常有较明显的刺激症状：怕光、流泪、视力通常较差。

婴幼儿型先天性青光眼发病早，胎儿期已经开始，对视神经损害严重。并且，视神经损害早期是可逆的，晚期就不可逆转。因为先天性青光眼的药物疗效多不满意，所以，本病一旦确诊，往往需要尽早接受手术治疗。

3岁以后发生的先天性青光眼，患儿眼球可能不再扩大，外表和正常儿童并无大异，早期可以没有任何症状，病情进展到一定程度时，有轻度眼胀、视力疲劳和头痛。视力可以在正常范围内，但是对视神经功能的损害可能在早期已经开始缓慢发生，这种损害到一定程度后，同样是不可逆转的。

这类型青光眼，由于其发病非常隐匿，而对视神经的损害又相当严重，常常发现时已经进入晚期，所以，特别需要引起大家的重视。早期发现至重要。治疗可用药物治疗，药物治疗不能控制者，应尽早手术。

为了有效预防先天性青光眼，要注意以下几点：

1.怀孕妇女应注意孕期卫生保健，防止病毒感染，以免诱发本病。

2.家长注意对儿童的观察，发现眼球异常增大，伴有畏光、流泪等，应立即去医院检查原因。

3.对于较大儿童，当孩子有视物不清的症状报告时，诊断为屈光不正但视力矫正不佳者,除考虑弱视外,应注意检查眼底排除本病。

4.对于近视儿童,近视度数加深速度异常者,也应注意检查眼底、眼压、视野,以尽早发现早期先天性青光眼。

（二）青少年性青光眼

青少年性青光眼(juvenvile glaucoma)一般是指 6 岁以后,30 岁以前发病的先天性青光跟,也称迟发性婴幼儿性青光眼。本病发病隐蔽,进展缓慢,所以对这一类型青光眼的诊断必须予以高度重视。发病与遗传有关。

【症状】

通常青少年性青光眼病情比较严重,眼压多变,甚至迅速增高。当青少年出现迅速进行性近视时应怀疑为青光眼。因为高眼压可引起眼球前后径变长,从而加重了近视。病情进展后,可见进行性视神经萎缩及视乳头凹陷扩大及合并神经缺损。

【治疗】

青少年青光眼可试用1％左旋肾上腺素,或 0.25％～0.5％噻吗心安,亦可联合应用。药物治疗不能控制都是眼压时可行小梁切开或小梁切除术。

青少年青光眼是迟发的先天性青光眼,所以其预防措施同上。

第四节　低眼压

眼压低于正常值的低限(10mmHg)者称为低眼压。低眼压和高眼压一样,均属病理状态。持续性低眼压可引起眼球组织和功能的破坏,以致眼球萎缩。

一、原发性低眼压(essential hypotension)

不伴有其他眼部疾病或全身疾患的低眼压称为原发性低眼压,为双侧性,与遗传有关。其眼组织与功能正常,不需要治疗。

二、继发性低眼压(secondary hypotension)

【病因】

由于眼部或全身疾患而使眼压降低者称为继发性低眼压。引起低眼压的原因很多,主要是房水生成量减少,而排除通道正常,或房水生成量并不减少而引流过于通畅致使眼压低下。一般发生在下列情况:

外伤是产生低眼压最常见的原因之一,如眼球穿通伤时房水及玻璃体脱出,角膜伤口愈合不良形成角膜瘘,以及眼球挫伤后由于房水分泌受抑制和血管舒缩不稳定等。严重外伤后可产生持续性低眼压,甚而导致失明。

有时挫伤也可引起继发性青光眼。

球内手术后常因睫状体—脉络膜脱离或房水引流过强而产生低眼压。

视网膜脱离及严重的、经久不愈的慢性虹膜睫状体炎影响了分泌房水的功能,还有某些全身性疾患如脱水、酸中毒、糖尿病性昏迷、各种原发性贫血、巨细胞性动脉炎等都可伴有低眼压。

【临床表现】

在急性病例,视力明显下降,角膜塌陷,后弹力层有皱褶,巩膜于四直肌处有深沟,前房闪光阳性,视网膜水肿、脱离和视乳头水肿等。有时伴有明显疼痛。

慢性病例症状不明显,可有间歇性疼痛、虹膜睫状体炎、玻璃体混浊,有睫状体—脉络膜脱离者前房变浅,如形成周边前粘连可继发青光眼和并发性白内障。

【治疗】

轻度低眼压不必治疗。对急性病例应采取积极措施,针对病因进行治疗。如已失明且疼痛严重时可摘除眼球。

思考题:

1.简述青光眼患病病理。

2.青光眼是如何分类的?

3.详细介绍急性闭角型青光眼的症状。

4.急性闭角型青光眼的诊断要点有哪些?

5.简述治疗急性闭角型青光眼的具体步骤。

6.慢性闭角型青光眼的病理时怎样的?

7.如何治疗开角型青光眼?

8.先天性青光眼何时做手术为好?

9.可以引发继发性青光眼的眼病有哪些?

10.如何预防青光眼?

第七章　晶状体及玻璃体病

晶状体是一种无血管且与周围组织无直接联系的透明组织,晶状体有其复杂的代谢过程,赖以维持其透明性。它通过囊膜吸收房水中的营养物质并排出新陈代谢产物。一旦房水成分或晶状体囊膜渗透性发生变化,或有某种因素影响它的代谢过程,都会引起晶状体混浊而致白内障。

引起晶状体混浊的药物:①皮质类固醇大剂量长时间的全身应用,可能出现晶状体后囊下混浊而形成白内障。②麦角慢性中毒可导致双眼进行性白内障。③在长期内服氯丙嗪治疗精神病病人中,发现大多数在双眼晶状体前囊中部产生色素沉着及混浊,但对视力多无影响。

第一节　白内障

一、白内障概述

人的眼球如同一架照相机,在瞳孔后有一如同照相机镜头的双凸透镜形的透明体,医学上称为晶状体,人们所说的白内障就发生在这里。从简单意义上讲,不论是何种原因,引起晶状体部分或完全混浊,均称为白内障。

白内障是主要的致盲眼病之一,同时又是一种可治性眼病。据世界卫生组织部完全统计,全世界白内障盲人约有 1600 万~2100 万人,另有 1 亿白内障患者需要手术恢复视力,在大多数的非洲和亚洲国家,白内障至少占盲人的一半。在我国,通过流行病学调查后推算,现有白内障患者 6000 万人,白内障盲人 400 万~500 万人,居各种致盲眼病的首位。据统计,老年性白内障 50~60 岁发病率 35%,60~70 岁约 80% 发病,80 岁以上几乎人人都有白内障,近年来,随着医疗技术的发展,白内障治疗观念已发生很大变化,因此很有必要广泛普及一些知识,让大家了解这方面的进展,使患者及时得到治疗,重见光明,恢复视力,提高生活和工作质量。

白内障是眼内容之晶状体发生混浊,由透明变成不透明,阻碍光线进入眼内,从而影响了视力,一般年龄在40～45岁以上而言,多为双眼发病,其发病期间,速度及混浊程度可有差别,根据其混浊发生的部位可分皮质性白内障和核性白内障。初期混浊对视力影响不大,而后渐加重,明显影响视力甚至失明。

【病因】

导致白内障的病因是多方面的,它既有遗传和先天因素,代谢障碍,年老和全身病等内因,又有中毒、外伤和眼病等外来因素。不同病因所导致的白内障类型也各有不同,除外伤性白内障、放射性白内障、先天性白内障、糖尿病性白内障等有比较明显的病因外,白内障形成过程可能有多方面的因素,情况相当复杂。常见的老年性白内障发病机制迄今尚未完全揭示,可能与年龄老化、紫外线长期过度照射、遗传因素、营养不良等有关。在我国经调查证实,高原地区以及阳光辐射较多的地区,白内障的发病率相对较高。这是因为长期暴露在阳光下受到紫外线的照射,紫外线可影响晶状体的氧化—还原过程,使晶状体蛋白质发生变性、混浊形成白内障。另外,临床上常见的糖尿病、半乳糖血症、甲状腺功能减退等也都可引起白内障。

有些是先天性白内障(多见于儿童),多是在胎儿期发育不良导致;同时眼外伤治愈不良也会导致白内障;某些内科疾病如:糖尿病、肾炎等亦可致白内障;还有一些原因导致并发性白内障,随着世界人均寿命的延长,白内障患者将不断增多。

【症状】

主要症状是视力减退,视物模糊,由于部位及程度的不同,其对视力的影响也不同,若白内障长在晶状体的周边部,视力可不受影响,若混浊位于晶状体的中央,轻者视力减退,重者视力可能只看到手动或光感,此外还可表现为近视度数加深,需要经常频繁更换眼镜;单眼复试或多视症,眼前固定性黑影或视物发暗,畏光等症状,一般情况下白内障眼无红痛症状。老年性白内障,从初起到完全成熟,时间长短不一,一般2～5年,少则数月,长者可达十数年,可停止在某一个阶段,静止不变。多数的表现是晶体发生混浊,出现核化物质,最终导致视力减退或失明。简单描述主要症状有(六个字):

昼(盲)、夜(盲)、近(视)、视(力障碍)、飞(蚊症)、多(视症)

【治疗】

由于白内障,尤其是老年性白内障发病原因和机理尚不十分确切明了,目前尚无任何一种药物能治愈或完全阻止白内障的进展,但经过研究,有些药在延缓白内障进展,改善早期白内障患者视力方面有一定疗效,因此早期白内障患者,可选择卡塔林白内停、胺肽碘等药物点眼,中药在治疗早期白内障方面可取得一定临床效果。可在一定程度上改善部分患者的视力,患者可选用麝珠明目散点眼或障眼明等口服药。对中晚期的白内障患者,应采用手术治疗为主。

过去由于医学技术水平的限制,白内障患者必须等到完全"成熟"才能手术,病人需要长期忍受低视力的烦恼和痛苦,随着医学的发展,尤其是白内障超声乳化吸出联合人工晶体植入手术的应用于开展,使白内障手术安全性与有效性均大为提高,病人无需等到完全失明时才能做手术,而是当白内障药物治疗无效又影响病人的日常生活、工作时,便可接受手术。而且早做手术,对有经验的医生来说,手术风险并不增加。对不同的病人来说,接受手术的早晚时机,可有较大的不同。对一个从事精细工作、需要较多视力的人,可早些手术。目前在发达国家患眼视力在 0.5 接受手术已是司空见惯的事,在我国有这样要求的病例也在不断增加;对一个不要求较高视力的人,可以等到视力较差时手术也未尝不可。总之何时手术治疗,必须从病人的实际要求出发,医患双方商量,以确定手术时机。此外,植入人工晶体的度数,对术后患者视力恢复起着决定性作用。在有条件的医院,患者在手术之前必须进行眼 A 超及角膜曲率的测定,精确计算人工晶体的度数,只有在手术中植入了合适的人工晶体,才能在术后获得好的视力。总之,随着医学科技的发展,从实际出发,让病人早日摆脱白内障造成的痛苦,是治疗的最终原则。

【类型】

总的说来,白内障有四种类型:

1.老年性白内障　　　　　2.发育性白内障

3.外伤性白内障　　　　　4.代谢障碍性白内障

下面分类型讲解各种白内障的症状和发展、治疗等问题。

二、老年性白内障

【定义】

老年性白内障是我国老年人中最常见的致盲性眼病。它是由于眼内透明的晶状体发生变性和"老化",逐渐变得混浊而不透明,并造成视力减退,甚至看不见。多发生在 50 岁以后,且随年龄增加而增加,50～60 岁老年性白内障的发病率为 60%～70%,70 岁以上的达 80%,80 岁以上的老年人几乎达 100%。当白内障发展到一定程度,对视力有明显影响时,可以作白内障摘除手术,并可同时植入人工晶体,或在手术后配戴适度的眼镜或角膜接触镜,达到重见光明,恢复正常生活和工作的能力。

【病因】

老年性白内障是一种常见的后天性白内障,根据初步的调查研究认为,老年性白内障发生与下列因素有关:

1.生理老化:代谢衰退、硬化脱水和长时期调节紧张等。

2.阳光和紫外线辐射损伤:多年来,人们已经注意到阳光参与人类白内障的形成。

3.外界温度:国外学者普查了在高温下工作的 60 岁以上的工人,发现白内障的发生率明显增高。

4.环境缺氧:当环境缺氧,机体得不到充分的氧供给时,会影响机体代谢。

5.营养因素:全身和局部营养不良、血管硬化、睫状上皮变性等。通过动物观察,发现某些维生素和微量元素缺乏,与白内障形成有关。

【症状】

老年性白内障多为双眼发病,早期几乎没有什么症状,病眼不痛不痒,不红不肿,只觉眼前似有一层白雾,看东西灰蒙蒙的,对精细的东西分辨不清,眼前出现固定不动的黑点,在光亮的背景下更为明显,视力逐渐减退,用眼镜片不能矫正。有时出现视物弯曲、视物成双或单眼多视现象,随着晶状体核日趋硬化,它的屈光力也增强,因而发生晶状体性近视,有的病人需经常更换眼镜度数。对核心白内障或并发性白内障患者,在光线较强时,因瞳孔缩小进入眼内光线较少,光线不能通过正中混浊的晶状体,看东西模糊,视力差。反之光线弱时,瞳孔较大,光线通过周围透明的晶状体可进入眼内,产生较清晰的视觉。个别病人在白内障发展过程中,因晶状体吸收过多的水分而膨胀,使晶状体体积增大,阻碍房水畅通,导致眼内压升高,病人可出现眼部剧烈的疼痛,伴有恶心、呕吐等症状,医学上称之为晶状体膨胀期继发性青光眼。此时,病人应立即去医院诊治,以免产生不可挽救的结果,如高眼压可致不可逆性失明。

【临床表现】

双侧性,但两眼发病可有先后。视力进行性减退,有时在光亮的背景下可以看到固定的黑点。由于晶体不同部位屈光力变化,可有多视,单眼复视,近视度增加。临床上将老年性白内障分为皮质性,核性和囊下三种类型。

1.皮质性白内障:(cortical cataract)以晶体皮质灰白色混浊为主要特征,其发展过程可分为四期:初发期、未成熟期、成熟期、过熟期。

(1)初发期(incipient stage)早期晶状体混浊首先出现在晶体周边部,皮质,呈楔形,其尖端指向中心,因瞳孔尚未受累,如不散瞳则不易发现。散瞳后可见到眼底红反光中有黑色楔形暗影,瞳孔区仍透明,一般不影响视力。

(2)未成熟期(immature stage)或称膨胀期(intumescent stage)晶状体混浊的皮质吸收水分肿胀,混浊加重并向周围扩展,体积渐增大,虹膜被推向前方,前房变浅,有发生青光眼的可能。在未成熟期晶体前囊下皮质尚未完全混浊,用斜照法检查时,可在光源同侧瞳孔区看到新月形投影,这是此期的特征。需散瞳检查时,对青光眼患者要避免引起青光眼急性发作。

(3)成熟期(mature stage)随着晶状体皮质进一步变为混浊并扩展到整个晶体,皮质水肿膨胀现象逐渐消退。前房恢复正常深度,整个晶状体呈灰白色混浊,至此病人视力大多仅存光感或眼前手动。此时晶体囊腔内的张力降低,晶体囊与皮质易分离,是白内障手术最理想的时期。

(4)过熟期(hypermature stage)成熟期白内障经过数年后,皮质纤维分解变成乳汁状,晶体核下沉,由于失水,晶体体积缩小,囊膜皱缩,对虹膜的支持力减弱,可见虹膜震颤现象,当眼球受到剧烈震荡,脆弱的晶状体囊膜就可能破裂,晶状体囊内白乳状液体淹出,瞳孔区可顿时比较清晰,病人往往感觉视力有所恢复。乳化状的晶体皮质进入前房,可刺激产生晶体源性葡萄膜炎;若皮质被巨噬细胞吞噬,堵塞房角可产生晶体溶解性青光眼等并发症,且过熟期手术的难度也较大,故白内障最好在过熟期以前即进行手术摘除。如已经进入过熟期,也应及早摘除。

2.核性白内障(nuclear cataract)是老年性白内障的另一种形态,较皮质性白内障少见,发病较早,40岁左右开始,进展缓慢。在高度近视及常处于紫外线照射环境的病人中较多见。晶体混浊多从胚胎核开始,逐渐扩展至成人核,早期呈黄色,随着混浊加重,色泽渐加深如深黄色,深棕黄色。核的密度增大,屈光指数增加,病人常诉说远视减轻或近视增加。早期周边部皮质仍为透明,因此,在黑暗处瞳孔散大视力增进,而在强光下瞳孔缩小视力反而减退。故一般不等待皮质完全混浊即行手术。

核性白内障因其发展极为缓慢,直至晶状体核变为深棕色或皮质也发生混浊时,才显著影响视力。

3.后囊下白内障(posterior subcapsular cataract)在晶体后极部囊下的皮质浅层出现金黄色或白色颗粒,其中夹杂着小空泡,整个晶体混浊区呈盘状,常与皮质及核混浊同时存在,因混浊位于视轴区,早期即影响视力。

【治疗】

诊断为白内障后也不必惊慌,白内障主要有药物治疗和手术治疗两种方法。对于初发期白内障,可使用白内停眼水,卡林-U眼水等药物治疗。这此药物可一定程度上缓解,减慢白内障的发展。

目前国内外试制了数种治疗白内障药物应用于临床,常用的有以下几种:

1.4%还原型谷胱甘肽眼药水。谷胱甘肽在晶状体内的含量对维持晶状体的正常透明度有一定关系。当晶状体内谷胱甘肽含量降低时,则出现生化紊乱,水与钠离子进入晶状体的量增加,就会发生晶体混浊,因而以谷胱甘肽眼药水滴眼可防治白内障。

2.晶状体溶解素。本品可避免晶状体蛋白质因代谢异常而混浊,且使变性的晶状体蛋白恢复可溶性和透明性,从而达到防治白内障的目的。

对于较为严重的白内障则可进行手术治疗。主要采用的手术方式有:

1.白内障囊内摘除术。本手术是指整个白内障连同晶状体囊一起完整摘除。适用于老年性白内障,40 岁以上各种有较大硬核的白内障。

2.白内障囊外摘除术。本手术是指破坏晶状体前囊后将晶状体的核和皮质取出,而留下晶状体后囊的一种方法。适用于老年性白内障或有硬核的其他类的白内障,拟安装后房型等人工晶状体的白内障,以及晶状体囊膜已破的,30 岁以上的成年人外伤性白内障。

3.超声乳化是目前世界上普遍采用的最先进的治疗白内障的手术方法。白内障超声乳化手术通过超声乳化仪来完成,手术时用一宽3.2mm的钻石刀,在角膜缘处做一小的切口,将较硬的晶状体核粉碎成乳糜状吸出,然后植入一枚折叠人工晶状体,手术即告完成。由于切口小,不需缝合,术后视力恢复快,而受到患者的欢迎。

白内障手术后,如未植入人工晶状体,因眼球内晶状体缺如造成严重的屈光力减低,而感到视物模糊不清。通常需要配戴+10～+11D的眼镜,以代替已被摘除的晶状体,方能恢复视力。在阅读和书写时需配戴+3～+4D的看近用眼镜。但戴这种高度凸球镜后可引起视野变小,看不清周围的东西,带来一定的不便。

老年性白内障发展至接近成熟时,即可施行手术摘除,并植入人工晶状体,或术后佩戴适度眼镜以矫正因无晶状体所造成的屈光不正。对于发展缓慢的核性白内障,在病人视力减至一定程度而影响生活和工作时,也可进行手术治疗。

最好的办法是定期到医院检查,待时机合适则手术治疗。

【预防】

严格地说,白内障至今没有效果确切的预防及治疗药物,手术仍是唯一且疗效过硬的治疗方法。但是,采取必要的措施,先期预防白内障的发生以及延缓白内障的发展进程,仍有十分重要的意义。据专家介绍,尽管人到老年无一例外都会患白内障,但有相当一部分老人由于预防和养护得法,即使高龄也不会发展到需要手术的程度。此外,在技术上,随着超声及激光技术的应用,点上一滴眼药水就可麻醉,切口小,痛苦少,恢复快,患有老年慢性病的人只要经内科把血压、心功能、血糖等控制在相对正常的范围内,即使是百岁老人,也可以接受手术。

但是,如果放弃手术,让白内障过熟,反而会引起许多并发症,如继发性青光眼、葡萄膜炎等,增加痛苦。此外,国外统计显示,由于后天失明的人所承受的精神压力要远远大于先天盲人,所以,在黑暗中度过余生的老人,平均寿命要比同龄人少 5 年。

1.从生活中重视预防白内障。

要加快我国基本控制白内障盲的进程,不仅国家要加大投入,统筹安排、整合各方人力、物力资源,医疗机构也要更充分地利用现有资源进行治疗。同时,人们要从小就重视从一点一滴的生活细节中预防白内障,这是延缓老年后发病的重要措施。

2.采取防护措施。

过于强烈的紫外线照射是引发白内障的主要原因。研究表明,每天多晒 1 小时太阳,一年中患白内障的危险增加 10%,户外工作者患白内障的危险是一般人的 3 倍。这也是我国南方及高原地区白内障发病率要更高的原因。夏季出门要配戴防紫外线的太阳镜,同时再戴遮阳帽或打遮阳伞就更好。即使是春秋两季或白雪覆盖大地的冬季,在阳光照射强烈时出门,也应该戴太阳镜。

3.多喝水少食盐。

人体在脱水状态下,体液的正常代谢发生紊乱,会产生异常的化学物质,损害晶状体,导致白内障。调查还发现,盐的摄取量过多也与白内障的发生有关系。

4.限制热量摄入。

一项研究发现,过度肥胖者白内障发生率比体重正常者高出 30% 左右。因为过胖者会产生过量的 C-反应蛋白,这种心脏危险因子也可使白内障发病率增加。由肥胖引发的 2 型糖尿病也可加快白内障的形成。

5.补充维生素。

人眼里的维生素 C 的含量比血液中约高出 30 倍。随着年龄增长,营养吸收功能与代谢机能逐渐减退,晶状体营养不良,维生素 C 含量明显下降,久而久之引起晶状体变性,导致白内障发生。预防白内障可每天服用 100~200 毫克的维生素 C,也可适当补充谷胱甘肽、维生素 B_1、B_2、E 和微量元素硒等。

除了以上几点以外,还有注意如下几点生活习惯的养成:

1.适当增加营养,多吃水果蔬菜等含维生素量多的食物;每日 3 餐保证足够的营养外,应多吃富含维生素 C、维生素 E 的食物,少吃油腻、过咸的食物,忌烟酒,避免暴饮暴食。

2.防止紫外线的照射,太阳光强烈时出门可戴防紫外线的墨镜,经常用些对晶状体代谢有益的眼药或口服药物。

3.对患有糖尿病或其他内分泌—代谢性疾病的患者应及时治疗,及早控制。

4.平时注意保养眼睛,看书写字、看电视时间适当控制,每隔 1～2 小时到户外活动,让眼睛休息一会儿,不在暗处看书。

5.如有远视、近视或散光等屈光不正现象,应到医院检查验光或到正规专业眼睛店,配戴合适的眼睛,以避免发生眼疲劳症。切忌随便到小摊上或不正规的眼镜店里,不经过正确验光,胡乱买一副眼镜戴上,这将对眼睛带来损害。

6.生活起居要有规律,控制自己的情绪和脾气,性格开朗,休息与运动应合理安排。

三、发育性白内障

发育性白内障也称先天性白内障,指大多数在出生前即已经存在及一小部分出生后才逐渐形成的一种带有先天遗传或发育障碍的白内障。据统计新生儿先天性白内障的发病率均为 4‰,新生盲儿中有 30% 是由白内障致成。本病是造成儿童失明和弱视的重要原因,我国先天性白内障的患病率是 0.05%,在儿童的失明原因中占第二位。

【病因】

多数先天性白内障与遗传因素有关,绝大多数呈常染色体显性遗传,患病儿的双亲中至少有一位患有白内障,两代间的白内障类型有可能不同。另外,在母亲怀孕期头 3 个月内曾感染病毒(风疹、麻疹、水痘、腮腺炎等)、梅毒等,影响胎儿眼的正常发育。孕期营养不足、营养代谢失调(维生素 A 缺乏、甲状腺机能不足、怀孕期间缺钙)等因素均可致先天性白内障。胎儿感染发生得愈早,晶状体混浊的发生率也愈高。据统计母体妊娠三个月时感染风疹,其婴儿感染风疹性白内障的发病率是 50%;而在妊娠两个月是感染风疹,其子女风疹性白内障的发病率高达 100%。

【分类及临床表现】

发育性白内障有多种类型,不同类型有不同的临床表现。

1.绕核型白内障:也称板层白内障,为儿童中最多见的白内障,约占全部先天性白内障的 40%。其特征是围绕晶状体核的板层混浊,这种白内障可有许多白色条索样混浊骑跨在带形混浊区的赤道部上,多为双侧性,视力程度与中央部混浊区的大小及密度有关,多有视力障碍。治疗方法以施行白内障吸出术为主。

2.前极白内障:混浊位于晶状体前囊的正中,成一圆形小点或稍隆起,范围较小,影响视力不显著,不需施行手术。

3.后极白内障:为胎儿期玻璃体血管的残留,多为静止性。其混浊点位于晶状体后囊正中,对视力有较大影响,视力障碍明显的可施行白内障截囊及吸出术。

4.花冠状白内障:在先天性白内障中并不少见,有遗传因素。混浊位于近晶状体周边部,成大小不等的白色水滴状或其他形状的混浊,呈花环形排列;随着年龄的增长,这种混浊逐渐向晶状体中央发展,如明显影响视力则需手术治疗。

5.全白内障:是指出生时晶状体已全部呈白色混浊。晶状体囊中包含着全是乳白色的液体,可做吸出手术。

【治疗】

先天性白内障一般均需手术治疗。要注意手术方法及时间的选择,如手术时间过迟就会造成难以挽救的弱视,使该眼终生不能具有良好的视力。通常在出生后四五个月以内即应施行手术,最迟也不要超过2岁。总之以尽量争取早做手术为好。术后应及早配戴合适的眼镜。

先天性白内障的混浊范围及密度干扰了正常的视觉发育,应该进行手术治疗。手术时机的选择与宝宝的视力预后密切相关。如果宝宝的视力在0.3以上,或对周围的事物有一定的观察力,能与同龄宝宝一起玩耍,手术可推迟到5～9岁。超过9岁以后,度过了视觉发育敏感期,剥夺性弱视的机会增多,所以手术应尽可能的早些。

单眼白内障在生后2个月以前做手术最好,因为这个时期是注视反射发育的时期,延缓手术将导致眼球震颤,严重影响视力。单眼白内障如不及时治疗必然产生难以恢复的弱视,所以单眼白内障一经诊断明确,婴儿期即应手术治疗。术后及时戴镜,遮盖健眼,或是配戴接触镜,可以达到比较好的视力。

从理论和技术上讲,人工晶状体手术不应有年龄限制,任何年龄均可进行,但对先天性白内障的患儿及少年性人工晶状体植入术,应持谨慎态度。婴幼儿和儿童植入人工晶状体的目的,除了提高视力,还能防止弱视和发展融合力。但由于婴幼儿和儿童眼组织的特点,术后和术后的并发症明显多于成年人,因此不能作为常规手术。一般植入年龄限制在2岁以后进行,且植入人工晶状体时必须慎重,病例应严格选择,手术者应有熟练的操作技术,术后密切观察以及加强弱视训练等均不能忽视。

【早期发现】

小儿先天性白内障早期发现,早期治疗,有利于帮助患儿尽快恢复视力,在日常生活中,应重视新生儿先天性白内障症状的几种表现。新生儿以下几种症状有可能是白内障所致,家长应该注意:

1.新生儿没有眼神,大约出生7天以后,会经常自己用手揉眼睛。

2.新生儿不能注视,对光线的刺激没有任何反应,眼睛更不能随着光线游走。

3.新生儿的瞳仁发白,缺乏光亮。

4.有家族白内障遗传病史者,更应注意新生儿的早期症状,以做到早期发现先天性白内障。

【预防】

预防新生儿先天性白内障应从母亲怀孕时做起,怀孕前3个月应做到杜绝不良生活习惯,保持健康生活方式,尽量别感冒,减少感染病毒的机会,不随便用药;有家庭遗传白内障史的,应在孕中期做羊水穿刺检查,发现胎儿可能携带白内障显性基因的,可中止妊娠。

四、外伤性白内障

眼球穿孔伤及挫伤均可引起晶状体混浊,称为外伤性白内障。以直接穿孔造成的外伤性白内障较多见。此外,还有辐射性白内障,电击性白内障等也属外伤性白内障的范畴。

主要类型及其治疗手段:

1.穿孔性外伤性白内障:眼球穿孔伤常同时使晶状体囊破裂,房水进入晶状体囊内,引起晶状体纤维肿胀和分解,晶状体变为乳白色混浊。如穿孔较小可以自行闭合,或与其上的虹膜粘连房水不再进入晶状体内,使晶状体的混浊有限,不再发展,但此类情况较少见。大多数晶状体囊膜破损后,皮质就迅速混浊。穿孔大的,可在数小时内即出现晶状体皮质膨胀混浊,并进入前房。严重者可因眼压升高造成继发性青光眼。如是这种情况应及时手术。

2.挫伤性白内障:眼球挫伤由于间接通过房水传导作用而影响晶状体囊发展缓慢。有时经数月甚至数年才逐渐明显发展,在视力影响严重时可实施吸出术或囊外摘除术。

3.辐射性白内障:多见于工业防护措施不当,长期接触射线或一次接触大剂量射线后所造成。

4.电击性白内障:多发生于雷击,触电等,可在伤后数日或数周后发生晶状体混浊,大多为双侧性,但也可单眼发生。晶状体混浊可静止不发展,也可逐渐发展。晶状体混浊明显时可进行手术吸出或摘除。

五、代谢障碍性白内障

(一)糖尿病性白内障

糖尿病是因为胰岛素分泌减少而引起血糖升高和尿糖，影响身体的多个系统，白内障是其并发症之一。

本病与晶状体的糖代谢有关。晶体营养来自房水，由于血糖增高，房水内糖也增多，晶状体内葡萄糖增多，晶体内糖及其代谢产物如糖醇、山梨醇发生积聚，引起晶体渗透压升高，晶状体吸收水分，纤维肿胀变性而混浊。

糖尿病人的白内障有两种类型，一种是典型性糖尿病性白内障，多发生在30岁以下病情严重者，晶体混浊在后囊膜下皮质，进展快，累及双眼、虹膜红变、高血压、糖尿病视网膜病。另一种是糖尿病人老年性白内障，发生率比非糖尿病患者高。两种类型病症均应积极治疗糖尿病，也是防止白内障发展的关键，晶体混浊明显时，药物控制血糖后可作手术治疗。

年龄较大的糖尿病性白内障，很难与一般的老年性白内障相区别。老年糖尿病病人的白内障发病率高，发病平均年龄也提早。典型的糖尿病性白内障较为少见，多发生于青少年的糖尿病病人。其发病迅速，进展极快，可在数周内发展至完全混浊。多双侧性，白内障的形态开始时可见晶状体前囊或后囊下皮质混浊，迅速扩散，一般均为不可逆性。糖尿病性白内障应在血糖控制后进行手术吸出或摘除。

(二)半乳糖性白内障

为婴儿血液中半乳糖浓度过高的一种糖代谢紊乱的遗传性疾病，其特征为肝脏肿大及晶状体混浊，可于新生儿期出现白内障，并伴有体格发育及智力发育障碍。治疗宜尽早在饮食中禁用母乳及牛羊乳，以避免半乳糖产生。经及时治疗后，白内障、肝脂肪性硬变等均可逆转。

(三)低钙性白内障

常发生于婴幼儿抽搐、软骨病或其他年龄的甲状旁腺摘除后，也可发生于哺乳期的母亲，其病因多为低血钙。临床可见晶状体的混浊布于皮质层内，常呈辐射状或条纹状混浊，并在囊膜下面见到红、绿或蓝色的微粒结晶，严重的病例可迅速发展形成晶状体全部混浊。婴幼儿期则常表现为绕核型白内障。如积极治疗，病情的发展可以控制。治疗包括补充足量的维生素D及钙质。如晶状体混浊已很明显，严重影响视力，可作白内障吸出术或囊外摘出术。

六、白内障治疗的注意事项

(一)白内障患者术前准备工作

老年人如果得了白内障，经医生检查认为白内障已到了需要做手术的程度，那就应当做好手术前的准备工作。白内障是复明手术，多数效果很好,但由于人与人之间的个体差异,有出现一些并发症的可能,所以作为患者家属要充分了解术中及术后的并发症及可能出现的异常情况,配合医生治疗。除了医生要做眼局部及全身检查以外,患者本身也应当做一些必要的准备工作。

手术前应作眼部及全身的详细检查,以确定白内障性质及手术时机是否合适。并选择适当的手术方式。全身检查应包括血压,血糖,全身有无化脓性病灶和急慢性呼吸道炎症致咳嗽等。以上情况不正常者应进行治疗,待全身情况好转后方可手术,以免引起术中或术后并发症。局部检查应注意晶状体混浊的程度。随着现代白内障手术的进步,即使白内障没有成熟,只要它已明显影响视力,就可以进行手术,以便及早解除病人痛苦。此外,尚需作包括光感。眼压测定、裂隙灯显微镜检查等在内的眼部常规检查。

白内障患者术前准备工作具体需要做到:

1.首先应消除心理上的紧张情绪。白内障摘除本来是眼科最常见的手术,但有的人听说在眼睛上做手术,要打开眼球。"眼水"会流出来,就紧张得几天几夜睡不好觉,怕术后眼睛看不见。这主要是对眼科手术缺乏了解,产生了惧怕心理。其实现代白内障手术痛苦很少,手术时间也短(一般5～30分钟),有的人手术后也没有什么特殊感觉。为克服术前紧张心理,可阅读一些眼科科普书籍,了解眼科手术的一些基本知识;请做过白内障手术的患者,讲解手术时及术后的感觉,这样,便可容易地消除术前的紧张情绪和恐惧心理。

2.食宿起居要规律,平时养成按时睡觉、起床及进食的好习惯,多吃些软食及易消化的食物,每日坚持吃水果,以补充必要的维生素,保持良好的精神状态。

3.防止便秘,争取每日排便一次,防止大便干燥,必要时可每口服1～2匙复方蜂蜜或麻仁丸,以保证术前顺利排便。

4.戒烟戒酒。

5.有全身病的患者要在内科医生的指导下,将血压、血糖、心脑血管指标等调整到最佳状况。手术前一天如果出现任何全身不适,都应立即告诉白内障手术医生,及时处理,避免意外。

6.预防感冒。

7.按照医生建议在手术前1～3天对手术眼点抗生素眼药水。

8.手术的前一天要洗澡,清洁面部,因为手术后可能有一段时间不方便洗脸洗头。

9.手术前一晚口服镇静剂(如鲁米那、安定片等)以保证良好的睡眠,更好地配合医生完成手术。

10.如果不是全身麻醉手术,手术前可以吃比较清淡、易消化的食物,并且不宜吃得过饱。

11.高龄患者,最好安排手术当天有熟悉病情的家人或朋友或陪同,如果有任何事宜,便于与医生沟通。

12.在与医生充分沟通后,必须签署手术同意书。这表示患者已充分理解手术方式,充分信任医生,是良好医患关系建立的开始。

(二)白内障患者术后护理

以前的白内障手术,对护理的要求十分严格,近几年由于显微手术的开展,切口的缝合相当严密,手术后的护理并发症也大大减少了。一般仍应做到以下几点:

1.白内障术后当天,双眼要包盖,目的是使眼球减少转动,使眼睛得到充分的休息。放松头部,避免过多活动头部,自然呼吸,避免用力憋气。术后,除吃饭、上厕所外,一般都要卧床静养,特别要注意别磕碰术眼,以免造成前房出血,眼压升高等合并症。

2.白内障术后第2天,可去掉健眼纱布,病人虽能生活自理,但仍以卧床休息为主。有的患者感到术眼疼痛、流目等,均属正常现象。如眼睛疼痛明显,合并头痛、恶心等症状,要及时到医院就诊。避免剧烈活动,不要用力挤眼,有咳嗽或呕吐者,要给予镇咳或止吐药。

3.每日测量体温、脉搏、呼吸各1次,如有发热且超过38℃者,应每日测量体温4次,查明原因并作适当处理,疼痛较重者,适当给止痛药口服。

4.术后前3天可进半流质饮食,不吃难以咀嚼的硬性食物或刺激性食物,忌烟酒。

5.白内障术后一般5天拆线,拆线后局部应给予抗生素药水点眼,一日3次。术眼最好加整金属保护眼罩,以避免碰撞伤口,每日换药1次。晚上睡前可涂红霉素或金霉素眼膏等,以预防感染。年龄大,点药时要注意卫生,将手洗干净,最好让家人帮助点眼。

6.养成每日排便的习惯,保持大便通畅。老年人胃肠蠕动减慢,容易引起便秘,因此,白内障术后需吃易消化的食物及新鲜蔬菜、水果。术前术后可用缓泻药,如开塞露等,以防排便时用力过猛,使眼睛局部伤口出血和伤口开裂。

白内障术后注意事项:

(1)术后一周内洗脸、洗澡时避免污水入眼。

(2)术后一个月内避免剧烈运动和负重,以免用力过度,眼压过高而引起手术切口裂开,有便秘和咳嗽者,宜用药物加以控制。

(3)术后3个月内,避免揉擦、碰撞术眼。人工晶状体植入者需长期避免用手揉擦眼睛,以免人工晶状体与角膜磨擦而损伤角膜内皮。

(4)白内障囊内摘除术后患者,需及早配镜矫正术眼视力。

(5)出院后,一周需到医院复诊四次。

七、特殊白内障人群特殊对待

(一)糖尿病白内障患者

首要任务就是要控制好血糖。因血糖不仅会加快白内障的发展而且会引起眼底病变,应及时到医院检查,并根据眼底病变的分期及晶体浑浊的情况,来决定是先做白内障手术,还是先治疗眼底病变。

(二)高血压白内障患者

应先控制好血压方可施行手术。因白内障手术是无痛性手术,手术时间短,创伤小,所以术前患者也不要过于紧张。手术当天应继续服用降血压药,以稳定血压。在术中最好进行心电监护,以确保手术顺利完成。

(三)心脏病白内障患者

患有心脏病的老年病人能否接受白内障手术,要根据心脏病的严重程度及心功能的状况来决定,一般的心脏病患者都可以接受。但术前须进行全面检查及适当用药,同时术中进行心电监护,确保手术安全完成。

(四)外伤性白内障患者

外伤性白内障往往合并有眼部其他组织的损伤,手术时机应视伤情而定。钝挫伤应先处理挫伤的有关病症,待晶体浑浊后再择期手术;穿通伤应及时手术修补伤口,同时或择期行白内障手术。

(五)先天性白内障患者

先天性白内障一般需手术治疗,但要注意时机的选择。对于病情进展慢且视力较好者不要急于手术;对于已影响视力及视觉功能发育者,应尽早手术。术后还要进行跟踪治疗,防止弱视的发生。

八、白内障的预防

(一)采取防护措施,避免强光照射。

(二)多喝水,少食盐,保持正常代谢。

(三)限制热量摄入,减少过度肥胖而致的白内障。

(四)补充维生素,减少晶状体损害。

(五)补充蛋白质

眼球的角膜、晶状体和视网膜都需要蛋白质和维生素 A,缺乏时会引起角膜病变、白内障、夜盲症等眼睛,逐渐养成了吃瘦肉、鱼类、蛋类的习惯,更要多吃乳类和大豆制品;除了经常补充鱼肝油丸之外,还常吃点鸡肝、羊肝、猪肝、胡萝卜、蒜苗、香菜、油菜、菠菜等食物,因为维生素 A 要溶解在脂肪内才能吸收。

（六）B 族维生素

B 族维生素是参与包括视神经在内的神经细胞代谢的重要物质，并有保护眼睑、结膜、球结膜和角膜的作用。缺乏或不足时，易使眼睛干涩、球结膜充血、眼睑发炎、畏光、视力模糊、视力疲劳，甚至发生视神经炎症。含维生素 B 类丰富的食物有花生、豆类、小米、动物内脏、肉类蛋类、鱼类、米糠、豌豆等。

（七）不忘微量元素

体内有些含量不足体重万分之一的微量元素，如锌、镉、硒等也参与眼睛内各种物质的合成，调节其生理功能不可忽视。缺锌影响维生素 A 的运转，还会引起视网膜视紫质合成障碍，暗适应减弱。含锌丰富的食物有牡蛎、瘦肉等；镉不足时，影响胰岛素调节功能，会使血糖升高，造成眼球晶状体房水渗透压上升，屈光度有牛肉、粗面粉、磨菇、葡萄等；硒参与眼球肌肉、瞳孔的活动，是维持视力的一种重要元素。含硒较多的食物有鱼、家禽、大白菜、萝卜、蒜苗等；钼是组成眼睛虹膜的重要营养成分。含钼较多的食物萝卜、大豆、扁豆等。

（八）戒烟与服药

人们知道长期吸烟可导致肺癌，却很少有人知道吸烟也会导致白内障。有研究表明长期吸烟者白内障的发生率明显高于不吸烟者，吸烟斗者更为明显。同样，适当服用阿司匹林有利于软化血管，却很少有人知道适当服用阿司匹林也有减缓白内障病程的作用，但应饭后服用。

（九）阿司匹林参与竞争

老年性白内障患者体内氨基酸水平往往升高，其中色氨酸是唯一能与血浆蛋白结合的氨基酸。色氨酸及其代谢产物与晶状体蛋白结合变为棕黄色物质在晶体内沉积，形成白内障。而阿司匹林与色氨酸竞争，与晶体蛋白结合，从而使晶体内色氨酸水平下降。每天服用 100 毫克以内，既不引起胃肠症状，又可达到防治白内障和血粘稠的目的。

第二节　玻璃体病

一、玻璃体简介

玻璃体是一种特殊的黏液性胶体组织，正常情况下呈透明的凝胶状态，占眼球内容积的 2/3，其容量约为 4.5mL。其主要成分是水，约占 99％，其余成分为支架网的胶原纤维丝和透明质酸以及少量可溶性蛋白。玻璃体本身既无血管，又无神经组织，本身不会发炎。玻璃体的新陈代谢极其缓慢，它的营养和代谢是通过邻近组织的扩散来完成的。玻璃体无再生能力,如有缺损,留下的空隙为房水所充填。

二、玻璃体混浊

【病因】

当人们谈起玻璃体混浊,许多人都会以为这是一种眼睛疾病,其实不然,玻璃体混浊并不是一种病名,而是玻璃体最常见的一种病理变化。玻璃体本身或邻近组织病变经常会导致玻璃体混浊,引起玻璃体混浊的因素有很多,经归纳总结主要有以下几点:

1.炎性玻璃体混浊:玻璃体是无血管组织,玻璃体炎症都是周围组织炎症扩散而致。邻近组织发炎时,炎性细胞及渗出物可进入玻璃体,而出现混浊。如虹膜睫状体炎、葡萄膜炎、视网膜脉络膜炎、视网膜脉络膜病变。炎症组织的渗出物、炎性细胞、坏死组织及色素颗粒,吞噬细胞附着于玻璃体纤维组织而产生多种不同类型的混浊表现。

2.外伤性玻璃体混浊:眼球钝挫伤,常伴有眼内出血而引起混浊,眼内异物及继发感染亦导致混浊。

3.玻璃体变性混浊:随着年龄的增长,玻璃体逐渐发生变性,临床表现为凝缩和液化。凝缩的部位密度高,可有絮状、丝状、无色透明的混浊物;液化部位玻璃体结构解体,形成充满液体的空隙。这种玻璃体混浊在高度近视及老年人更常见,不会影响视力。

4.闪辉性玻璃体液化:可以在玻璃体内见到结晶,光照后呈闪辉外观。结晶主要是胆固醇,也可为磷酸盐、酪氨酸等。目前这种混浊产生原因不明。

5.雪状闪辉症:过去称为类星体玻璃体炎。在玻璃体腔内见到漂浮着无数白色球形或盘状小体,如天上繁星,结晶是脂肪酸和磷酸钙盐。多见于高血脂、糖尿病。

6.出血性玻璃体混浊:视网膜、葡萄膜血管破裂出血流入并积聚于玻璃体腔内,造成了玻璃体出血。

7.全身疾病与玻璃体混浊:一些热性病常伴随有玻璃体混浊。如流感、伤寒、流脑等可引起玻璃体混浊。肾炎、妊娠毒血症、糖尿病也可出现玻璃体混浊。

8.眼内肿瘤,玻璃体内寄生虫病,玻璃体视网膜退行病变等这些都会引起玻璃体混浊。

【临床表现】

1.玻璃体混浊的病人多觉眼前有黑影往返飘动称飞蚊症(飞蝇幻视),病人所感到的飘浮小点多不透明,呈浑暗色调,出现比较突然,可发生变化,这是一种病理性飞蚊症,需与生理性飞蚊症相鉴别。经检眼镜能查出的玻璃体混浊,都是病理性的。

2.玻璃体混浊对视力的影响,则根据混浊的性质、大小、部位、轻重程度和眼底病变的情况而有差异。

3.用检眼镜作彻照法检查玻璃体时,可见有黑色点状、片状、条状、圆形等混浊。

【治疗】

1.病因治疗:应根据不同的病因分别处理,例如治疗葡萄膜炎、高血压等。

2.药物疗法:口服或注射止血剂、碘制剂及糜蛋白酶,透明质酸酶、尿激酶及维生素等药物。

3.手术治疗:必要时可对有适应证的病人施行玻璃体切割术,将玻璃体腔内的陈旧积血或较薄的机化膜切成小块后吸出。

三、玻璃体积血

【病因】

玻璃体积血可因外伤(包括手术)引起。非外伤性玻璃体积血多见于视网膜血管病变,如视网膜静脉阻塞、视网膜静脉周围炎、高血压性视网膜病变、糖尿病性视网膜病变、视网膜裂孔形成等。

【临床表现】

1.视网膜出血,穿破玻璃体后界层,进入玻璃体中,有时呈均匀扩散,而致突然视力减退,但微量出血常有飞蚊症而不大影响视力。

2.玻璃体内有多量积血时,用检眼镜作彻照法检查时,常看不到眼底的桔红色反射。少量积血时,见到玻璃体内有尘状、条状、絮状、块状飘浮不定的混浊。

3.糖尿病性积血容易发生纤维增殖性病变,穿孔性外伤常在伤口处有纤维细胞沿着伤道内玻璃体胶质纤维长入玻璃体内形成机化膜。可引起牵引性视网膜脱离。

【治疗】

针对病因治疗。如药物治疗半年无效时,可作玻璃体切割术,外伤性大量出血时,应在受伤后二周左右作玻璃体切割术,以防止膜样形成及牵引性视网膜脱离。

四、玻璃体变性

【概述】

正常玻璃体为一透明的凝胶体,胶原纤维纵横交织构成玻璃体网状基础,具有粘弹性、渗透性和透明性的物理特性。当玻璃体变性时即出现液化、由凝胶变为溶胶,逐渐变成液状。由于玻璃体液化、脱水收缩可引起玻璃体的后界膜离开视网膜,称为玻璃体后脱离,常见于高度近视和老年人,也可由于细胞增殖而浓缩,呈胶冻状,与视网膜广泛粘连。玻璃体浓缩性萎缩多见于眼外伤、视网膜脱离后,多须进行玻璃体手术治疗,药物难以凑效。

【症状体症】

1.玻璃体液化、浓缩与脱离。

眼前飞蚊,对视力无影响,裂隙灯检查玻璃体见液化腔(黑色光学空间);有15％的65岁以上的老年人发生玻璃体液化及后脱离。液化现象常先由中央部开始,逐渐向上方及后方发展。这是因为玻璃体受到物理性与化学性(新陈代谢)的影响,玻璃体由凝胶状态转变为溶胶状态出现水样物质,同时伴有玻璃体的网状结构破坏。由于玻璃体凝集收缩,玻璃体呈抖动状,可牵引视网膜呈漏斗状脱离,致玻璃体与视网膜分开,形成玻璃体后脱离。病人常有飞蚊感。由于液体动荡,牵拉视网膜可出现闪光感,且易发生视网膜裂孔及视网膜脱离,此时应及早进行手术治疗。

2.星状玻璃体病变。

无自觉症状,玻璃体中可见多量银白色反光小体,随眼球飘动而不下沉。多发生在60岁左右,常为单眼发病。玻璃体内呈许多星状或雪花状小圆球,分布均匀。玻璃体并不液化,病人视力正常,不需处理。

3.眼胆固醇结晶沉着症。

多见于35岁以下的年轻人,玻璃体内呈金黄色发亮的胆固醇结晶,伴有玻璃体高度液化。多数继发于严重眼病或外伤,经常并发白内障或角膜混浊。

此外还有淀粉样变性,可见玻璃体内出现灰白色或金黄色细丝状沉淀物,表现为高度视力减退。

【诊断依据】

1.高度近视和老年人多见玻璃体液化和玻璃体后脱离。

2.眼外伤及视网膜脱离者多见玻璃体变性液化或萎缩。

3.星状玻璃体病变:多见于60岁以上老年男性,尤其患有糖尿病或高胆固醇血症者。

4.眼底检查:可见各自的特征。

【治疗原则】

1.一般无需治疗。

2.针对病因采取药物治疗。

3.必要时手术治疗。

【疗效评价】

1.治愈:眼前飞蚊黑影消失,视线无影响。

2.好转:眼前飞蚊或黑影减少。

3.未愈:无变化。

【专家提示】

玻璃体变性是以液化、后脱离、萎缩导致混浊为主要表现,有时单一病变或同时出现。单纯的玻璃体液化除偶尔眼前飞蚊外,无明显症状。除老年变性外,高度近视、眼外伤及葡萄膜炎亦可发生玻璃体液化。这种液化变性常导致玻璃体后脱离,常突然眼前出现一环形黑影或伴有蜘蛛网样黑影飘动,对视线有一定影响。部分病人经过一段时间后,由于脱离的后裂孔因重力而下沉,黑影消失。也有部分病人脱离后界膜(后裂孔)悬浮于玻璃体中,干扰病人的视线,但对视力无大妨碍,一般无需治疗。由于眼外伤及其他眼病引起的玻璃体变性,则必须针对原发病因及早进行药物治疗,非常必要时进行玻璃体切割术,可缓解症状。

思考题:

1.白内障大致分几类?

2.简述老年性白内障的具体症状。

3.如何治疗老年性白内障?

4.发育性白内障病因是什么?

5.外伤性白内障治疗应注意哪些问题?

6.白内障手术前后应注意什么问题?

7.玻璃体病主要有哪些?

8.玻璃体的病因有哪些?

144

第八章　葡萄膜、视网膜、视神经及视路病

第一节　葡萄膜病

一、葡萄膜简介

葡萄膜是眼球内层组织,有色素膜与血管膜之称,为眼球壁的中间层,共由虹膜、睫状体(虹膜后面的部份,负责制造眼球内的液体)、脉络膜(视网膜下面的血管组织)三部份组成。葡萄膜含有丰富的血管与色素,为提供眼内组织的必要营养与代谢、保证生理光学效能的充分发挥起着重要作用。葡萄膜的血管丰富,通透性高,有些全身性免疫复合物病如类风湿性关节炎、强直性脊柱炎、系统性红斑狼疮以及血清病等常伴发葡萄膜炎。

前葡萄膜包括虹膜与睫状体,后葡萄膜即脉络膜;这三部分组织在解剖上紧密联接,病变时则互相影响。葡萄膜炎是一类多种原因引起的葡萄膜炎的炎症,为常见的眼科疾病。多发生于青壮年,常累及双眼,且反复发作,并可产生一些严重的并发症和后遗症,是常见的致盲眼病之一。

单独的虹膜炎或睫状体炎较少,常表现为虹膜睫状体炎或称前葡萄膜炎。脉络膜炎或后葡萄膜炎常累及视网膜,故多为脉络膜视网膜炎。周边部葡萄膜炎指睫状体平坦部的炎症,有时也涉及与该处接壤的视网膜。当前后葡萄膜即虹膜、睫状体和脉络膜同时发生炎症时称全葡萄膜炎。

病因包括感染性和非感染性。感染性者如细菌、病毒、真菌、立克次氏体、原虫、寄生虫等感染,非感染性者如物理、化学、损伤等外源性因素引起

的变态反应和由坏死肿瘤或变性组织等内源性因素引起的反应,微生物(如组织胞浆菌)或自身抗原(如晶状体源性和交感性眼炎)引起的免疫反应。

二、葡萄膜炎

葡萄膜炎(Uveitis)为眼球内葡萄膜发炎所引致,目前,一般认为葡萄膜炎就是眼内炎症(intraocular inflammation)的总称。它包括葡萄膜、视网膜、视网膜血管和玻璃体的炎症。虹膜和睫状体的血液供给同为虹膜大环,故两者经常同时发炎,而总称为虹膜睫状体炎。如果脉络膜也同时发炎,则称为葡萄膜炎。任何年龄的人都可能会患上葡萄膜炎,但以年青成年人最多,常合并系统性自身免疫病,病情反复,引起严重的并发症,是常见的一类致盲眼病。在已发展国家中,约 10%～15% 的失明成因源于此病。以美国为例,葡萄膜炎的发病率约为每年 15/100000。葡萄膜炎大多影响双眼,病源大部份与感染或身体其他器官毛病无关。这是个可以治愈的眼疾,但若果患者得不到医治,或是眼球发炎症状重覆地复发,即可能会导致眼球组织内留下疤痕,最终导致失明。

葡萄膜炎是眼科急重症难治之病,由于发病急、变化快,反复发作;并出现严重并发症,严重影响视力,甚至失明,给患者带来巨大痛苦。近年来,葡萄膜炎自身免疫学说及其有关研究已成为眼科免疫学领域中最活跃的课题。

葡萄膜炎是眼科的"疑难杂症",有些患者认为葡萄膜炎不可治愈。专家指出葡萄膜炎不是无法治愈。及早正确治疗是遏制葡萄膜炎的前提,如果不及时就诊,易引发白内障、青光眼、视神经萎缩等并发症,最终导致失明,而且所引起的失明有相当一部分是不可逆的。如能及时治疗、措施得当,绝大多数的患者可以挽救视力,并且很多患者可以得到根治。

【症状】

葡萄膜炎多发生于 20～50 岁的青壮年,女性较多,单眼发病,眼外部没有明显的病变,中心视力下降,视野中常有暗影出现,视物变形。如视大为小,视小为大,视物变形等。眼底黄斑中心反射消失,水肿、渗出、色素紊乱,出现出血、新生血管等现象,视网膜色素上皮脱离,日久形成疤痕,中心视力永久损害。

【病因】

许多葡萄膜炎的原因很难确定,仅根据全身和眼部临床表现,结合病史和有关化验检查来考虑,常见原因如下:

1.感染和刺激。

(1)外因性原因:是由外界致病因素所致。①感染性:如细菌、真菌等经外伤或手术创口直接进入眼内,易引起化脓性炎症。②非感染性:如机械性、化学性和热烧伤等均可引起葡萄膜炎,往往伴有眼部其他改变。

（2）继发性原因:是其他疾病继发引起的眼部葡萄膜炎症。①邻近眼组织炎症的蔓延:如严重的角膜炎或巩膜炎可引起虹膜睫状体炎。②眼内毒素或刺激物的反应:如失明萎缩变性的眼球、长期视网膜脱离,眼内反复陈旧性出血以及恶性肿瘤坏死都可引起葡萄膜炎。

（3）内因性原因:①感染性:病原体或其产物通过血行播散,从身体其他部位进入眼内,例如有明显感染灶的转移或发生于感染源已清楚的疾病过程中。如结核、梅毒、钩端螺旋体病等细菌感染或单纯疱疹、带状疱疹等病毒感染或弓形体病等原虫感染,以及蛔虫、囊虫等寄生虫感染等都可能引起葡萄膜炎。②非感染性:很多内因性葡萄膜炎检查不出病原体,往往有免疫异常表现。如晶体源性葡萄膜炎、交感性眼炎、Fuchs 虹膜异色性虹膜睫状体炎、中间葡萄膜炎等,或伴有全身病如风湿病性关节炎的前葡萄膜炎、Vogt－小柳原田病、Behcet 病、系统性红斑性狼疮、结节病等。

2.抗原—抗体反应。

由于外源性或内源性抗原对全身免疫系统的刺激,引起眼部抗原一抗体反应,表现出免疫源性葡萄膜炎。在发生特异性免疫应答后,出现继发性非特异性免疫反应。由此产生组织损伤和机能障碍。与病灶感染或结缔组织病(类风湿性关节炎、全身性红斑狼疮、血清病等)有关。

3.非感染性疾病。

如中枢神经系统疾病,皮肤病、糖尿病等,虽无病原体侵入,亦可呈现葡萄膜炎症。

4.原因不明。

目前认为虹膜组织是眼内产生前列腺素（PGs）的主要场所。前部葡萄膜炎时,大量 PGs 引起血管扩张,渗透性增加。应用消炎痛可抑制前列腺素的合成。

【病理】

从中医来看葡萄膜炎的病因病机,主要是由于外邪侵袭,或有内热;多与肝、肾、脾三脏功能失调有关。肝为多气多血之脏,肝主疏泄,肝开窍于目,肝经风热或肝郁化火,热邪上扰,灼伤眼仁,或嗜好肥甘厚味,酿成脾胃湿热,热邪上蒸于目,熏灼瞳仁,或素体阴虚,病久伤阴,肝肾阴亏,虚火上炎,目睛受损,或由眼部邻近组织病变波及眼内脉络致使气血瘀积。血循环障碍而致病。总结如下:

1.肝经风热或肝郁化火:热邪上扰,灼伤黄仁。

2.嗜好辛辣煎炸,肥甘厚味,酿成脾胃湿热,热邪上蒸于目,熏灼黄仁。

3.素体阴亏,病久伤阴,房劳过度伤及肝阴,肝肾阴虚,虚火上炎,黄仁受损。

4.眼部邻近组织病变波及黄仁,另外外伤也可使黄仁受损。

5.风湿入侵,留连关节,流窜经络与热相结上扰于目,黄仁受犯。

6.肝胆湿热蕴结,交蒸上犯,黄仁受灼而发病。

7.脾肾阳虚,精气难于上承,目失濡养。

【治疗方法】

葡萄膜炎最理想的治疗方法是病因治疗,但因病因诊断困难,现常采用非特异性治疗,通常为局部治疗与全身治疗相结合。

1.局部治疗对前葡萄膜炎尤为重要,常用疗法为:

(1)散瞳:应用散瞳和睫状肌麻痹剂,解除瞳孔括约肌和睫状肌痉挛,使眼休息和止痛,减少睫状肌对睫状血管的压迫,改善局部血循环,降低血管的通透性,减少渗出,使瞳孔开大,防止虹膜后粘连,或及时拉开后粘连,保持瞳孔的活动性。常用药物有阿托品、后马托品、新福林、托品卡胺等。为充分散瞳、拉开虹膜后粘连,可结膜下注射混合散瞳剂,如1%阿托品、4%可卡因和0.1%肾上腺的混合剂或0.5%新福林、0.4%后马托品和1%普鲁卡因的等量混合剂,每次0.1~0.2mL,注射于靠近虹膜后新粘连部位的角膜缘附近的结膜下。

(2)局部应用肾上腺皮质激素:有滴眼与注射用药。

①滴眼剂:主要用于前葡萄膜炎。常用的有0.5%醋酸可的松液、0.025%地塞米松液、0.1%艾氟龙液、点必舒(0.3%妥布霉素、0.1%地塞米松)液和四环素可的松眼膏。

②结膜下注射:用于严重的前节炎症。如强的松或强的松龙每次0.3~0.5mL(25mg/mL),可每周注射1次,因吸收慢,注射1次可保持2~3周的效果;急性病人也可用地塞米松,每次2.5~5mg,每1~2日注射1次。

③眼球周围注射:用于全葡萄膜炎或后节炎症。为全身用药的辅助疗法或慢性炎症不能长期服药者,可间断做眼球周围注射,常用强的松或强的松龙每次0.5~1.0mL,每周或隔周注射1次;急重病例,则用地塞米松2.5~5mg每日或隔日注射1次。

④地塞米松离子透入法:可用于治疗眼前节炎症。

(3)局部非甾体类抗炎药:能抑制前列腺素的合成,缓解炎症。常用于不能使用皮质激素的单疱病毒性角膜虹膜炎。常用佳贝眼液、欧可芬眼液等。

(4)热敷:有湿热敷、干热敷、蜡疗,以及超短波透热等,能扩张血管,促进血液循环,清除毒素和炎症产物,从而减轻炎症反应,并有止痛作用。

2.全身治疗。常用激素类、非激素消炎类、免疫制剂等药物及相应方法。

（1）皮质激素：是治疗葡萄膜炎最有效的方法，利用其抗炎、抗过敏和免疫抑制作用。适应症：局部治疗无效的严重前葡萄膜炎、后葡萄膜炎和全葡萄膜炎。注意有无全身用药禁忌症，小儿和老人要慎用。用药方法：要根据炎症程度和发病急缓以及病人全身情况决定药量，尽量采用短期应用，但对严重病例要早用，用量要足，以便及时控制炎症，大量皮质激素治疗在2周以上者不要突然停药，以防反跳，必须根据病情逐渐减量，决定最小的维持量，长期用药者必须用中效强的松，不能用常效地塞米松。一般对严重的葡萄膜炎，可先采用地塞米松，每日 5～10mg 静脉点滴，5～7 天以后改为相应剂量的强的松，每日早晨口服，根据病情逐渐减量，减至每日 20～30mg 以下改为隔日给药，然后根据病情减至维持量。

（2）非激素类消炎药：是对某些化学炎症介质如组织胺、激肽和前列腺素等的拮抗剂，可缓解炎症代谢物质的作用。常用药物有阿斯匹林 0.3～0.6g、消炎痛 25mg，每日 2～3 次，布洛芬 200mg，保泰松0.1mg，每日 3 次等。

（3）免疫抑制剂：能抑制免疫细胞和抗体产生。本剂毒性很大，可产生严重的副作用，必须慎用，仅用于皮质激素治疗无效、病情严重有失明危险、并能追踪观察者。使用时应每周检测白细胞和血小板，如严重下降当考虑停药。常用药物有环磷酰胺、瘤可宁、硫唑嘌呤、环胞霉素 A、秋水仙碱等。

（4）免疫增强剂：是通过非特异性活化单核巨噬细胞或激活促进淋巴细胞增殖，从而提高机体免疫应答水平，增强机体免疫功能。用于免疫缺陷性疾病或免疫功能低下者的补充治疗；有时用于久用免疫抑制剂者。常用药有左旋咪唑、转移因子、血浆置换疗法等。

（5）病因治疗：这是最理想的治疗，应根据患者的病史、临床表现，以及有关的化验、X 线等检查以确定病因和疾病性质，进行更有效的治疗。

3.中医中药治疗：按辨证施治的原则进行治疗，主要选清热泻火的药物治疗。

【类型】

葡萄膜炎一般按照眼球受影响的部份而分成两类。眼球前段的葡萄膜炎是最常见的种类，其次则为眼球后段葡萄膜炎，或是整个眼球前后部份都受影响而发炎。

（一）前段葡萄膜炎（Anterior uveitis）

常见的葡萄膜病，常单眼先发病，主诉眼痛，羞明及视力减退。查体见角膜缘充血，瞳孔小，房水混浊，用裂隙灯显微镜检查时，对流的混浊房水出现闪辉，称为廷德尔氏现象。房水中大量白细胞和（或）色素随房水对流，并逐渐下沉在角膜内皮层，排列成基底向下的三角形的角膜后沉着物，当房水内白细胞和纤维素增多时，因重力而下沉形成前房积脓。房水中大量的纤维素凝结在瞳孔区,附着于虹膜和瞳孔区的晶状体表面,若不及时散瞳,易发生虹膜后粘连,甚至发生瞳孔闭锁和(或)瞳孔膜闭,这种粘连可是部分性的,散瞳后瞳孔呈不规则形,有时瞳孔完全后粘连称为瞳孔闭锁,也有时瞳孔区有机化膜遮避称为瞳孔膜闭。两者可同时存在。若眼压增高可致虹膜膨隆。病情严重时也可致虹膜与晶状体完全粘连,甚至虹膜上新生血管形成虹膜红变,这些都可导致继发性青光眼,预后不佳。虹膜睫状体炎时,虹膜肿胀、充血、纹理不清、色泽晦暗、睫状肌受炎症刺激使瞳孔缩小,虹膜后面与晶状体前囊接触面增大,更易产生虹膜后粘连。长期虹膜睫状体炎后,眼压上升并使虹膜根部与周边部角膜后层相粘连,称为虹膜周边前粘连。由于粘连封闭了前房角的小梁网,阻碍房水的排出,使眼压进一步升高,加重了继发性青光眼的病情。多次复发的虹膜睫状体炎,晶状体的正常生理代谢发生紊乱而混浊,称为并发性白内障。严重的炎症长久不退或频繁发作加重,葡萄膜组织破坏,睫状体恢复房水的功能丧失,眼压降低,眼球变软缩小终致眼球萎缩。

【主要成因】

(1)自发性,可能与自身免疫反应有关。

(2)与阴性血清反应椎骨关节病相关的葡萄膜炎。

(3)小柳原田综合症。

(4)Behcet′s病。

(5)青少年的类风湿性关节炎。

(6)细菌或病毒感染。

1.急性前葡萄膜炎(急性虹膜睫状体炎)。

【症状】

主要症状为疼痛、畏光,疼痛以晚间较为明显,遮盖患眼后用电筒光照射健眼的瞳孔,此时病眼即感到疼痛或不适,同时有流泪及畏光等刺激症状。视力减退,多因房水混浊、角膜后沉着物、晶状体色素沉着或瞳孔区有渗出物阻碍了光线的正常通过引起。

【眼征】

有睫状充血或混合充血。由于房水中有大量炎症细胞和纤维素,使房水变为混悬样的混浊。由于虹膜充血和水肿,致虹膜纹理不清,色泽晦暗。由于渗出物沉着在虹膜与晶状体间,如不及时散瞳,极易发生虹膜后粘连,使瞳孔呈现梅花形。严重的虹膜后粘连可导致房水流通受阻。此外,由于虹膜后面与晶状体前囊的接触,因而容易产生虹膜后粘连。

【并发症、后遗症】

葡萄膜炎如治疗及时,措施得当,可不留任何并发症,但如果延误治疗

时机,会使病情加重,产生严重的并发症,甚至失明。常见的并发症有:

(1)虹膜后粘连。多由于虹膜炎症反应重,没能够充分有效地散大瞳孔所致,局限性粘连对视功能影响不太大,如果广泛粘连,形成花瓣状瞳孔,如果瞳孔还被渗出膜覆盖,造成瞳孔闭锁或膜闭,则严重影响视力和房水循环。

(2)虹膜周边前粘连:这是由于长期的虹膜炎症,眼压升高,使虹膜根部与周边部角膜后层相粘连,称为虹膜周边前粘连,因此可导致房水排出受阻,使眼压进一步升高,造成恶性循环,使继发性青光眼程度加重。

(3)继发性青光。由于瞳孔闭锁,后房的房水无法经瞳孔区进入前房,引起后房压力升高,眼压急剧上升,同时也可以有虹膜周边粘连,堵塞房角,使滤过功能减退,导致眼压升高,急性期前房水粘稠度增高,渗出物堵塞前房角,引起眼压上升。

(4)晶状体改变:如虹膜睫状体炎多次反复发作,因晶状体的正常生理代谢发生紊乱而出现混浊,即引起并发性白内障。如眼球条件尚好,在炎症静止后施行白内障摘除术,可望恢复部分视力。

(5)玻璃体混浊。对严重的虹膜睫状体炎或后葡萄膜炎,常常有玻璃体点状、条状或团块状混浊,位于玻璃体后部,随眼球转动而飘浮,重者影响视力。

(6)视网膜及黄斑水肿、变性。前葡萄膜炎时视网膜仅有轻度水肿,一般恢复后无大影响。后葡萄膜炎常有严重的视网膜和黄斑水肿,视网膜变为灰白色混浊,黄斑可形成弥漫性或囊样变性.如持续时间久,可造成严重的视力减退。

(7)视乳头水肿或视神经萎缩,严重的葡萄膜炎炎症可波及视乳头周围的脉络膜,引起视乳头水肿,晚期出现视神经萎缩,严重视力障碍。

(8)眼球萎缩。这是葡萄膜炎最严重的并发症,多由于长期慢性炎症,睫状体功能受损,房水分泌减少,视网膜和后葡萄膜变性萎缩,导致眼球变软,失去功能。

【治疗】

(1)散瞳:这是最重要的治疗措施,散瞳的作用有;防止虹膜后粘连,减少发生继发性青光眼或瞳孔闭锁的可能;解除或减少虹膜括约肌和睫状肌的痉挛,使之处于休息状态,并有利于病情恢复;促进睫状体血管的血液循环,老年人前房较浅者,散瞳时应注意避免引起急性青光眼发作。

(2)皮质类固醇:可用可的松或强的松龙眼液局部点眼,如合并用结膜下注射强的松龙,则效果更明显。

(3)非皮质类固醇类抗炎药及抗生素:抗炎药用得较多的是消炎痛或阿

司匹林。抗生素仅用于有细菌感染的眼内炎症。

(4)全身治疗:包括皮质类固醇、抗前列腺素的应用及免疫治疗,病因治疗等。

(5)并发症及后遗症的治疗。

继发性青光眼:虹膜睫状体炎并发继发性青光眼,在急性期,有时会眼压升高,应使用药物控制眼压,可根据不同情况加以治疗。做虹膜切除术可以疏通前后房,使房水畅流,眼压得以下降。

并发性白内障:如光感、光定位尚好,可在炎症完全静止状态下施行白内障摘除术,争取恢复一定程度的视力。

2.慢性虹膜睫状体炎。

多属肉芽肿型,常由结核、结节病、交感性眼炎等致病,起病缓慢症状不明显,角膜后沉着物较大,即所谓羊脂状角膜后沉着物,病程迁延,治疗困难,预后较差。

急性和慢性前葡萄膜炎的治疗以散瞳为主,为防止发生虹膜后粘连,减少或解除虹膜括约肌和睫状肌的痉挛,应立即散瞳。病因未能确定时,可用非特殊抗菌药、皮质类固醇、发热疗法等。应以局部激素治疗为宜。

(二)后葡萄膜炎(脉络膜炎)

后葡萄膜炎有眼前黑影飞动、弥漫性炎症或黄斑受累时,视力明显减退。眼底检查显示眼球后段葡萄膜炎导致视网膜炎和血管炎。眼球后段葡萄膜炎患者可以引发的并发症包括白内障、青光眼、黄斑水肿、血管增生、视网膜坏死和视觉神经萎缩。假如得不到合适治疗,后果相当严重或可引致永久失明。

【症状】

1.视力严重下降,视力减退程度取决于病变部位和玻璃体混浊的程度。如发生在黄斑部,严重影响视力。

2.闪光感,为炎症引起的视网膜刺激症状。

3.视力变形,为水肿或渗出导致视网膜、视细胞排列紊乱所致。

4.眼底检查:可见多处渗出灶,网膜水肿及眼底出血;晚期病人可见眼底色素沉着,晚霞状眼底,瘢痕,增殖性改变,以及网膜下新生血管。

脉络膜与视网膜关系紧密,发生脉络膜炎时,视网膜亦多受累,称为脉络膜视网膜炎,若视神经亦受侵犯,则称脉络膜视神经视网膜炎。急性弥漫性后葡萄膜炎时,表现眼底模糊,视盘充血,边缘不清,严重时玻璃体混浊使眼底无法见到。新鲜活动的脉络膜视网膜病灶,眼底镜可见视网膜血管下的黄白斑块,境界模糊。后期,玻璃体混浊减轻,在黄白色病灶的边缘逐渐出现色素沉着,若黄斑未受侵犯,中心视力可完全恢复,整个眼底呈弥漫性细小的色素分布和脱色现象,散在性病灶则出现多个边界清楚的白色脉络膜萎缩斑,边界有色素沉着。

【治疗】

应确定病因,除去病灶。皮质类固醇对本病疗效好,若局部用药效果不显著,可采用周身短期大剂量的激素治疗,同时加用抗生素。若前部有炎症时,还需散瞳。

(三)交感性眼炎

交感性眼炎是指一眼遭受穿通性眼外伤(或手术)后引起非化脓性葡萄膜炎。健眼的葡萄膜也发生同样性质的急性弥漫性的炎症,受伤眼称为刺激眼,未受伤眼称为交感眼,交感性眼炎为其总称。

【病因】

角、巩膜缘或睫状体的穿孔伤,伤口有组织嵌顿,眼内异物存留和创口长期不愈者易发生交感性眼炎。某些眼内手术之后(如虹膜嵌顿术、白内障摘出术),眼患恶性黑素瘤后都可发病。近年来由于对本病的逐步深入了解,改进了对眼球创口的处理方法,交感性眼炎的发病率在穿孔性眼伤中,已自19世纪的高达16%下降到目前的0.1%左右。

免疫学研究认为,交感性眼炎是一种自身免疫性疾病。分解了的葡萄膜色素进入血流,成为抗原,激活机体的免疫细胞,从而产生抗原—抗体反应。病毒感染起着促进免疫反应的作用。

【临床表现】

交感性眼炎在外伤后的潜伏时间不等,短者几小时,长者可达40年以上,90%发生在1年以内,最危险的时间最受伤后4~8周。特别是伤及睫状体或伤口内有葡萄膜嵌顿,或眼内有异物更容易发生。

刺激眼的表现:眼球受伤后伤口愈合不良,或愈合后炎症持续不退,顽固性睫状充血,同时出现急性刺激症状,眼底后极部水肿,视盘充血,角膜后有羊脂状沉淀,房水混浊,虹膜变厚发暗。

交感眼的表现:起初有轻微的自觉症状,眼痛、畏光、流泪、视力模糊,刺激症状逐渐明显,轻度睫状充血,房水混浊,细小沉淀,随着病情发展出现成形性炎症反应,虹膜纹理不清,瞳孔缩小而虹膜后粘连,瞳孔缘结节、瞳孔闭锁,玻璃体混浊,视乳头充血、水肿。周边部脉络膜可见细小黄白色类似玻璃膜疣样病灶,逐渐融合扩大,并散布到整个脉络膜,恢复期后眼底遗留色素沉着,色素脱色和色素紊乱,眼底可能出现晚霞样改变。

若病变在眼球前段,则与虹膜睫状体炎相似:房水混浊,角膜后沉着物,瞳孔后粘连等。多数病人的炎症主要在脉络膜,且视乳头水肿,视网膜水肿,严重时可引起视网膜脱离,玻璃体明显混浊,视网膜血管下面有时可见黄白色病灶。若治疗不及时,可致眼球萎缩,使视功能完全被破坏。

若病变在眼球后段:可见玻璃体混浊,脉络膜渗出,继发性视网膜脱离以及视乳头充血水肿等。两种类型均有明显的视力减退。一般开始时,受伤眼先有充血,继而对侧眼(交感眼)出现症状。

【治疗及预防】

诊断明确后,应立即应用大量皮质类固醇。

预防交感性眼炎,首先应处理好伤眼的伤口,使其早期愈合。脱出的葡萄膜组织如时间长且有污染时,应予以剪除。如组织尚不致污染,则可用抗生素溶液冲洗后,小心还纳眼内,不让有残余葡萄膜组织嵌顿于创口。术后加用抗生素和皮质类固醇防止或减轻葡萄膜炎的发生,并严密观察健眼。若伤眼遭受严重破坏,无法挽救视功能,应作眼球摘出;若已发生交感性眼炎,而伤眼尚存在一定视功能,则不宜轻易摘出眼球。

如交感性眼炎已经发生,则应全身及局部大量给予皮质类固醇药物,开始必须用较大剂量以便及时控制炎症。待炎症控制后逐渐减量,维持量的时间应尽可能保持长久以防复发。如炎症严重,激素治疗无效或有全身禁忌症时,可合并或改用免疫抑制剂,但治疗过程中要注意其副作用。

(四)全葡萄膜炎

当虹膜、睫状体及脉络膜同时或先后发生炎症时,即累及整个葡萄膜的炎症,称为全葡萄膜炎,常伴有视网膜和玻璃体的炎症。当全葡萄膜炎由感染引起时又称为眼内炎。常见的全葡萄膜炎主要为 Vogt—小柳原田病、Behcet 病等。由于一些类型的全葡萄膜炎较为顽固,免疫抑制剂应用时间应足够长,联合用药常能降低药物的副作用、增强疗效。在治疗过程中应定期检查肾脏功能、血常规等,以免出现严重的副作用。

Vogt—小柳原田综合征:以双侧肉芽肿性全葡萄膜炎为特征的疾病,常伴有脑膜刺激症、听力障碍、白癜风、毛发变白或脱落。此病曾称为"特发性葡萄膜大脑炎",是国内常见的葡萄膜炎类型之一。此病由自身免疫反应所致,治疗上以药物为主。本病多见于黄种人,容易反复再发,病程有长达数年乃至数十年者。

Behcet 病:一种以葡萄膜炎、口腔溃疡、皮肤损害和生殖器溃疡为特征的多系统受累的疾病。此病主要发生于远东、中东和地中海沿岸的一些国家,也是国内葡萄膜炎中常见的类型。此病与细菌、单疱病毒感染有关,主要通过诱发自身免疫反应致病。治疗上以药物为主,手术治疗需非常谨慎。

【治疗】

与交感性眼炎的药物治疗基本相同。诊断确定后立即以糖皮质激素大剂量冲击,炎症控制后剂量递减,静止后仍需服用维持量3~6个月。炎症严重,糖皮质激素难以奏效时,加用免疫抑制药,如环孢素 A 或环磷酰胺等。VK 型因虹膜睫状体炎症强烈,强扩瞳药扩瞳和糖皮质激素类点眼是必要的,亦可加用 0.5％阿托品液 0.5mL、地塞米松0.5mL、1:1000 肾上腺素 1 滴、2％利多卡因液 0.3mL 的混合液,角膜周围球结膜下注射(每眼),1 次/日或每 2 日 1 次,使瞳孔充分散大阻止后粘连,瞳孔散大后可改弱扩瞳剂。炎症特别严重,上列措施无效者,再加 2％环孢素 A 溶液点眼,2～3 次/日。对眼前段炎症反应轻微的 H 型,用弱扩瞳药即可。

三、葡萄膜的预防和注意事项

(一)预防

防止葡萄膜炎致盲的关键在于,早期诊断和及时合理治疗。

1.如发现眼红、痛、畏光、流泪、视力下降或无红、痛,但眼前有黑影漂浮、视物模糊或视物变形,闪光感、视力下降者有可能患葡萄膜炎,应到有关专科作详细检查,以明确诊断。

2.一旦诊断为葡萄膜炎,应积极进行治疗,散瞳是治疗前葡萄膜炎的必要措施,可防止瞳孔粘连,避免继发性青光眼和并发性白内障的产生;激素是治疗葡萄膜炎的常用药物,但有副作用,不论全身或局部用药,一定要在医生指导下使用,不宜滥用。

3.葡萄膜炎患者,应定期复查,预防复发,如自觉有复发症状,应及早诊治。

4.积极锻炼身体,增强体质,预防感冒,少吃刺激性食物,注意劳逸结合,保持身心健康,对预防葡萄膜炎也有重要意义。

(二)注意事项

葡萄膜炎在治疗上因病因的不同,在治疗上也就存在一定的差别。而且,对于出现了相应并发症的患者,在治疗上还要针对并发症进行治疗。

很多医生给予大剂量的激素治疗给患者注射激素十天半月,虽然炎症是消退了,视力也恢复了,但给患者带来药物的副作用。长期使用糖皮质激素点眼,可引起青光眼、白内障、角膜上皮损害等并发症,全身大量使用激素,会让患者出现股骨头坏死、胃肠穿孔、甚至精神疾病等严重副作用。滥用抗生素也是葡萄膜炎治疗中常见的错误之一。绝大多数患者都曾在当地使用过抗生素治疗,实际上葡萄膜炎中需抗生素治疗的患者比例很少。另外,治疗过程中使用大量的辅助药物,造成过度治疗,给病人带来的痛苦和伤害有时可能比疾病本身还要严重。及早治疗是遏制葡萄膜炎的前提。

葡萄膜炎患者在没有治疗,或治疗不足下,视力可能会受到永久损害甚至完全失明。类固醇及免疫系统抑制剂,是医治葡萄膜炎的最常用药物。这些药物抑制过份活跃的免疫系统,减低发炎症状,保护眼睛不受损害。患者经过一段时间(数个月或者数年不等),身体可能慢慢调节及适应,最终令病情不再复发,而所服的药物剂量就可以慢慢减少,甚至完全停止。但若果葡萄膜炎有复发情况,病人便必须再度接受治疗。

葡萄膜炎很多时是慢性的,持续多年,并常有复发。病人如果突然出现视力模糊或眼睛发炎情况,应及早向医生求诊。

(三)葡萄膜炎病人生活上的调养

无论是急性葡萄膜炎还是慢性葡萄膜炎,生活上的调养和饮食上的调整是治疗本病的有效措施之一,应当予以重视。对一些病因明确的葡萄膜炎(如过敏性葡萄膜炎、结核性葡萄膜炎等)应当注意预防和避免原病因的扩大。对急性葡萄膜炎,特别应注重适当休息,避免过劳,睡眠充足,有失眠或神经衰弱者,应每晚给予安定或眠尔通口服。夜间疼痛较重者,睡前可口服去痛片。饮食上应选择富有蛋白质、维生素和易于消化的食物。多吃水果蔬菜,经常保持大便通畅。对一些有刺激性的食物或兴奋性食品(如辣椒、生葱、生蒜、咖啡等)应当尽可能少用或不用。同时应忌烟酒刺激。每日饮用足量的开水,对排除体内有害物质有所帮助。另外,每日应按医生的嘱咐,按时点药,定时服药,做好热敷,配合治疗。

【食疗】

目前,一般认为葡萄膜炎就是眼内炎症的总称。它包括葡萄膜、视网膜、视网膜血管和玻璃体的炎症。多发生于青壮年,常合并系统性自身免疫病,病情反复,引起严重的并发症,是常见的一类致盲眼病。

葡萄膜炎的病因复杂,除了诊断病因及对症治疗外,辨证配制一些食疗套餐,有利于疾病的康复。下面介绍一些常用配餐。

(1)银花菊花茶:银花 50 克,菊花 50 克,绿茶 20 克。上药混合共为粗末,用纱布分装成袋,每袋 15 克。每次 1 包,代茶饮用。可清凉解热、疏风明目。用于头眼胀痛、目睛红赤者。

(2)绿豆藕羹:藕 1 节,绿豆 30 克。将藕洗净切成小块,与绿豆同煮至熟烂后食用。每日 1 剂。可清热凉血、去赤止痛,适用于眼热赤痛者。

(3)二仁粥:生薏仁 30 克,杏仁 6 克(捣碎),粳米 100 克。三物共用水煮,至米开粥稠即可食用。每日 1 剂。可清热利湿,适用于葡萄膜炎反复发作者。

(4)香菇烧冬瓜:冬瓜 300 克,香菇 20 克,调料适量。冬瓜去皮瓤、洗净、切片。香菇浸泡透,洗净。二味用油炒后,烧熟。每日 1 剂。可清湿热、益胃气,适用于脾胃湿热重的葡萄膜炎患者。

相关链接:葡萄膜炎患者忌吃土豆

吃土豆可能会使葡萄膜炎病情加重或引起葡萄膜炎复发。

日本科学家研究发现，土豆里含有的氨基酸大部分和引起葡萄膜炎的一个抗体的氨基酸一致。据推测，葡萄膜炎患者吃土豆之后，身体吸收了这些氨基酸后，会发生抗原抗体反应，从而加重或诱发疾病发作。这种情况在部分葡萄膜炎患者身上发生，并非必然这样。但是，为避免病情加重或引起疾病复发，葡萄膜炎患者应忌吃土豆。

四、其他葡萄膜病

(一)特发性葡萄膜大脑炎

葡萄膜炎伴有脑炎，表现为听力减退、脱发、毛发变白和白癜风等症状。是 Vogt－小柳原田病和原田氏病的通称。Vogt－小柳原田病为双眼严重的前葡萄膜炎，部分病人有脑部症状，如头昏、恶心、脑脊液中蛋白质含量增加，眼前节出现严重的虹膜睫状体炎且发展至虹膜后粘连，瞳孔常被渗出物或机化膜所覆盖可至继发性青光眼和并发性白内障易复发。若不及时治疗可导致失明。原田氏病的病变位于后葡萄膜，呈急性渗出性脉络膜炎视网膜水肿，常出现双眼继发性视网膜脱离。经治疗视网膜可复位。前后葡萄膜炎二者可同时存在，若以前者为主，预后较差。治疗以局部或全身大剂量的皮质类固醇为主，用睫状肌麻痹药如阿托品类药物散瞳防止虹膜后粘连，也可谨慎应用免疫抑制药。

(二)中心性浆液性脉络膜视网膜病变

一种发生在黄斑部的浆液性视网膜脱离(神经上皮与色素上皮分离)的病，病因未明，可能与精神兴奋或紧张，脑力劳动过度或病灶感染有关。多发于 20～45 岁男性，可自然痊愈，有复发倾向。研究认为与脉络膜静脉循环障碍有关。脉络膜调节功能衰竭和渗出作用增加，炎症、缺血、机械性损伤、生物化学及代谢性物质或其他不明的因素等均可致脉络膜毛细血管渗透性增加，布鲁赫氏膜(脉络膜基底层)改变，色素上皮细胞紧密联接破坏，脉络膜毛细血管的浆液性渗出导致色素上皮脱离，进而发展为浆液性视网膜脱离。也有人认为本病属视网膜色素上皮病变。表现轻度视力减退，视物变小、变形及视野中心阳性暗点。典型的眼底改变为位于黄斑部有一约 1～3 视盘直径或更大的盘状浆液性视网膜浅脱离区，边界清楚色调暗红，有一光晕，黄斑中心凹反光消失。时间较长后于病变区出现黄白色小点。

病因不明，故无特效治疗。激素治疗无益，反而延长病程甚至加重病情，导致多发灶性渗漏或泡性视网膜脱离。活动性渗漏距黄斑中心 1/3 视盘直径以外数月未愈者，可考虑激光治疗。

五、葡萄膜的先天异常

(一)先天性葡萄膜病

包括葡萄膜缺损和瞳孔残膜。

1.葡萄膜缺损。

葡萄膜缺损是眼球在胚胎发育过程中,视杯下侧及视茎下方的胚胎裂闭合不全,引起虹膜、睫状体和脉络膜的先天缺损。

虹膜缺损的位置多在下方,使瞳孔成为梨形和钥匙孔形。先天性虹膜缺损的边界圆钝,与手术切除者不同。虹膜缺损常与先天性睫状体和脉络膜缺损同时存在。脉络膜缺损在眼底检查时可透过该处菲薄的视网膜,见到白色的巩膜,其大小不一,缺损的边缘部有少许色素。这种眼球多伴有其他先天异常,如黄斑发育不全、眼球震颤等,故视力均较差。

无虹膜为另一种先天畸形,但虹膜可有不同程度的残留,有些看来完全性无虹膜者,在前房角一般可以看到不同程度的虹膜残根。这种残留的虹膜根部常贴附在小梁网上,使房水流出受阻,眼压上升,形成继发性青光眼。

2.瞳孔残膜。

瞳孔残膜是常见的虹膜先天性异常,是胚胎时期供应晶状体营养的玻璃体动脉系统残鞘未完全退化而成。这种残膜自虹膜卷缩轮处横过晶状体前面的瞳孔而至对侧,有时交织成网状,随瞳孔活动而移动。它与虹膜炎症的后粘连不同,后者是以瞳孔缘部为出发点,主要是瞳孔缘与晶状体表面的粘连,一般瞳孔残膜数量不多,不会影响视力,因此无需治疗。如瞳孔残膜数量过多而影响视力,则可采用激光手术剪除。

第二节　视网膜病

一、视网膜简介

视网膜由神经外胚叶发育而成,是由大脑向外延伸的视神经末梢组织,其结构复杂、精细、脆弱,而代谢旺盛;其血管属于终末血管系统,故任何病理性的破坏,如血管梗阻、营养中断等引起的组织缺氧,即使时间短暂,也均能导致组织坏死及丧失其感受和传导光刺激的功能。视网膜与脉络膜的关系密切,脉络膜的毛细血管层既然营养视网膜外层,脉络膜的病变也就常累及视网膜。视网膜循环障碍常可反映出其他器官血液循环障碍的情况,视网膜血管的病变则可用检眼镜直接观察。视网膜血液循环障碍临床上往往表现在下列方面:

1.出血:一般因毛细血管破裂出血。按出血部位,主要表现为视网膜出血和玻璃体积血。

2.水肿和渗出:视网膜水肿可因急性缺氧引起视网膜内层细胞和神经纤

维缺氧水肿,同时,由于毛细血管通透性改变,细胞外基质液增加,并引起视网膜表层的水肿。视网膜渗出可由一些成堆的脂质和变性的巨噬细胞混杂而成,呈黄色,常见于高血压性、肾炎性、糖尿病性等视网膜病变。

3.血管改变:动脉变得狭窄,常见于老年动脉硬化,高血压,动脉和静脉阻塞等。动脉狭窄可使之变细呈铜丝或银丝状,此外还可引起动静脉交叉压迫现象而导致静脉阻塞。静脉改变,可见静脉扩张而纡曲,有时呈节段性腊肠状扩张。毛细血管改变,在毛细血管闭塞引起的视网膜缺氧区周围可发生毛细血管改变。

视网膜的病理变化主要表现在以下几个方面。一是视网膜血管阻塞及炎性疾病、视网膜中央静脉阻塞、视网膜静脉周围炎等。

那么,引起眼底出血病因是什么呢?

眼底出血不是一种独立的眼病,而是许多眼病和某些全身病所共有的病症。眼底出血以毛细血管病变最为常见,主要是毛细血管内膜损坏,渗透性增加,使血液渗出;其次是来自静脉方面的出血,多发生在局部或全身病变,血液动力学的改变、血液黏稠增高,静脉血流迟缓或滞留,静脉血栓、静脉壁的炎症等;由动脉方面发生的出血比较少见,主要见于血管壁局部粥样硬化或血管栓塞等情况。引起眼底出血的眼病很多,常见的有视网膜静脉阻塞、视网膜静脉周围炎、视盘血管炎、老年性黄斑变性、中心性渗出性脉络膜视网膜炎、高度近视黄斑出血,还有外伤性眼底出血、糖尿病性视网膜病变、高血压视网膜病变以及肾性视网膜病变、白血病、贫血等引起的眼底出血。

由于眼底出血的原因及部位不同,预后及对视力的影响也不一样。视乳头、视网膜上的少量出血可以完全吸收,不影响视力。如果出血位于黄斑部或累及黄斑或出血量多,血液进入玻璃体内,视力就会受到严重损害,预后不良。所以,如果发现有眼底出血,一定要至医院仔细检查,确诊是什么病,以便对症治疗。

二、视网膜血管阻塞及炎性疾病

视网膜血管阻塞,引起视网膜营养中断,血流瘀滞,势必迅速引起视网膜的功能障碍。阻塞可发生在视网膜动脉或静脉的主干或分支,主干血管阻塞则累及全部视网膜。

(一)视网膜中央动脉阻塞

视网膜中央动脉阻塞能引起失明,是一种严重的眼病。视网膜内层与所有的中枢神经一样,需氧量大,对缺氧极敏感,只需缺氧数分钟,电镜下显示细胞开始变性,数小时可出现细胞核裂解,细胞膜破裂,这说明该病的严重性和治疗的困难程度。故发病后,必须立即抢救,否则可致永久失明。在中央动脉不全阻塞或分支动脉阻塞时,视力减退较少。如果有视网膜睫状动脉时,尚可保留相当良好的视力。

【病因】

1.血管痉挛:由血管的舒缩神经的兴奋性异常或血管反射性痉挛引起,多见于年轻人,也可见于患高血压和肾脏病的老年人。

2.动脉内膜炎及动脉栓塞:由于动脉硬化,炎症引起视网膜动脉管壁增厚,管腔变窄,血液形成纤维凝集而发生血栓,或在狭窄的情况下又发生血管痉挛而致视网膜动脉完全闭塞。

3.栓塞:由于血栓或脱落的栓子引起中央动脉阻塞,可见于患心内膜炎或心脏瓣膜病的病人。

【临床表现】

视力突然减退,甚至只有光感,有的病人先有雾视及头痛、头昏。单眼或双眼先后发病,可相隔数日至数年。无光感者,瞳孔散大,直接对光反射消失,眼底检查可见视网膜动脉纤细如线,视网膜呈急性贫血状态,后极部视网膜呈乳白色混浊水肿,随着病程进展而渐趋苍白,视网膜混浊一般在两周左右消退,出现视网膜和视乳头萎缩,视力永久消失。如果动脉分支阻塞,则在相应供血区出现水肿及视野缺损。所有这些改变说明视网膜受到不可逆的损害,即使重新恢复血流,视功能仍不能恢复。

【治疗】

只在动脉不全阻塞时,治疗或有希望,在全阻塞时,恢复视力几乎不可能。因在数小时后细胞损害即不可逆转,治疗不全阻塞也只有预防其发展为完全阻塞。对不全阻塞须及时抢救,用大量血管扩张剂如亚硝酸异戊脂吸入,硝酸甘油片含舌下,球后注射妥拉苏林或阿托品等。此外可按摩眼球或前房穿刺。

(二)视网膜中央静脉阻塞

视网膜中央静脉阻塞较动脉阻塞多见,特征是血流瘀滞、出血和水肿,多数病人不能恢复视力,故预后也较差。

【病因】

阻塞的病因可归纳如下:血管改变,由高血压、动脉硬化、静脉周围炎以及糖尿病引起。血液改变,由于血浆蛋白质量的改变,或血液成分的改变,如红细胞增多症、白血病等引起。血动力学因素,如视网膜血液循环迟缓、血液黏稠度和凝集性增高。以上各种致病因素往往互相影响,故静脉阻塞的原因也不能以单一因素来解释,而可能是多种因素的综合。

【临床表现】

视力减退不如中央动脉阻塞时急剧。如果中央静脉或分支静脉阻塞而黄斑区受累时则视力显著下降,不全阻塞或分支静脉阻塞时视力少受影响。

眼底检查可发现自视乳头发出的静脉扩张纡曲,颜色深,管径可达正常者的2～3倍,动脉变细。出血以视乳头为中心,呈放射状及火焰状。视乳头境界模糊,并轻度水肿,黄斑受累水肿后可发生囊性变性。视力的恢复决定于阻塞的病因、部位、程度、治疗、全身情况及侧支循环的建立。

【治疗】

本病治疗比较困难,到目前为止尚无特效疗法。一般可从病因治疗和抗血栓治疗入手,如降低血压和眼压,降低血液黏度,减轻血栓形成和组织水肿,促进出血吸收等。因此常采用纤溶制剂、抗血小板聚集剂、血液稀释疗法、激光疗法、中医中药治疗等。有炎症者还应使用抗生素及皮质类固醇,综合治疗尚可采用维生素C、路丁、碘剂及其他血管扩张剂,对分支静脉阻塞用激光治疗可望有效。

纤溶制剂:特别适用于纤维蛋白原增高的患者。其原理是使纤维蛋白溶解,减轻或去除血栓形成。常用尿激酶、蝮蛇抗栓酶、链激酶等。治疗前应检查纤维蛋白原及凝血酶原时间,低于正常者不宜应用。

抗血小板聚集剂:常用阿斯匹林和潘生丁。阿斯匹林可抑制胶原诱导血小板聚集和释放ADP,具有较持久的抑制血小板聚集的作用。每日口服0.1g或隔日口服0.3g,可长期服用。潘生丁可抑制血小板的释放反应,从而减少血小板聚集。口服25mg每日3次。

血液稀释疗法:其原理是降低红细胞压积,减少血液黏度,改善微循环。最适用于血黏度增高的患者。方法是抽血500mL枸橼酸钠75mL抗凝,高速离心,使血细胞和血浆分离,在等待过程中静脉滴注250mL低分子右旋糖酐,然后将分离出的血浆再输回患者。每隔2～3日重复1次,共3～6次。至红细胞压积降至30%～35%为止。此疗法不适用于严重贫血者。

激素治疗:Hayreh认为对青年患者特别是由炎症所致者和有黄斑囊样水肿者用激素治疗可减轻水肿、改善循环。有人不赞成应用激素,认为静脉阻塞是血流受阻,静脉压增高,使血管渗透性增加,用激素无效。

激光治疗:激光光凝可减少毛细血管渗漏,形成屏障以阻止液体渗入黄斑部引起囊样水肿;光凝无灌注区可预防新生血管形成;封闭新生血管可以减少和防止玻璃体出血。激光对总干阻塞只能预防新生血管和减轻黄斑囊样水肿,对视力改善不大。对分支阻塞效果较好。

中医中药治疗:中医常根据辨证论治的原则,采用辨证分型治疗。气血瘀滞症予行气解郁、活血化瘀,血府逐瘀汤加减;痰热壅阻症予清热涤痰、化瘀开窍,涤痰汤加减;肝阳上亢症予平肝潜阳、活血通络,天麻钩藤饮加减;气虚血瘀症予益气活血、化痰通络,补阳还五汤加减;阴虚火旺症予滋阴降火,知柏地黄汤加减。活血化瘀中药可扩张血管,抑制血小板聚集,降低毛细血管通透性,改善微循环。也可用提纯中药制剂川芎嗪或丹参注射液加入 5%～10%葡萄糖溶液或生理盐水250mL～500mL中静脉滴注,每日 1次,10 次为一疗程。

(三)视网膜静脉周围炎

视网膜静脉周围炎是发生在周边部视网膜静脉周围间隙或血管外膜的炎症。表现为视网膜出血、渗出、血管周围白鞘及反复玻璃体出血,且多见于 20～35 岁的青壮年,故以往又称为青年复发性玻璃体出血。视网膜静脉周围炎的发病特点是常为双眼发病,可以同时发病,也可以一先一后,病程缓慢,反复发作。早期病变位于视网膜周边部,且出血较少,视力不受影响,所以病人没有感觉或感到眼前有黑点飘动。随着病情发展,逐渐向主干静脉蔓延,如果出血较多,进入玻璃体内或出血波及黄斑区,皆可出现不同程度的视力减退,重者眼前似有大块黑影遮挡,视力可下降至只有指数或光感。

【病因】

本病病因尚不清楚,一般认为本病是一种过敏反应性疾病,与结核菌素或其他感染病灶及内分泌障碍有关,多数学者认为与结核感染有关;也有人认为与局部病灶如副鼻窦炎、慢性扁桃体炎、龋齿、皮肤脓肿等有关、或与某些全身病如糖尿病、内分泌失调、类风湿性关节炎及红斑性狼疮等有一定关系。

【临床表现】

突然视力减退,其程度决定于病变部位及出血量。主干静脉周围炎时眼底有大量出血及渗出,累及黄斑或出血穿入玻璃体时,视力迅速减退至仅辨指数或光感,眼前有黑影随着眼球运动而飘动。经数周后,出血和渗出便自行吸收,只要黄斑未受累,视力可恢复。治疗过程中,也可能复发。若出血与吸收反复交替,视力便不易恢复。由于增殖组织的收缩或牵引,可导致视网膜脱离,如出血过多可继发青光眼。

本病的特点是慢性和复发性。有的经发作多次而自然静止,保留有用视力,有的经多年频繁复发后,引起并发症而失明。

【治疗】

在发作期,玻璃体有积血的病人应卧床休息,使积血下沉。有结核病史者可用抗结核治疗,若无活动性结核灶,可慎用结核菌素脱敏治疗。长期口服维生素 C、路丁以增加血管强度。光凝治疗可封闭病变血管,对防止复发有一定效果。

(四)急性视网膜坏死综合征

急性视网膜坏死综合征由疱疹病毒感染引起,表现为视网膜坏死、以视网膜动脉炎为主的血管炎、玻璃体浑浊和后期视网膜脱离。可发生于任何年龄,以 15～75 岁多见,性别差异不大,多单眼受累。

本病病程分三期:急性期、退行期、终末期。病程规律,不复发,病情有轻重,重者视网膜大片坏死,无数大小裂孔,视网膜形同破布或鱼网,最终眼球萎缩,约 1/3 的患者完全失明,预后极差。轻症者及时治疗预后尚好。

【治疗】

1.抗病毒制剂:无环鸟苷,15mg/kg,静脉滴注,每日 3 次,治疗10～21日,改为 400～800mg 口服,一日 5 次,连用 4～6 周。

2.抗凝剂:可选用肝素,也可选用小剂量的阿司匹林口服。

3.糖皮质激素:在抗病毒治疗的同时可选用泼尼松 1mg/(kg/日),治疗4 周。

4.激光光凝:光凝对预防视网膜脱离可能有一定的作用。

5.发生视网膜脱离时,应行玻璃体切除联合玻璃体气体填充、硅油填充等手术。

三、视网膜变性及视网膜脱离

(一)原发性视网膜色素变性

【病因】

原发性视网膜色素变性是一种具有明显遗传倾向的慢性、进行性视网膜变性疾病。其遗传方式可为常染色体显性或隐性遗传,亦有散发病例。本病开始于儿童期,青春期症状加重,多双眼受累。本病能与全身内分泌障碍伴发,如生殖器发育低下、肥胖、多趾和智力迟钝等。

【临床表现】

夜盲和双眼视野逐渐向心性缩窄为本病主要特征。首先病人主诉在夜间或暗处行路困难,难辨周围环境,暗适应很差。周边视野逐渐缩小成管状视野,视力也日渐下降。病程进展缓慢,发病年龄愈小,病情也愈严重,至中年几乎可失明,往往并发后极性白内障及近视眼。

【治疗】

目前尚无特效疗法。一般多采用血管扩张剂,服用维生素 A 及维生素 B。组织疗法包括胎盘组织液注射,但疗效不确切。

(二)视网膜脱离

视网膜脱离是视网膜的神经上皮层与色素上皮层的分离。视网膜的神经上皮层与色素上皮层之间有一潜在间隙,分离后间隙内所潴留的含蛋白质丰富的液体称为视网膜下液。视网膜脱离可分为裂孔性、非裂孔性以及牵引性三大类型。临床上裂孔性视网膜脱离最常见。

【病因】

裂孔性视网膜脱离多见于中年或老年人,多见于高度近视眼及白内障摘除术后的无晶状体眼。常有双眼先后发病者,发病的诱因有视网膜周边部的格子状和囊样变性,玻璃体液化、萎缩和收缩引起后脱离。这些原因又与年龄、遗传、近视、外伤等因素有关。

具体原因主要有:

1.近视眼:近视眼易于产生玻璃体变性及后脱离。视网膜变性如格子样变性、铺路石样变性等更可能在近视眼中见到。近视眼周边视网膜的脆弱性,又有玻璃体视网膜牵引,很容易导致视网膜脱离。

2.无晶体眼:白内障手术伴有玻璃体并发症的人特别容易发生视网膜脱离。发生在白内障囊内摘除术后者可能与填补原晶体空间的玻璃体运动有关。玻璃体腔的增大,增加了玻璃体摆动的空间,使其对视网膜的牵引力增强。术中玻璃体的丢失加剧了这种作用。有玻璃体嵌顿时,则改变了玻璃体后脱离的自然状况,从而诱发了玻璃体对无晶体眼视网膜的效应。

3.年龄:老年人玻璃体大多变性、液化,也更常伴有各种视网膜变性,因而容易发生视网膜脱离。

4.视网膜变性:有些视网膜变性,如格子样变性、霜样变性、铺路石样变性,特别容易形成视网膜裂孔。这是因为变性降低了视网膜的黏着力,抗牵引力降低。

5.外伤:在挫伤中,撞击运动的瞬间可使眼球暂时变形,尽管眼球壁能顺应外力,但玻璃体不能,此时玻璃体基底部与球壁分开,容易产生视网膜锯齿缘离断。穿孔性外伤可直接造成视网膜脱离,而后期玻璃体增殖可导致牵引性网脱。

【临床表现】

视网膜脱离的主要表现为相应的视网膜脱离区的视野缺损。当视网膜突然部分脱离,在脱离对侧的视野中自觉出现云雾状阴影,终必日益扩大而影响周边视力。如果脱离发生在黄斑区时则中心视力大为下降。脱离之前往往有先兆症状,在眼球运动时出现闪光。由于玻璃体混浊,视野内常有黑影飘动。视力减退的程度,取决于脱离的部位、范围、时限、玻璃体混浊的程度和近视变性的存在与否。如果全脱离时,视力可减至光感甚至完全丧失。

在视网膜脱离中常可发现裂孔,寻找裂孔和手术封闭裂孔是治疗本病成败的关键。裂孔也可发生于黄斑区或尚未脱离的视网膜。裂孔不一定只出现于一处,其大小及数目不等,形态各异,最常见者有圆形和马蹄形裂孔。搜查裂孔时应耐心细致,不遗漏眼底任何部位。

【治疗】

本病应采用手术封闭裂孔,术前卧床,避免眼球运动,令脱离区处于最低位置。在瞳孔充分散大后,反复寻找裂孔的数目和位置。手术方法较多,可采用冷凝固合并放出视网膜下液法、光凝疗法、巩膜外加压及环扎术等方法予以治疗。下面简单介绍几种方法。

第一种是激光治疗,对于尚未发生脱离的视网膜裂孔,可以采用激光治疗,封闭视网膜裂孔,以防止发生视网膜脱离。激光治疗没有任何痛苦,在有经验的医师操作下,将激光仪光束对准裂孔部位,按照规定的激光能量、时间、光斑大小,沿裂孔边缘激射若干激光点,将裂孔包围封闭而治愈,就像电焊一样。

第二种手术方法,即玻璃体切割及视网膜复位联合手术,适合一些病情复杂的视网膜脱离,仅用一般的手术方法是治不好的,这类病例已发生增殖性病变,视网膜被玻璃体粘连牵引而形成皱褶,就像皱巴巴的衣服一样难以恢复平伏。这是一种精密程度和技术要求都很高的现代手术,需要特殊设备及术后的护理。

第三种是传统的巩膜环扎术或巩膜外加压术,或称为外露手术,适用于一般的视网膜脱离。陈旧性视网膜脱离者即使手术成功,视网膜复位,视力也无法恢复。

【早期发现】

视网膜脱离是比较严重的致盲性眼病,临床上此眼病也是很常见的。视网膜位于眼球内的底部,是眼内感受外界光信息的一层半透明的膜,具有很精细的网络结构及丰富的代谢和生理功能。视网膜共分为十层,其中神经上皮层就有九层,是眼睛的感光层,在神经上皮层外为色素上皮层,两层之间存在着潜在的间隙。视网膜脱离是视网膜神经上皮层与色素上皮层的分离。如果患者由于某些病变导致视网膜部分或全部脱离开眼球内壁,从而使视力下降,眼球变软,医学上称之为视网膜脱离。那么,患者如何尽早发现视网膜脱离?视网膜脱离主要有以下4种表现:

1.闪光感。

由于视网膜受牵拉,所以患者感觉有闪光,多是向某方向注视时才出现。这可能是视网膜脱离的先兆。

2.眼前幕状黑影遮挡。

视网膜脱离相对应的视野内会出现幕状黑影遮挡,随视网膜脱离的扩大,黑影呈幕状逐渐扩大。

3.飞蚊症。

眼前有黑影飘动。黑影呈烟雾状、细点状、片状或不规则环形等,形状常变换,很似眼前有小虫飞舞。这是老年人和近视眼患者常有的症状,也是视网膜脱离的早期症状。

4.视力障碍。

由于视网膜脱离的部位和范围不同,视力障碍出现的时间和程度也不同。患者在早期一般无自觉症状,随着视网膜脱离范围的扩大,才发觉视力下降。如果脱离波及视网膜黄斑部,还会伴有视物变形、变小症。

5.视物变形:当周边部视网膜脱离波及后极或后极部发生浅脱离时,除中心视力下降外,尚有视物变形。

6.视野缺损:视网膜脱离时,部分敏感患者可发觉视野缺损。但仅下方视野缺损有早期诊断价值。

如果出现这些症状,要慎重对待,及早就医。因为视网膜脱离后得不到脉络膜的血液供应,色素上皮易游离、萎缩,如不及时重定复原,视力将不易恢复。

【易感人群】

视网膜脱离发生和高度近视以及用眼过度是分不开的,根据调查显示,在 30 岁到 50 岁的这个年龄段很容易出现视网膜脱离。从职业上的特征说明 IT、财务以及各种设计人员都是高危人群。戴眼镜的白领尤其是近视的度数都在 600 度以上的高度近视居多。白领们常年在电脑前工作,又不注意用眼和爱护眼睛,再加上工作压力加大,就导致很多不健康的方式而引发眼病。

四、其他视网膜病

(一)动脉硬化性及高血压性视网膜病变

视网膜动脉可因年龄增加或伴有全身高血压而致血管壁增厚变性,内膜增殖,使管壁逐渐变窄,最后失去弹性而变硬,甚至使管壁完全阻塞,此称动脉硬化性视网膜病变。视网膜可因此而发生供血不足和缺氧所致的退行性病变,严重时可发生视网膜动脉或静脉阻塞。

高血压早期和轻度的动脉硬化,对视力无影响。若出现视网膜病变,视力则减退。视网膜动脉痉挛时,可引起一时性黑蒙。若发生视网膜中央动脉阻塞,视力便可骤然丧失。当动脉硬化引起脑部病变时,可出现与病变相应的暗点与偏盲,严重者甚至失明。

各种原因造成的动脉硬化及高血压眼底变化,主要应针对病因进行治疗,也可用烟酸、地巴唑、维生素 B、维生素 C、芦丁、亚油酸及碘剂等辅助治疗。眼底变化大多可在血压控制后恢复正常,但也可能遗留小动脉硬化、视网膜上的硬性渗出。

(二)视网膜色素变性

视网膜色素变性患者早期即表现为夜盲,常在儿童和少年期发病,随着年龄增长症状加重。临床上引起夜盲的疾病很多,有先天性、后天性之分。先天性者,如视网膜发育不良、白点状视网膜变性、环状视网膜变性、结晶样视网膜变性、闪耀性视网膜变性、小口氏病、进行性视网膜萎缩等。后天性者,如损害视细胞或影响视功能,而导致夜视力障碍者,临床也较多。程度不同,轻者夜视力差,重者构成夜盲。这类疾病有进行性青光眼、视神经炎、视网膜脉络膜炎、视神经萎缩等。

因此,有夜盲症状者,必须进行暗适应、视野,以及眼电生理检查。视网膜色素变性患者暗适应检查,初期视网膜锥体细胞功能尚正常,杆状细胞功能下降,使杆体曲线终末阈值升高,造成光色间差缩小,最后杆体功能丧失,椎体阈值亦升高,形成高位的单相曲线。视野检查即可检查出环状暗点。眼电生理检查,ERG 的改变远较自觉症状和眼底改变出现为早。EOG 严重下降和消失,即使早期,当视野,暗适应,甚至 ERG 等改变不甚明显时,即可查出。因此眼电生理的检查对本病的早期诊断,以及与其他类型的色素变性的鉴别有一定的意义。

(三)糖尿病性视网膜病变

糖尿病性视网膜病是糖尿病的严重并发症,在欧美等国是失明的重要原因之一。由于持续的糖—脂肪代谢障碍,可引起视网膜微动脉瘤、出血、硬性渗出物、静脉扩张。毛细血管改变、血液黏稠度过高、血流淤滞等病理变化能引起视网膜循环障碍,造成局限性视网膜缺氧症,累及黄斑时便视力下降。某些增殖性糖尿病视网膜病变,引起玻璃体变性和收缩,造成大片出血,形成玻璃体混浊及机化组织,而发生牵引性视网膜脱离而失明。

1.糖尿病视网膜病变的眼底改变。

(1)视网膜微血管瘤。是糖尿病性视网膜病变的早期改变,眼底镜下可见境界清楚,红或暗红的圆形斑点,大小不一,分布于黄斑区。较重者可散布于眼底任何象限。荧光造影时显荧光小点,以上与深层点状出血鉴别。

(2)视网膜出血斑。可与视网膜血管瘤同时、或前或后发生,多位于视网膜血管下,呈圆点状暗红斑。病重时可有浅层条状或火焰状出血斑。

(3)硬性渗出斑。为边界清楚的白色、黄白色的斑点,大小类似于微血管瘤或小的点状出血,是水肿后神经组织分解产生的脂质堆积。

(4)棉絮状白斑。也称软性渗出,是由于视网膜神经纤维层的局限性、缺血性坏死,神经纤维肿胀,断裂成无结构的细胞小体,逐渐被胶质组织所代替,形成棉絮状白斑,呈灰白色或乳脂色。

(5)视网膜静脉改变。早期视网膜静脉扩张、充盈,晚期静脉粗细不一,可出现串珠状、棱形、球形等不规则扩张。

(6)视网膜动脉改变。部分晚期病人可见动脉小分支呈白线状,且白线很细色淡,常被周围新生血管所掩盖,这种末梢小动脉的改变,可能是糖尿病特异性的动脉改变。

(7)新生血管、纤维增殖和视网膜脱离。多发生在晚期病人,新生血管是由于视网膜动脉所造成大面积组织急性缺氧刺激而产生。新生血管形成是从视网膜内血管的内皮增殖芽开始,通过内界膜伸展到视网膜内表面,并在玻璃体和视网膜之间的潜在间隙内生长,伴有纤维组织增生。纤维血管丛或视网膜静脉随着玻璃体收缩可被撕裂,突然发生视网膜前出血。当视网膜有出血和玻璃体出血量多或反复发生时,常不能全部吸收而产生机化膜,附着于视网膜面,此类机化物收缩可形成视网膜脱离而致失明。

2.糖尿病性视网膜病的治疗。

近年来,我国糖尿病的发病率有所提高。糖尿病是全身性疾病,久病者眼睛也会受到损害。由于视网膜的循环障碍,造成视网膜的出血和渗出,这就是糖尿病性视网膜病变。检查眼底时可以看到各种程度的眼底变化,出血多会影响视力,大量出血进入玻璃体内则视力会突然下降。血液机化、增殖可造成视网膜脱离,也可继发青光眼等并发症,可能导致完全失明。

应早期用饮食及药物控制糖尿病。早期采用光凝术治疗病变区的视网膜新生血管。对玻璃体出血引起混浊和机化组织可试行玻璃体切割术。

20 世纪 70 年代激光技术应用于医疗,氩离子激光、半导体激光治疗早期糖尿病性网膜病变可以防止并发症,保护视力,其疗效为国内、国外所公认。通过激光光凝治疗,不仅可使原来扩张的视网膜血管变细、视网膜内的出血吸收和视网膜新生血管消退,而且在防治糖尿病黄斑水肿等其他方面的病变也有重要的意义。

(1)局灶性光凝:对有多量微血管瘤,并引起视网膜及黄斑水肿者,可行局灶性光凝微血管瘤。

(2)局部光凝:对周边部少量扁平的新生血管,可直接对新生血管作局部融合性光凝,并对局限性毛细血管无灌注区作扇形散射光凝。

(3)全视网膜光凝:凡是增殖前期大面积毛细血管无灌注区及视网膜广泛水肿、增殖期视乳头新生血管、视网膜新生血管、虹膜红变、视网膜前出血及玻璃体出血吸收后,皆需作全视网膜光凝。

3.糖尿病视网膜病变可以防治。

虽然糖尿病视网膜病变不能防治,但导致其发生的危险因素可通过如下方法来降低:

(1)每年扩瞳检查眼底一次。

(2)严格控制糖尿病。

(3)按医嘱服药。

(4)按医嘱用胰岛素。

(5)节制饮食控制血糖水平。

(6)通过运动来降低或帮助体内消耗血糖。

（7）定期检测血糖。

（8）定期检测尿糖。

（四）视网膜母细胞瘤

视网膜母细胞瘤是婴幼儿最常见的眼内恶性肿瘤,发病率约为1∶15 000至1∶28 000,无种族、地域及性别的差异。单眼或双眼均可发生。约40%的病例为遗传型,为常染色体显性遗传。60%的病例属非遗传型,系患者本人的视网膜母细胞发生突变所致,此型不遗传,发病较晚,多为单眼。

根据视网膜母细胞瘤的发展过程,可分为眼内期、青光眼期、眼外期及转移期四期。由于肿瘤发生于婴幼儿,早期症状不明显,在眼内期大约有50%以上的患儿因瞳孔区呈现黄白色反光而为家人发现。进入青光眼期则因肿瘤不断长大引起眼内压增高,出现充血性青光眼的症状。在肿瘤的眼外期,肿瘤向外层发展,在视网膜下形成肿瘤结节。此时出现球结膜水肿,眼球突出,运动障碍,肿瘤生长迅速,表面易出血。进入转移期时,肿瘤细胞经淋巴管,血行转移到骨骼及肝、肺等器官或沿神经蔓延到颅内而使病人死亡。

【治疗及预后】

早期诊断至关重要。首先应考虑控制肿瘤生长、转移,挽救患儿生命,其次才考虑能否保留眼球及保存一定有用视力。早期小肿瘤的治疗,可用激光光凝治疗或冷冻治疗,使肿瘤坏死、萎缩。中等大小但较局限者,可用放射疗法。目前我国对视网膜母细胞瘤的治疗仍以手术为主。如发现时已是晚期,唯有摘除患眼。手术应当剪断视神经时不应短于10mm。摘出眼球应作病理检查,如视神经已受累或已扩散至眶内组织,应行眶内容剜出术,继以放射治疗及化学疗法。

本病患者年龄愈小预后愈差。双侧性肿瘤较单侧者严重。随着医学的发展进步,本病患者的预后已有很大改善,在发达国家存活率已达85%以上。

第三节 视神经和视路病

一、视神经疾病

视神经由视网膜神经节细胞的神经纤维所组成,与大脑白质相延续,所以视神经是中枢神经系统的一部分,受损后不易再生。视神经可分为眼内段、眶内段、管内段及颅内段。视神经病变常与球内、眶内及其周围组织的炎症以及全身性疾病有关,尤其是与相关的中枢神经系统疾病有密切关系。

此类疾病,往往先累及视神经。这是因为视神经的三层鞘膜均由脑膜延续而来,视神经又是大脑白质向前延伸的部分,故能相互影响。由于视神经结构的特殊性,视神经纤维在感染和毒性物质的作用下,易导致炎症和中毒。血液循环障碍可引起视乳头水肿,眼底异常时可出现视乳头凹陷或萎缩及缺血性视乳头视网膜水肿等病理性改变。

视神经疾病通常伴有视功能的减退,包括色觉障碍、视力和视野的改变以及暗适应的降低。常见的视神经疾病有:视神经炎、视乳头水肿和视神经萎缩。

（一）视神经炎

本病泛指视神经的炎症、退变等,多发生在青壮年及儿童。视乳头和视神经炎症时必然引起视功能的改变,习惯上视神经炎可分为视乳头炎和球后视神经炎。

1.视乳头炎。

视乳头炎是视神经球内段或紧邻眼球的球后段神经过敏的急性炎症,发病很急,视力障碍严重,常累及双眼。

【病因】

许多全身性疾病及急性或慢性传染病,如脑膜炎、肺炎、流行性感冒、败血症、麻疹、伤寒、腮腺炎、结核及梅毒、贫血、铅或其他药物中毒等,均可致视神经炎。也可继发于眼、眶和鼻窦的炎症性病灶。

【临床表现】

多数病人均系双眼视力急剧下降,1～2天内视力出现严重障碍,甚至可全无光感。早期有前额疼痛、眼球运动时牵引痛及头晕等感觉。视野出现中心暗点或向心性缩窄,可有色觉障碍,眼底也有改变。

【治疗】

应针对病因治疗。及时大剂量使用皮质激素及抗生素、血管扩张剂、能量合剂及维生素B族等药物治疗。也有患者未经任何治疗,于2～6周内自行缓解,视力可完全恢复正常。

2.球后视神经炎 为视神经穿出巩膜后在眶内段、管内段及视交叉前的颅内段所发生的炎症。如视神经纤维整个横断面受累时,则称为横贯性视神经炎。

【病因】

所有上述视乳头炎的病因都可为本病的致病原因。急性者多由邻近的炎症引起,如鼻窦炎、眶蜂窝组织炎、颅底脑膜炎等,或由铅、砷、甲醇、链霉素等中毒所致;慢性球后视神经炎,多由维生素B族缺乏、妊娠、哺乳、糖尿病、烟酒中毒引起,也有少数与家庭遗传有关。

【临床表现】

急性球后视神经炎发病时,视力显著下降,瞳孔中度散大,对光反应迟钝。病人往往主诉眼球运动时有牵引痛、眶深部痛和压迫感,眼底基本正常,但炎症蔓延到视乳头者,可出现视乳头轻度充血,视野有缺损。慢性球后视神经炎发病缓慢,多为双侧性,病程迁延数月,视力逐渐下降,眼底情况与急性者相似,但视力预后则较差。

【治疗】

积极针对病因治疗原发疾病,同时戒烟、戒酒、停用某种药物,其他治疗与视乳头炎相同。多数病人治疗效果均较好,视力多可恢复。也有预后较差者,虽经各种治疗,视力仍无进步,终致失明。

(二)视神经萎缩

【病因和分类】

神经萎缩是一种神经胶质纤维增生和血液循环障碍而导致的视神经纤维的退行性病变。因视网膜的光感受器、神经节细胞及视神经纤维的广泛损害,而引起严重的视功能障碍。炎症、退变、缺血、外伤、压迫、中毒、肿瘤等多种病变,及遗传因素均可引起。以红绿色觉减弱,视神经乳头淡白色、灰白色、蜡黄色、苍白色、或白瓷色;视野缩小,先侵犯红色,绿色累及白色为主要特征。多见双眼,是视神经乳头炎、视神经乳头水肿、视神经挫伤和视神经变性等所引起的结果,可分为原发性和继发性两类。原发性者指眼内无其他病变,多因病变位于球后而行萎缩,预后不良。继发者是由其他眼内病变引起,预后较好。本病早期,意味着一部分视神经纤维死亡,必须采取有效措施,才能有助于细胞复苏,使神经纤维再生,视力恢复。因病程长,需耐心治疗。根据视力轻度损害,属中医"视瞻昏渺",视力严重损失,属于中医"青盲"范畴。

【临床表现】

各类视神经萎缩,均有视力和视野不同程度的改变和色觉障碍。眼底检查可见视乳头颜色多为淡黄色或苍白色,视乳头凹陷及视网膜血管都有病理改变。

【治疗】

针对病因治疗。早期采用大量维生素B族、血管扩张剂、能量合剂及神经营养药物疗法,必要时可给予皮质类固醇治疗,但不一定能取得预期的效果。而颅内肿瘤或外伤如能及时手术,能获得较好效果。

链接:枸杞有益

枸杞对慢性肝炎、中心性视网膜炎、视神经萎缩等疗效显著,对抗肿瘤、保肝、降压、降血糖以及老年人器官衰退等老化疾病都有很强的改善作用。专家通过研究发现,每日服食小量枸杞,有助降低老年退化性黄斑症发生。

退化性黄斑症是65岁以上者丧失视力的最主要原因。黄斑主要由一种叫玉蜀黍黄质的物质组成。这种物质有助于抗氧化和吸收容易损害脆弱细胞和组织的蓝光。研究发现,含丰富玉蜀黍黄质的枸杞可降低患退化性黄斑症。

二、视路病

主要有视交叉的病变

由两眼视网膜的视神经集合而成的视交叉的神经纤维,实际上只有来自视网膜鼻侧的纤维在此交叉至对侧,而颞侧纤维并不交叉。视交叉之下即为脑垂体,由于垂体位置的差异,故垂体肿瘤对视交叉所产生的压迫部位和由此引起的视野改变也有差异。

【病因】

侵犯视交叉的病变有颅内肿瘤、血管疾患、炎症和外伤。

【临床表现】

视交叉病变的眼部典型表现为双颞侧视野缺损,即双颞侧偏盲和单纯性视神经萎缩。虽然由于视交叉内纤维排列有一定的位置,但受病变侵犯的范围和程度不一,故视野缺损未必一致。无论是双颞侧或单颞侧偏盲,只要视野缺损呈垂直分野线,即为视交叉病变的有力证据。视交叉本身病变较少,但常受其周围组织损伤的影响。由于病变的位置和病因的不同,所以临床表现也各有差异。如病变部位在视神经,可引起同侧眼失明;病变部位在视神经与视交叉界处,则引起同侧眼失明和对侧眼颞侧偏盲;视交叉正中部位受累则引起双眼颞侧偏盲。

思考题:

1.虹膜睫状体炎的病因是什么?有哪些并发症和后遗症?

2.虹膜睫状体炎的治疗分几部分?

3.什么是交感性眼炎?如何预防?

4.葡萄膜先天异常包括什么?

5.葡萄膜炎的病人应如何调养?

6.简述视网膜动脉阻塞病因。

7.如何治疗视网膜静脉阻塞?

8.视网膜病共有哪些?

9.如何治疗视网膜脱离?

10.主要的视神经疾病包括什么?

11.视交叉的主要临床表现如何?

第九章 屈光不正、斜视与弱视

第一节 眼屈光学

一、屈光度

光线由一种物体射入到另一种光密度不同的物质时,其光线的传播方向产生偏折,这种现象称为屈光现象,表示这种屈光现象大小(屈光力)的单位是屈光度,常用"D"来表示。某透镜屈光度大小等于该透镜焦距的倒数,即 $D=1/f$,其中焦距 f 单位为米,若焦距 $f'=1m$ 时,则 $D=1$ 屈光度;$f=2m$ 时,$D=0.5$ 屈光度(也常用 $m-1$ 表示)。1D 屈光力相当于可将平行光线聚焦在 1m 焦距上。屈光力越强,焦距越短。2D 屈光力的透镜焦距为 $1/2m$ 或 50cm。如果想知道透镜的焦距,将屈光力除以 100cm,也就是 1.00m,结果即为屈光度。例如,5D 屈光力的焦距为 20cm。(100cm 除以 5D = 20cm。)凸透镜的屈光力以"+"号表示,凹透镜的屈光力以"-"表示。1 屈光度或 1D 等于常说的 100 度。

眼睛折射光线的作用叫屈光,用光焦度来表示屈光的能力,叫做屈光度。眼睛不使用调节时的屈光状态,称为静态屈光,标准眼静态屈光的光焦度—58.64D。人眼在使用调节时的屈光状态,称为动态屈光,其光焦度强于静态屈光的光焦度。由于眼睛屈光度不正确,造成不能准确在视网膜成像,就是视力缺陷,一般情况需要配戴眼睛,通过镜片补充和矫正眼睛本身的屈光度,达到视网膜正确成像的目的。

外界物体发出或反射出来的光线,经过眼的屈光系统将产生折射,在视网膜上形成清晰缩小的倒像,这种生理功能称为眼的屈光。眼的屈光系统包括角膜、房水、晶状体及玻璃体。决定眼屈光状态的基本要素是角膜、晶状体的屈光力与眼轴的长度。在眼的屈光系统中,角膜的屈光力最大,约为42D,其次是晶状体,约为19D。

在一些光学仪器上比如相机、望远镜、显微镜等器材上,都考虑到了使用者在不方便配戴眼睛观看时各人眼睛的视力差异,所以都具有屈光度调节装置。因此,"屈光度"这个概念是眼镜的,如200度的近视镜屈光度为一2D,150度的老花镜的屈光度为+1.5D。

二、屈光不正

1.屈光不正的定义。

正常眼的屈光状态,是在无调节状态下,来自5m以外的平行光线,经过眼的屈光后,焦点准确地落在视网膜上,称为正视眼。正常眼为了看清各种距离的物体而改变晶状体的弯曲度,增强眼的屈光力,这种改变眼的屈光力的功能称为调节。由于各种原因引起的屈光各成分不匹配而致使平行光线无法在视网膜上形成一个清晰的物像,而引起不同程度的视物模糊。

在不使用调节的情况下,平行光线经过眼的屈光后,不能在视网膜上形成焦点,称为屈光不正。

2.眼球屈光能力的大小与以下因素有关。

(1)眼轴,正常眼球其轴长平均为24mm。新生儿为17～18mm,3岁时即可达23mm左右,至14岁达24mm。故3岁以下儿童多数为远视眼。通常眼轴长度改变1mm(增或减),即可改变3个屈光度(D)。眼轴长超过24mm即为近视,26mm以上则为高度近视或变性近视。眼轴长小于24mm则为远视。

(2)眼球屈光面,与屈折力有关的主要为角膜前后面及晶状体前后面。当屈光面的曲率大或曲率半径小则屈折能力强,反之则屈折能力弱。曲率半径每增加或减少1mm可改变6个屈光度。曲率大者为近视小者为远视。

(3)眼球屈光媒质的屈光指数,亦称折射率(即密度的大小),屈光指数高(密度高)者屈折能力强,为近视;反之屈折能力弱,为远视。眼球各屈光媒质的屈光指数依次是:角膜1.37,房水1.33,晶状体1.42,玻璃体1.33。

(4)眼球各屈光媒质相互间位置的改变亦会影响屈折力大小。可分别引起近视或远视。最常见晶状体位置改变,向前则屈折力增强,向后则减弱。

(5)缺少某个屈光媒质亦可引起屈折力的改变,通常是晶状体缺少成为高度远视,多因手术或外伤所致。

3.屈光不正的分类。

正视眼是形容没有屈光不正的术语。没有屈光不正的眼称为正视眼。非正视眼可指任何一种屈光不正。非正视眼包括远视、近视、散光三种类型。

近视按程度可分为轻度远视(－3.00D 以下)、中度远视(－3.00D～－6.00D)和高度远视(－6.00D 以上)。按屈光异常成分可分为轴性近视和屈光性近视。根据近视的进展情况与眼底是否有病变又分为单纯性近视和病理性近视。

远视按程度可分为轻度近视(＋3.00D 以下)、中度近视(＋3.00D～＋6.00D)和高度近视(＋6.00D 以上)。按屈光异常成分可分为轴性远视和屈光性远视。

散光为眼球各径线的屈光力不同所致,可分为规则性和不规则性两大类,规则性散光又分为单纯远视散光、单纯近视散光、复性远视散光、复性近视散光和混合性散光五种。

4.引起屈光不正的原因。

(1)遗传因素:基因遗传。

(2)发育因素:发育障碍或过度发育。

(3)环境因素:长时间近距离用眼及光线强弱影响、用眼卫生等。

(4)其他:各种眼病。

5.屈光不正的临床表现。

视力下降、视力疲劳、视野变化、光觉色觉障碍、眼球改变、并发症等。

三、屈光不正的治疗

简单来说,屈光不正主要的治疗方法有药物治疗、配镜矫正、雾视疗法、手术治疗等方法,下面具体情况具体介绍。

第二节　近视、远视与散光

一、近视

在无调节状态下,平行光线通过眼的屈光后,成像于视网膜前者,称为近视。近视眼已是家喻户晓、人人关心的公共卫生问题。由于人种及文化特点,我国近视眼患病率居世界前列。资料显示,我国近视眼平均患病率小学生为 20％,而单纯性近视多发生在 13 岁左右。对于高度近视,眼轴延长是其发生的主要原因。而中、低度近视,有研究表明其发生机理为长期近距离阅读或工作引起角膜屈光度增加,眼外肌、眼轴也参加了近视眼发病。近视眼的主要表现是近视力正常而远视力减退。

（一）近视眼的成像

在近视眼中，光线成像于视网膜之前。主要原因是晶状体和角膜屈光力过强，眼轴过长。如果儿童时期发生近视，通常会随着年龄增长加重，直至成年。当生长发育停止时，眼轴已经变长。近视程度也减缓或停止。近视在成年早期白内障时也会有所发展，晶状体增厚使光线聚焦在视网膜前。高度近视，即近视度数超过$-6.00D$的近视终生都可能会发展。高度近视易发生视网膜脱离。近视用凹镜片或负镜片矫正。

（二）近视眼的类型及特征

1.根据原因分类：

（1）轴性近视。

眼球前后轴较长，而屈光力正常者，称轴性近视。眼轴每延长1mm，可增加3D屈光度。大多数近视都属于本型，尤其是高度近视，从青少年开始直到成年眼轴不断加长，常因眼底病变严重而视力不能矫正，因此称为进行性或恶性近视。

（2）屈光性近视。

眼球前后轴正常，但其屈光力较强，导致屈光性近视，由于角膜或晶状体的弯曲度比正常人大或眼球的屈光间质密度大，如圆锥角膜、球形晶状体、早期老年性白内障和糖尿病的晶状体屈光度的变化，调节痉挛所致晶状体屈光的增强，外伤或内服磺胺所致的近视等，均属屈光性近视。

（3）调节性近视。

亦称假性近视或青少年近视。这是因为调节或调节痉挛引起视力低下。常见于过近阅读或连续阅读的不良习惯的学龄期青少年。这类病人如能休息一段时间，或点用睫状肌麻痹剂，如1%阿托品或2%后马托晶眼药水后，远视力可迅速恢复正常。临床上将3D以下近视称为轻度近视，3~6D称为中度近视，6D以上称为高度近视。

2.根据变化特征分类：

（1）单纯性近视。

单纯性近视一般是学龄期发病，近视度数在600度以下，眼底一般无明显变化，用适当镜片即可将视力矫正至正常的，一般在身体发育成熟后（20岁以后）度数趋于稳定的近视眼。单纯性近视眼主要见于青少年儿童，基本特点有：

①在青少年生长发育期发生、发展。

②进行性缓慢加深，至成年时基本静止稳定。除非采取特别有效的纠正治疗措施，否则整个过程不可逆转。

③远视力低常,近视力及其他视功能正常。

④低常的远视力均能理想地矫正。

⑤近视屈光多为低度的或中度。

⑥通常不发展病理性近视眼。

(2)进行性近视。

一般单纯性近视到 20 岁时不再发展,但也有少数近视始终不断发展,特别是到成年近视不断加重,眼轴不断延长,屈光度逐年增大,甚至达 20.00D 以上,这类近视称为进行性近视或恶性近视、变质近视。

进行性近视在一定程度上超出了屈光不正的范畴,最后必将导致整个眼球的一系列病理改变。如早期退行改变,使视力减退,玻璃体轻度退行性改变等。

(3)职业性近视。

近视眼的发生与某些职业有一定的关系。经常看书、写字和长期从事近业工作的人,例如校对员、打字员、会计师、作家、报刊编辑、科技人员、检字工、裁缝、纺织工、刺绣工、钟表或其他种精密仪表检修工等等,近视眼的发生率都比较高。其中尤其是校对员,近视眼的发生率可高达 80% 以上。这是由于眼睛长期持续的看近、使用眼力太多、调节功能过度疲劳的结果。已经有近视眼的人,近视光度容易不断加深。没有近视眼的人,长期从事这一类工作,也会逐渐发生近视。原来没有近视眼的成人,长期从事这类职业以后才开始发生的近视眼,叫做职业性近视,也叫成人型近视。这类近视眼的特点:通常都是双眼性的,近视的光度比较轻,左右两眼的近视光度也相差不大。随着工龄的增加,近视光度也会不断加深,但变化不会太大,一般不至于变成高度近视。有些经常要看单眼显微镜的工作人员,也会发生单眼性的职业性近视。

【临床表现】

1.视力:近视者裸眼远视力差,看近物则清楚,这是由于看近物时少用调节或不用调节像即成在视网膜上的缘故。中度以下的近视,经矫正可达到正常,但高度近视眼常因眼底变化,玻璃体混浊,而远近视力都不好,且视力难以矫正至正常。

2.眼疲劳:近视眼若不戴眼镜,近距离工作时可出现肌性眼疲劳,常有眼胀、视物双影、头痛等症状。

3.眼底改变:中度以上的近视,常出现玻璃体液化、混浊,眼底呈豹纹状,视乳头较大、色淡、附近有弧形斑,视网膜血管变细变直,黄斑区色素紊乱,有囊样变性或出血。视网膜周边亦可发生变性,并易发生裂孔和视网膜脱离。

4.高度近视眼：由于眼轴加大，眼球变大，外观上可呈现眼球突出状态。同时，由于调节，集合分离可诱发眼外斜视。

【治疗】

1.配镜。

通过验光配戴合适度数的凹透镜矫正，不仅可获得较好的视力而且可以减轻眼疲劳。配镜原则：选用矫正视力好而度数最低的镜片。对青少年近视眼应在散瞳正确验光的基础上，配合适的眼镜，应防止矫正过度。眼镜要常戴以保持良好的视力与正常的调节功能。手术矫治近视眼是治疗近视的有效方法，但应严格掌握适应症状。

2.雾视治疗。

传统为近视患者配凹透镜（负镜）的方法，虽然使用时可恢复清晰，但间接促使近视患者跌进近视不断加深的恶性循环，愈来愈依赖近视眼镜，根本是治标不治本的方法。可以采用雾视治疗法消灭近视于萌芽状态。

所谓雾视治疗法是指当出现早期近视、甚至未出现近视时，近视患者可在看读书、用电脑时，配戴正视镜（凸透镜）眼镜，来舒缓看近时眼睛的调节压力，戴着正视镜看近的东西有放大效果，但戴着正视镜看远景物会更加不清，如像云雾中，故这个方法称为雾视治疗法，又称云雾法。

要注意，近视患者只需在长时间看近才需要配戴正视镜，平时就不必戴上。使用雾视治疗法需要耐性，使用一段时间后（起码数个月后），视力会慢慢改善。

雾视治疗法又分为近雾视法和远雾视法两种：

近雾视治疗法：即刚才提及看近时戴上正视镜来减轻看近的压力。

远雾视治疗法：是戴着正视镜来看远处，迫使眼睛的睫状肌进一步放松。简单说，当一位正常视力人士戴上正视镜看远，看远便变得模糊不清，如果眼睛再使用（看近时的）调节功能，景物就更不清晰，眼睛睫状肌唯有完全放松调节，才可能看清楚一些，故正视镜能产生促使睫状肌放松的效用。

雾视治疗法可以说是一种视力训练，要多练习视力才会有进步，并非马上能见效，使用者要有相当的动机、决心和毅力，加上勤加使用此法才可以成功，而且效果逐渐见效。

3.准分子激光手术治疗屈光不正。

角膜屈光手术的原理是通过改变角膜的弯曲度，从而改变其屈光力，达到矫治近视、散光和远视的目的。

准分子激光是一种"冷激光"，它可以通过光切作用切开组织，而对附近组织不产生热损伤。因此，在计算机控制下，可以根据所需要矫正的屈光度，利用准分子激光对角膜组织进行精确切削，改变角膜的弯曲度。这就是准分子激光手术的基本原理。

准分子激光角膜切削术(简称 PRK)治疗近视是在 20 世纪 80 年代末开始应用于临床的。PRK 治疗 200 至 600 度的低中度近视的效果是令人满意的。但是,对于 600 度以上,特别是 1000 度以上的高度近视,PRK 治疗的预测性和准确性明显下降。

近年来,在 PRK 的基础上又出现了一种新的手术,称为准分子激光角膜原位磨镶术(简称 LASIK)。LASIK 可以矫正高达 3000 度的近视。它的最大优点是保留了角膜上皮和前弹力层的完整,对角膜各层结构的破坏最小,符合角膜的生理结构,因此,几乎没有 PRK 术后见到的角膜混浊现象。此外,与 PRK 相比,还有以下优点:术后反应极轻,患者几乎无明显不适,视力恢复快,屈光回退少。专家认为,这是目前角膜屈光手术中设计最合理、矫治效果最好、最有发展前途的手术之一。

当然,尽管准分子激光可以对角膜进行极其精确的加工,但由于生物体普遍存在的个体差异的影响,不同的患者,甚至同一患者的两只眼对手术的反应都是有差异的,这些差异对手术的效果也有重要影响。

【预防】

近视眼是由于眼球的屈光力太弱或眼球前后轴比正常的短,外界物体的平行光线通过屈光系统后在视网膜的后方落像。为要保持清晰的视力,远视患者不论看近看远都要运用调节力量,看近目标时更为需要,因此常伴有头痛,特别是额部胀痛、眼球酸痛、看书写字不能持久等视力疲劳现象。

近视眼的发生与发展多在青少年时期,特别在学生时代。除少数遗传性近视外,绝大多数是由于后天因素造成的。在开展预防青少年近视的工作中,应以学校为基础,积极采取以下措施。

(1)教室内要有良好的照明条件,桌椅高低适宜配套,端坐时眼距桌面 30~35cm。黑板不要反光,所用印刷品字迹要清楚,对比要鲜明。学生座位前后左右要定期调换。

(2)防止用眼过度,近距离工作或阅读,每隔一小时休息 10 分种,极目远眺,以防止调节痉挛所致的假性近视。

(3)不要在阳光直射下或暗光处看书,阅读或写字时姿势要端正,书本和眼的距离应保持在 30cm 左右。不要躺着、趴着或在走动、乘车时看书。

(4)建立坚持做眼保健操制度。定期检查视力,对视力减退的同学应及时采取有效措施。上课、做作业时戴雾视镜,对预防近视、治疗假性近视眼有一定的作用。

另外在注意养成良好的用眼习惯、注意饮食均衡等几点外,这里介绍三种其他的预防近视的方法:文字法、长跑法和冷热法。让预防近视变的简单容易长期坚持。

文字法：头部僵硬，或肩膀僵硬会使血液循环恶化，间接地导致眼睛的机能衰退。用头颈，属于头部运动与视点移动的综合运动，能自然地恢复上述的健康机能。

训练要领：在心情轻快的状态下，张开两脚与肩膀同宽，让肩膀放松；注视远方，摇动头部写字。可以描写任何自己喜欢的文章；眼睛要配合脸的活动，移动视点，做20分钟；一定要配合韵律活动，可放点音乐，自然能在轻松的气氛下进行。

长跑法：锻炼脚力也能强化眼睛。俗语说，疲劳起自脚与眼睛，同样的，老化与疲劳也都从脚和眼睛开始。疲倦的症状容易出现在眼睛和脚这两个部位。只要脚觉得疲倦，眼睛也会疲倦。反之亦然。这样的互相关系使我们将长跑法也纳入到了整个训练体系中。

冷热法：这是用冷热毛巾交替敷眼的方法，对于消除眼睛疲劳、促进血液循环、刺激眼肌和疏缓僵化眼外肌有很好的帮助，能够达到提神醒目、活络眼球细胞和增进代谢功能的目的。

训练方法：准备两条毛巾：一条毛巾泡热水使毛巾变热，另一条覆盖在冰袋上或先冷藏（以湿纸巾亦可）；坐、站、躺姿势不限，身心放松，双眼闭合；先将热毛巾折成适当大小、覆盖在双眼上3～5分钟，再换上冷毛巾，约2～3分钟。交替进行2～3次，温度以眼睛能接受为宜。每周做2～3次。需要注意的是：眼睛发炎、眼睑红肿、角膜炎、长针眼、疼痛或发烧时不能热敷。

二、远视

在无调节状态下，平行光线通过眼的屈光系统，成像于视网膜后而不能形成清晰的物像，称为远视眼。但远视眼通过运用调节或配戴适宜的凸透镜，可使物像移至视网膜上。

（一）远视眼的屈光成像

远视眼要得到一清晰像，可以通过借调节作用增强其屈折力或在眼前置一凸球镜片的方法。如果镜片的焦点和该远视眼的远点符合，则平行光线入眼后即可成焦点在视网膜上。

（二）原因与分类

屈光力正常，因眼轴较正常人短造成的远视，称轴性远视，多见于儿童及发育不全的小眼球。眼轴正常而屈光力较弱者称为屈光性远视，多见于角膜或晶状体弯曲度比正常人平坦些，或因晶状体脱化，术后无晶状体眼等。

根据调节作用进行分类：

（1）总合远视，当眼的调节作用完全消失后所有的远视度数（即用阿托品将睫状肌麻痹后的远视度数)。

(2)绝对远视,本身的调节作用不能克服的远视。

(3)能胜远视,用调节能克服的远视度。

(4)显性远视,稍重的远视或调节力稍不足的,因而远、近视力均不好。这些不能完全被调节作用所代偿的剩余部分称为显性远视。

(5)隐性远视,轻度远视,用少部分调节力即可克服,远、近视力都可以正常,一般无症状。这样的远视称为隐性远视。

【临床表现】

1.视力:远视眼的视力,由其远视屈光度的高低与调节力的强弱而决定。从理论上讲,远视眼看远、近处物体都不能在视网膜上形成清晰的像而引起视力减退。但是临床上青少年轻度远视眼的远或近裸眼视力尚可保持正常,这是由于调节力较强。能补偿其屈光上的缺陷。如果远视程度较重或因年龄增长而调,节力减弱,则远或近视力均有不同程度减退,看近比看远更模糊。由此可知远视眼视力减退与否,取决于远视的程度和调节力的强弱。

2.眼疲劳:远视患者不论看远看近,都较正常人使用更多的调节力,因此长时间的近距离工作或阅读常出现头痛、眼胀、视物模糊、复视,甚至出现全身症状如恶心、呕吐、肩部酸痛、失眠、记忆力减退等。闭目休息片刻或做眼保健操,症状即可缓解或消失,此称调节性眼疲劳。而患高度远视的青少年,虽竭力使用调节亦难长时间代偿屈光不正,很容易产生调节痉挛,眼睛屈光力暂时性增强,而使远视眼呈正视或近视状态,此称假性近视。有眼疲劳或调节痉挛者,须用药物麻痹睫状肌,使之松弛后,才能发现属远视眼。

3.斜视:学龄前儿童,远视程度较大,由于经常性的过度调节而引起过多的集合、易诱发内斜视。

4.中等程度以上的远视眼:眼底可见视乳头较正常者小,边界模糊,稍隆起,静脉充盈,颇似视乳头炎或视乳头水肿,但视力可矫正,视野无变化。

【治疗】

远视眼,如果视力正常,又无自觉症状,不需处理。如果有视力疲劳症状或视力已受影响,经散瞳验光后,配戴合适的凸透镜片矫正。远视程度较高的,尤其是伴有内斜视的儿童应及早配镜。随着眼球的发育,儿童的远视程度有逐渐减退的趋势,因此每年还须检查一次,以便随时调整所戴眼镜的度数。除配戴凸镜矫正外,还可以用角膜接触镜矫正。

【预防】

远视眼是由于眼轴较短,在不使用调节状态时,平行光线通过眼的屈折后主焦点落于视网膜之后。而在视网膜上不能形成清晰的图像。为此,远视眼经常需要运用调节来加强眼的屈光力,使进入眼球的光线能集合在视网膜上并成为清晰的物像。

患有远视眼者会给生活、学习、工作等带来不方便。因此,预防远视眼对自己和对他人都有好处。那该如何来预防远视眼呢?虽然到目前为止还没有确切的预防远视眼的方法。但是,可以从平时日常生活着手。下列介绍几点预防远视眼的方法。

(1)吃含有丰富维生素 A 和维生素 C 的食物。

(2)在室外工作或行走时戴太阳眼镜,防止过量紫外线照射眼球。

(3)喝足够的水以防止眼干。

(4)做危险工作时保护好眼睛,如敲击金属物体、使用腐蚀性化学品等。

(5)定期进行常规眼科检查。

(三)儿童远视眼的判断

低度远视眼的儿童,可以看远清楚,看近也清楚,较高度数远视眼的儿童,有的看远清楚,看近不清楚,有的看远看近都不清楚,远视度数高的儿童,远近视力明显不好。这是由于当儿童眼睛不用调节时,景物所反射出的平行光线进入眼内,在视网膜后面形成焦点,因此视网膜上形成一个不清晰的影像,儿童要想使视网膜上成像清晰,也就是看清楚物体,必须借助眼睛本身屈光系统,通过调节作用,增强屈折力;或者在儿童眼前放置一适度的凸透镜片,使平行光线进入眼内正好落到视网膜上,形成清晰的影像。

远视眼的儿童眼球都小,特别是前后径都较短,由于看远、看近都需要较多的调节,特别在近距离读写时间过久,调节作用就更强烈,孩子会感到看久了,字不清晰,休息一会儿字迹又清晰了,远视明显的儿童有时会感到头晕,眼睛不舒服。由于远视眼的儿童使用调节力大,相对的集合作用也大,因此出现眼睛向内偏斜的外貌,一般远视程度较深的眼睛,往往发生眼外斜。

儿童远视眼的症状主要表现有两点:

1.视力障碍:远视患者为了要保持清晰的视力,不论看远看近,都需要运用调节。因此,主觉视力的好坏和调节功能是否健全有密切关系。高度远视患者尽管高度使用调节,视力仍不清楚。因此在近距离工作时,反而放弃调节,而把目标靠近眼前,表现出一种貌似"近视"的姿态。轻度远视的远距视力,虽可通过调节达到正常,但近视力则常因调节不足而感到模糊,因此常常将目标放得远些,以便取得清晰的物像。

2.视疲劳:远视患者经常运用调节功能,近工作时调节更为强烈,因此容易引起视力疲劳。通常表现额部和颞部疼痛。疼痛起自眼内或眼后部,甚至波及后颈或整个头部,这种情况在持续使用眼睛的时候更为突出。看书、写字时间稍久,字迹模糊;休息片刻,可能好转,再继续工作后又会感到模糊。这就是视力疲劳的典型表现。

在学龄前期,儿童大多没有专注学习用眼,一般不会有远视所引起的临床症状。但是,进入学龄期,尤其是用眼过多时,就会出现眼胀、眼酸、流泪、眉心部和后枕部疼痛。这些症状上午较轻微,下午加重,停止用眼或睡眠后减轻或消失。因此,家长对儿童和少年所表现的远视症状,容易被误认为"经常感冒"而乱给服药,其中有不少对视力有影响的解热镇静和清热泻火药物,易使视力受损或视力疲劳,而远视依旧。有的家长对这些远视症状,认为是儿童和少年无故贪玩,不愿学习,在强制学习过程中,更加重了孩子的远视症状或是造成其逆反心理。

值得提及的是,儿童和少年的这种远视,在一般的视力检查中是难以发现的。因为,通过"看"这种一般视力检查时,有远视的儿童和少年,可以通过在短期内眼球轴径调节而"看"清楚,但稍看一阵,也就模糊了。所以,家长若发现儿童和少年较长时期有眼胀、眼酸、流泪、头痛、注意力不集中、容易疲劳,特别是不能长期用眼学习时,应考虑其有远视眼。此时,带他们去正规医院眼科做一次验光检查,便可以确诊。

并且,根据验光结果,配戴适度的远视镜,其远视症状便会完全消除,而且可以预防因远视而过度用眼产生的眼内斜。随着年龄的增长,大多数儿童和少年的眼球可以完全发育正常,其远视表现也随之消失,自然就不需配戴远视镜了。

(四)远视眼在生活中的注意事项

远视眼是屈光不正的一种,是一种比较常见的眼病,由于远视眼为了看清物体,要利用调节力量把视网膜后面的焦点移到视网膜上,故远视眼经常处在调节状态,容易疲劳,所以日常生活中要注意保养。

1.不吹太久的空调,避免座位上有气流吹过,并在座位附近放置茶水,以增加周边的湿度。切忌"目不转睛",自行注意频率并完整的眨眼动作,经常眨眼可减少眼球暴露于空气中的时间,避免泪液蒸发。

2.多吃各种水果,特别是柑桔类水果,还应多吃绿色蔬菜、粮食、鱼和鸡蛋。多喝水对减轻眼睛干燥也有帮助。保持良好的工作姿势。保持一个最适当的姿势,使双眼平视或轻度向下注视荧光屏,这样可使颈部肌肉轻松,并使眼球暴露于空气中的面积减小到最低。

3.保持良好的生活习惯,睡眠充足,不熬夜。避免长时间连续操作电脑,注意中间休息,通常连续操作 1 小时,休息 5～10 分钟。休息时可以看远处或做眼保健操。

4.如果你本来泪水分泌较少,眼睛容易干涩,在电脑前就不适合使用隐形眼镜,要戴框架眼镜。在电脑前佩戴隐形眼镜的人,也最好使用透氧程度高的品种。40 岁以上的人,最好采用双焦点镜片,或者在打字的时候,配戴度数较低的眼镜。如果出现眼睛发红,有灼伤或有异物感,眼皮沉重,看东西模糊,甚至出现眼球胀痛或头痛,休息后仍无明显好转,那就需要上医院了。

5.调整荧光屏距离位置。建议距离为 50～70cm,而荧光屏应略低于眼水平位置 10～20cm,呈 15～20 度的下视角。因为角度及距离能降低对屈光的需求,减少眼球疲劳的几率。

相关链接:

1.枸杞子 10 克,黄菊花 10 克,桑椹子 10 克,红枣 10 个,蜂蜜 2 匙。制法:上五种除蜂蜜外加水煎,煮沸 30 分钟,取头汁。如上法,取二汁。吃法:每日 2 次,头、二汁相隔 3～4 小时,分开服,服时加蜂蜜 1 匙,并吃红枣。本方需常服。

2.枸杞子 10 克,陈皮 3 克,桂圆肉 10 个,红枣 10 个,莲子 20 粒,蜂蜜 2 匙。制法:枸杞子与陈皮一同放入用两层纱布制成的袋内,并与桂圆肉、莲子、红枣共煮,约 1 小时,使红枣、莲子软熟后,去枸杞子、陈皮袋,并加蜂蜜。吃法:当早点与午点,分 2 次吃。

三、散光

散光是怎么回事?

散光是指平行光线经过眼球屈光系统折射后,并不聚为单一点,而是散开的许多光像,所以叫做散光。

众所周知,要获得清晰的照片,照相时必须使物像精确地聚焦于底片上。同样,在正常情况下,来自 5m 或 5m 以外的光线,经过眼球的屈光结构,其焦点恰好落在视网膜上,形成清晰的物像,这样才具有正常的视力。这一理想的屈光状态谓之正视眼。如果眼球的前后径长度异常或屈光系统中某一处的屈光力发生改变,焦点就会落在视网膜前或后,此即所谓近视或远视。这种情况是指在各个子午线方向所发生的屈光力虽有改变,但改变值都相同。若各子午线方向的屈光力各不相同,那么,在视网膜上无论如何也不能聚焦成一点,而是一条线,这就是散光。

为什么焦点会散开呢?那是因为眼球不够圆的缘故。其原因包括了晶状体、角膜等密度不均或表面凹凸不平所致。因此绝大数人的眼球都不可能刚好那么圆,完全没有散光,通常只是程度较轻的差别罢了。据研究,散光常因不良的用眼姿势而加重。例如躺着趴着看书,甚至斜眼或眯眼看东西,都会造成眼皮不当的压迫眼球,而影响其正常的发育,所以戒绝坏习惯才是防止散光、杜绝近视的做法。而这些习惯也常是近视的原因,因此有些人以为近视会造成散光,其实两者没有关系的。据有关统计资料表明,青少年眼睛屈光不正的约占 25%～30%,同样伴有散光的发生,也就是说,有不少青少年既有近视,又有散光存在。散光有一定的遗传性。

【原因】

仔细分析来说,引起散光的原因有以下几种情况:

1.曲率性散光:为角膜弯曲度发生异常变化引起。如屈光力最大的子午线与屈光力最小的子午线互相垂直,则引起规则散光,多为先天性,而且散光度数较大。如为角膜表面不规则变形、弯曲不平,在视网膜上无法形成焦点,则称为不规则散光,如角膜外伤性瘢痕、圆锥角膜、角膜变性等。

2.偏心性散光:以前多见于晶体移位,如先天性偏斜、晶体半脱位等;近年来,由于屈光性角膜手术的增多,临床也可见因 PRK、LASIK 手术光斑偏离光学中心引起的散光。

3.屈光率性散光:为晶状体各部的屈光指数发生变化所致。散光度数一般比较小,如老年性白内障,晶状体皮质发生水隙、羽毛状混浊,造成晶状体的屈光指数改变,都可形成散光。

【分类】

散光可根据屈光情况分为不规则散光和规则散光。不规则散光是指各子午线的弯曲度不一致,用一般柱镜无法矫正;规则散光是指弯曲度最大的子午线与弯曲度最小的子午线正好垂直,用柱镜矫正能获得较好的视力。其中规则散光又可分为:

1.单纯近视散光:为一条主要子午线上的平行光线在视网膜上成像,和它垂直的另一条子午线上的平行光线在视网膜前聚焦成像。

2.单纯远视散光:为一条主要子午线上的平行光线在视网膜上成像,和它垂直的另一条子午线上的平行光线在视网膜后聚焦成像。

3.复性近视散光:两条互相垂直的主要子午线上,平行光线都是在视网膜前成像,但是它们屈光力不相等。

4.复性远视散光:两条互相垂直的主要子午线上,平行光线都是在视网膜后成像,但是它们屈光力不相等。

5.混合散光:两条互相垂直的主要子午线上,平行光线一条是在视网膜前成像,另一条子午线上的平行光线在视网膜后聚焦成像无论是近视还是远视,许多人在配眼镜时只注意镜片的度数,对散光却莫不关心。因此,不少眼睛近视的人戴上眼镜以后仍会感到看东西模糊,必须眯起眼才能看清一些,而且看书久了眼眶往往胀痛,找医生检查,方知是散光。

【症状】

散光的症状主要有视疲劳、眼酸痛、头痛等。视物模糊,看远近都不清楚,似有"重影",低度者视力较好,高度散光视野明显减退。由于视网膜上不能形成清晰的物像,因此,患者为了看得清楚一些,常常把眼睛眯成一条细缝。许多患者不明其中的道理,常常抱怨自己的眼睛度数配低了。专家提醒：如果视力减退，又有视力疲劳症状，应进行散瞳验光检查。通过检查，可以准确地获知散光存在与否，散光的程度如何，同时亦可检查出有无合并近视或远视，并可根据验光的结果配戴眼镜进行矫正。近视或远视可与散光同时进行矫正。目前来说，最有效的解决办法就是配戴眼镜来解决散光问题。

【治疗】

轻度的规则散光，如无视疲劳或视力减退，则不必治疗；如果出现视疲劳及视力减退，尽管度数不高，也必须用圆柱镜矫正，而且须经常戴用。如果圆柱镜度数过高，患者不能立即接受，可先给予低度矫正，以后逐渐增加圆柱镜片的度数。治疗应以既提高视力，又能耐受，不头晕、不恶心为原则。不规则散光矫正起来比较困难，疗效常不满意，可试戴隐形眼镜，部分患者可以得到较好的效果。

【注意事项】

1.用眼卫生。

2.配戴合适的眼镜。

3.防止眼疲劳。

（一）儿童散光的预防

1.避免长时间连续操作电脑和看书学习，千万注意不要等到感觉眼睛疲劳时才休息，而应该是每隔一小时左右休息 10～15 分钟，休息时或是看看窗外的绿树或远景，或是做做眼保健操，使眼睛充分放松。

2.眼局部进行热敷、药熏、理疗、针灸等。中医眼科认为，视物日久，导致疲劳过度，或肾阴不足，津液短少，肝血虚损，内有郁热。故可内服中成药杞菊地黄丸、明目地黄丸、养血安神片、逍遥丸等。可以滴一些润滑眼球、缓解眼疲劳的眼药水，如艾唯多眼药水、人工泪液、润洁、新乐敦、珍视明、润舒、海宝等眼药水，建议你坚持每天用 2～4 次（用眼药水不要固定使用一种，应该隔 1～2 月就更换另一种眼药水）。

3.注意营养均衡，多吃坚果类食物。要多吃富含钙、蛋白质的食物，避免偏食，控制甜食。因为代谢糖分时，须依靠维生素 B_1，糖分若摄取过多，将会造成维生素 B_1 的不足，而容易罹患视神经炎。多吃坚果类食物，多咀嚼，能加强眼部肌肉活动，增进眼部血液循环，减轻眼疲劳。平时可多吃点富含 V_A 的食物，如红枣、胡萝卜、动物肝脏、枸杞菜等。

（二）幼儿散光的预防

应留心观察幼儿，发现有问题，应带到眼睛科医院做检查。最好3～4岁时做第一次全眼部检查，以后每年定期眼部检查 1～3 次。

1.指导幼童熟悉哪些是危险的游戏和玩具，以减少眼外伤。

2.指导幼童养成良好的卫生习惯，不随便用手或其他化学物品接触眼睛,以避免传染眼疾,若感染细菌眼疾时尽量减少外出。

3.看书时光线要充足,光线最好来自左后方,看书姿势要正确,并且保持在 30 公分至 40 公分之间的距离。

4.不要在摇摆的车上看书,也不要躺着看书。

5.选择决定读物时字体要清楚,不能太小。

6.电视放置高度在眼睛平行线下方一点点,看电视机须距离电视画面对角线的 5～3 倍。

7.连续看书不超过 1 小时,每 30 分钟休息 5 分钟。

8.营养要均衡。

9.多到郊外游玩,多看远处绿色旷野。

10.需配眼镜者,应由医师检查后配镜。

11.主动与学校取得联系,并积极配合。

四、青少年配镜有讲究

配镜必须散瞳验光。青少年的眼睛调节能力强,自身调节范围可在 300 度之间,所以测瞬间值的电脑验光不适用于青少年。青少年配镜前必须进行散瞳验光,让眼睛在真正放松的状态下,测得准确的度数。

14 岁以下少年儿童必须每半年至一年重新散瞳验光换镜,戴镜后需定期复查,以便及时调整,配戴适合自己的眼镜。

矫正视力到 1.0 为宜。配镜时有个原则:近视镜宁浅勿深,矫正到 0.9 至 1.0 为宜;远视镜要"给足",是多少度配多少度。

时戴时摘可能会使度数加深。近视眼镜平时应经常戴,时摘时戴易产生视疲劳症状并可能使度数加深。

青少年不宜戴隐形眼镜。戴隐形眼镜须经过医院严格的眼科检查,以判定是否有眼病,是否能戴,同时戴的过程中须严格注意卫生。青少年自我护理常识、卫生常识较差,所以不宜戴隐形眼镜。

五、屈光参差

双眼屈光性质或屈光度数的不同均称为屈光参差。屈光参差的视力因情况不同而异,2D 以下的屈光参差多见,对视力也无大的影响,3D 以上的屈光参差因两侧视网膜上的像差超过 5%,一般难于融合,发生交替视力,即一眼看近,另一眼看远,破坏了双眼单视,因而视力差的眼的像常常被抑制,日久易导致弱视或废用性斜视。当一眼屈光度很高视力很差则出现弱视、斜视并成为单眼视力。

对屈光参差的治疗原则是尽早验光,配戴合适眼镜,充分矫正屈光不正,但如病人不能适应,对视力差的眼的矫正屈光度要接近或等于视力好的眼的屈光度。度数过高的屈光参差以戴角膜接触镜为宜。

除此以外,还有一些屈光不正现象,如无晶状体眼。在屈光学上指在瞳孔区无晶状体存在。多为手术摘出或外伤脱位所致,先天性者极少。

无晶状体眼因无调节作用,故看远看近必须有两副镜片;因手术所致的无晶状体眼,常伴有远视散光;因矫正镜片度数高,在镜片四周易有三棱镜作用,因此限制了视野;屈光参差大,象差亦大,故不易有双眼单视;原来为正视眼的无晶状体眼,经过测算,应戴+12D的眼镜,临床上因屈光参差大无法配普通眼镜,只能使用接触眼镜或植入人工晶状体。

屈光不正一般可以用眼镜矫正,外观上看人们戴的眼镜都差不多,但近视、远视、散光戴的眼镜性质却并不一样,它们分别需要:近视眼用凹透镜矫正,远视眼需戴用凸透镜,散光眼则需要柱镜来矫正。

六、屈光不正可以并发的疾病

1.高度近视可发生视网膜脱离。

2.远视可引起慢性结膜炎睑腺炎及睑缘炎。

3.散光可并发胃肠道症状。

如患者有以上的眼部病症,需要注意并发症,避免更大的损失。

第三节　斜视与弱视

一、斜视

(一)斜视概述

当两眼注视一个目标时,物像分别反射在两眼视网膜黄斑中心凹上,视觉信号通过视觉传导系统,传到视皮质中枢,被融合成一个完整的,具有立体感的单一物像。眼的这种功能称为双眼单视。双眼单视的必备条件是:两眼视力相等或近似,双眼具备同时注视同一目标的能力,而且能协调地追随同一目标,有正常的视网膜对应点,融合功能正常,知觉功能正常。当双眼协同运动功能失调,或眼外肌力量不平衡,则双眼单视功能受到破坏,而引起斜视。

斜视指的是两眼向前注视时,两只眼位不平行,有一只眼向内斜(内斜视)或向外斜(外斜视)。内斜视时这只眼的眼白部分外侧多,黑眼珠(角膜及其后面的虹膜)偏向鼻部;反之为外斜。在幼儿时期,由于鼻梁尚未发育,加上眼内角与鼻根部皮肤较紧,以致两眼内眼角之间较宽些,使两眼内侧的眼白部分被遮,显得外侧的眼白部分多于内侧,好像两眼内斜。只要待鼻骨发育高些,将两眼间皮肤撑起,就不再显内斜了。但是真正的斜视就不如此,儿童长大,斜视不变。如到入学时再查视力,会发现斜视的眼视力不好,也不能用眼镜矫正,这称之为弱视,也就是经过检查来发现眼有器质性改变,而视力又不能矫正。

斜视的真正原因尚不清楚,不过,有一部分与眼屈光不正有关。有内斜的儿童,经散瞳验光后,发现有高度远视者相当多。这些内斜儿童早期散瞳验光,如证明有较多的远视,应当配戴合适眼镜,内斜可以矫正。若戴镜后一些时间后(3～6个月)眼仍有些斜视,可以手术矫正残留的斜视,恢复双眼单视。另有一些儿童经散瞳验光后,并无明显的远视,则需手术矫正。

外斜的原因,很小一部分是近视,大多数与屈光状况无明显关系。有的因单眼视力很差,由于废用而呈外斜。

内斜儿童如不早期检查治疗,长大后往往表现为斜视眼的视力低下,不能矫正。由于斜眼受中枢长期抑制,以致视力低下,因为如果斜视眼的视力不被中枢抑制,必然引起复视,造成生活中的诸多不便。这种视力低下,不能用眼镜矫正,即为弱视。

【分类】

根据发病原因可将斜视分为共同性斜视和麻痹性斜视两种类型。根据斜视的方向又可分为内斜视和外斜视两种类型。

1.共同性斜视。

【病因】

共同性斜视病因复杂,主要原因是:屈光不正或屈光参差所致的调节与集合不平衡;遗传因素,如融合机能发育不全或未发育,导致双眼单视的条件反射无法建立;解剖因素,眼眶发育异常,眼外肌发育不平衡,肌腱附着点异常或节制韧带异常。

【临床表现】

共同性斜视系两眼均等地发生眼肌运动不平衡,斜视眼能随同注视眼向各个方位转动,有如下特点可与麻痹性斜视相鉴别:

(1)一眼注视目标时另一眼斜视,两眼球向各个方向转动不受限制。

(2)无复视亦无代偿头位。

【治疗】

斜视的功能治愈是重新获得正常眼位,恢复双眼单视。应该说治疗越早效果越好,达不到功能治愈只能起美容作用,没有双眼单视功能。所以应以病因治疗为主,如矫正屈光不正,治疗弱视,正位训练等;其次为手术治疗。

2.麻痹性斜视。

由于支配眼肌运动的神经核、神经,以及眼外肌本身麻痹所致的斜视,称麻痹性斜视。麻痹性斜视分先天性和后天性两种。

【病因】

主要病因有：炎症，如病毒或细菌引起的大脑炎、脑膜炎、骨髓前角灰白质炎、周围神经炎；肿瘤，如颅内、眶内肿瘤压迫支配眼外肌的神经核、神经或眼肌本身；血管病变，如高血压动脉硬化，颅内出血等；外伤，头颅外伤损伤了支配眼外肌的神经或眼外肌。此外，因维生素B族缺乏引起的多发性神经炎，急性一氧化碳或铅中毒等均可导致麻痹性斜视。

【临床表现】

(1)眼球偏斜运动障碍：某眼外肌麻痹时，其拮抗肌显得相对力量过强，眼向麻痹肌作用相反的方向偏斜，向麻痹肌作用的方向转动受限。

(2)复视：将一个物体看成两个物体，定向定位障碍，头晕，恶心，步态不稳，当遮蔽一眼时症状明显减轻或消失。

(3)代偿头位：为了克服复视，减少斜视角，减轻不适感，常将头摆在麻痹肌作用的位置，避免眼球再向麻痹肌作用的方位移动。

【治疗】

(1)针对病因进行治疗。

(2)支持疗法，口服或注射B族维生素或能量合剂。

(3)针灸疗法或理疗。

(4)遮蔽一眼消除复视。

(5)经多方治疗半年以上无效者，应考虑手术治疗。手术治疗的原则是：加强麻痹肌，减弱拮抗肌，以达到恢复正常眼位，保持两眼外肌力量的平衡。

3.原发性非调节性内斜视。

先天性内斜视一般在生后或生后数日内发生内斜，因患儿父母很少在新生儿时期就诊，故临床上很少见到先天性内斜视，多见的是生后早期发现有斜视。因为患儿父母对婴儿一岁以内的双眼眼位情况，常常不能作出准确客观的判断，有可能把双眼视轴平等的不稳定性，误认为是先天性内斜。此外在婴儿时期，由于鼻部尚未发育完善，多有内眦赘皮及假性斜视，也容易造成混淆。有些后天性调节性斜视，也可以在这个时候发生，以上这些，都可引起诊断上的混乱。

【临床表现】

先天性的斜视的临床特征是偏斜角大，斜视角稳定，伴有眼球运动异常。先天性内斜视可发生在全身正常小儿，也可发生在大脑麻痹和脑积水婴幼儿，发生在脑损伤患儿，其斜角多有变异随年龄增长，斜角可消失，偶有0.5～1岁时，内斜视可以变为外斜。

【诊断】

(1)大多数先天性内斜视患者：第一眼位有交替注视，双眼视力相等，向两侧看时有交叉注视,即向右看时,左眼注视,向左看时,右眼注视。少数患者无交替性注视,斜视眼可发生弱视,弱视发生率约占 40%,并且弱视程度很深,伴有旁中心注视。

(2)斜视角大:一般大于 30°,约有 50% 患者超过 50°,远近距离斜视角相等,且稳定,不受调节影响,偶见斜角在几个月内有明显改变。应该注意的,患儿两眼常常不能外展,但这不是双眼外展神经麻痹,而是继发于交叉注视的结果。另一种情况是,先天性内斜视患儿偏斜度较大,且有弱视,但无交叉注视,此容易将有旁中心注视眼误认为是一侧外展神经麻痹。事实上,先天性单侧或双侧外展神经麻痹是很少见的。

(3)常合并垂直性斜视:先天性内斜视患儿至 2～3 岁时,可出现分离性垂直性斜视(dissociated vertival deviation,DVD),表现为非注视眼上转、外旋,注视眼下转、内旋;78% 患者伴有下斜肌功能过强;还可见眼球震颤,为旋转性或水平性,震颤有时是隐性的,仅仅在遮盖一眼后出现,或在内收时眼震减轻,外展时眼震增加。

(4)睫状肌麻痹屈光检查证明轻度、中度远视占 90%,双眼屈光相近似,散光或近视也可存在。

【治疗措施】

(1)远视大于+2.00D 应予以矫正。

(2)有弱视者,可用遮盖治疗。交替遮盖对少数弱视患者有效,对防止抑制及异常视网膜对应无效,因为在婴儿时期,只有双眼正位,或至少 10° 以内斜视才能产生双眼单视。所以对先天性内斜视患儿早期,用交替遮盖数年,以后训练融合,再做手术是不对的。

(3)小于 1.50D 者可用强缩瞳剂,一日 1 次,共 2～3 周,当患儿≥6个月,并能交替注视时,可以考虑手术。

(4)手术治疗,先天性内斜视治疗主要是手术矫正眼位,争论是何时,如何施行手术。Parks、Taylor、Costenbader 主张手术应在 6～12 个月内进行,Parks 认为在 6～12 月期间施行手术要比 12～18 月期间施行手术术后恢复融合功能的机会要求。Von Noorden、Jampolsky 等人根据研究材料证明,先天性内斜视在 1 岁以后手术矫正眼位,可以获得两眼融合。他们认为,在 2 岁以前矫正眼位,获得双眼中心性融合的百分率不高于生后 12～18 月期间进行手术者。此外,他们的研究更进一步证明,若手术后应用眼镜矫正,即用三棱镜或负球镜以矫正术后残余斜度,则可明显增加双眼中心性融合率;约 53% 的患儿术后使用眼镜矫正,可获得双眼中心性融合,而单纯手术者则仅为 6%。再者,小于 1 岁的患儿,在检查、诊断与精确测量方面都有一定困难,如果术前准备不充分,则术后更易发生过矫正或矫正不足,所以大多数眼科医师认为施行手术的最好时机应在生后 12～18 月期间进行。最迟不宜大于 2 周岁。Parks 认为先天性内斜视术后即使视轴平行,也不能有很好的立体视,只能获得周边融合,而无中心性融合,即所谓单眼注视综合征,此点亦很重要,因为它可以防止内斜复发或变为外斜视。

先天性内斜视获得双眼单视,必须早期手术,才能保持双眼正位,节性内斜视及弱视,所以患儿在术后 5 年内必须严密随访观察,并给予适当治疗。

(四)恒定性外斜视

随着间歇性外斜视的进展,外斜突变为恒定性,即经常处于外斜状态。可以为交替性,即交替性外斜视,或一眼有注视倾向。如果外斜开始于视觉尚未发育成熟期,可以是单眼注视并有弱视。在大多数患者,外斜是由于间歇性外斜失去代偿而引起的,这些患者,一般无弱视。

【临床表现】

恒定性外斜视的临床表现,取决于其病因。可以是间歇性外斜视失去代偿,或一眼视力不好而发生外斜,即知觉性外斜视;或婴幼儿内科,手术做得迟,没有融合,而逐渐发展成外斜。应行全面检查,测量看远及看近斜视度,A-V 征及侧位非共同性,此点很重要,因为有过短危险,检查注视性质,眼状肌麻痹验光,有无弱视。

【治疗】

(1)矫正屈光不正。无论远视散光或近视散光应矫正。

(2)治疗弱视。

(3)正位视训练。

(4)手术治疗。年龄超过 6 个月的患儿,如有恒定性外科,应手术治疗,主要目的是尽可能恢复双眼单视,如一只眼弱视,建立双眼视无望,则手术目的仅为美容,术前勿需做其他治疗,随年龄增长,外斜有加大趋势,手术可在 12 岁以后做。

如果很早发现斜视,可以加以矫正,所有一切检查、治疗都应在眼科医师指导下进行。最重要的是早期发现,早期治疗。

(二)小儿斜视的早期发现

从外观上来看,有一部分儿童确实形似是该病,但其实也许是由于内眦赘皮、鼻根部扁平造成的假像,并非该种症状。所以发现小儿斜视需要家长多加注意,定期带孩子去专科医院进行诊察。儿童满 4 周岁的时候,眼球发育成熟,视力应当正常为 1.0 左右。所以,四周岁的儿童无论发现双眼正常与否,都应按常规由专业眼科医生,进行一次全面的检查。

如果不能够及时发现小儿斜视,它的危害将是非常巨大的。首先是外观的影响,更重要的是,它影响双眼视觉功能,严重者没有良好的立体视力。

立体视力是只有人类和高等动物才具有的高级视觉功能,是人们从事精细工作的先决条件之一。如没有良好的立体视觉,在学习和就业方面将受到很大的限制。

二、弱视

(一)弱视概述

经检查眼球内外未发现器质性病变,经各种方法矫正后,矫正视力仍≤0.8 者均为弱视(amblyopia)。弱视患者无完整的立体视觉,严重地影响学习和工作,应引起足够的重视。弱视发生在视觉形成的早期,是由于先天性或在视觉发育的关键期,进入眼内的光刺激不够充分,剥夺了黄斑形成清晰物像的机会,或两眼视觉输入不等,引起清晰物像与模糊物像之间发生竞争所造成的单眼或双眼视力减退,弱视的发病率高达 3%。

【病因及分类】

1.斜视性弱视:患者有斜视或曾有过斜视,由于斜视引起的复视和混淆,使病人感到极度的不适,大脑视皮质中枢主动抑制而形成弱视。早期经适当治疗,斜视性弱视眼有可能提高视力。一般斜视发病越早,产生抑制越快,抑制时间越长,解除抑制越难。

2.屈光参差性弱视:一眼或两眼屈光不正,两眼屈光参差较大(2.5D 以上),致使两眼视网膜成像大小不等,融合困难,视皮质中枢只能抑制屈光不正较重的一眼,日久便发生弱视。这类弱视是功能性的,经早期治疗,视力可望恢复。

3.屈光不正性弱视:多为双侧性,发生在未经矫正的高度远视病人,虽经调节仍无法在看近或看远时将影像聚焦在视网膜上,引起双侧弱视。配戴合适的眼镜后,视力可以逐渐提高,但需时较长。

4.形觉剥夺性弱视:在婴幼儿期由于角膜混浊,先天性或外伤性白内障、完全性上睑下垂或遮盖一眼过久,妨碍外界物体对视觉的刺激,因而视功能发育受到抑制。尤其在出生后头 3 个月,形觉剥夺可形成严重弱视,其视力预后较斜视性弱视或屈光参差性弱视更为严重。

5.先天性弱视包括器质性弱视,如新生儿视网膜或视路出血,轻微眼球震颤及全色盲所致的弱视。

【临床表现】

1.视力减退:屈光不正矫正后远视力小于或等于 0.1 者为重度弱视,为0.2~0.5 者为中度弱视,为 0.6~0.8 者为轻度弱视。这种弱视与黄斑病变的区别在于在暗淡光线下,弱视眼的视力改变不大,而黄斑有器质性改变的病人的视力则有明显的减退。

2.拥挤现象:分辨排列成行视标的能力较单个视标差,这个现象称为拥挤现象,是注视点与邻近视标之间异常轮廓相互影响的关系。

3.光感正常:弱视眼的视功能在许多方面有异常,如视力减退,拥挤现象,旁中心注视和对比敏感度下降,但它的中心凹和周边部视阈正常,能察觉最暗淡的光亮。

【治疗】

临床实践和动物实验证明,人类视觉系统的敏感期与猫、猴相比,开始较晚,但持续时间长。婴儿的敏感期约在2岁前开始,2岁时可能已过高峰,大幅度下降至4岁,然后缓慢下降至9岁时为止。如在敏感期内存在角膜混浊,先天性或外伤性白内障,较长期遮盖一眼,屈光参差,高度远视和斜视,均可能引起不同程度的弱视,同时这个时期也是治疗弱视的最佳年龄,因此弱视的治疗应包括以下几个方面:

1.病因治疗:矫正屈光不正,早期治疗先天性白内障和先天性完全性上睑下垂。

2.治疗弱视:弱视的疗效与治疗年龄和注视性质(弱视眼有中心注视性弱视及旁中心注视性弱视两大类)有关,年龄越小,中心注视性弱视者疗效越高,成人后则治愈基本无望。

3.中心注视性弱视:多采用遮盖健眼,强迫弱视眼注视的方法。为了防止遮盖性弱视,对1岁儿童应采取3∶1规律,即遮盖健眼3天,遮盖弱视眼1天,每周复诊。2岁儿童可采取4∶1规律,每两周复诊。3～4岁儿童遮盖健眼时间可适当延长,可每月复诊。

4.旁中心注视性弱视:大多数人主张采用遮盖法,也有人认为,遮盖健眼反而使弱视眼的旁中心注视点更加牢固,而加以反对。其他还有增视疗法,红色滤光片疗法和压抑疗法。

(二)弱视对儿童的影响

弱视对孩子的影响不容忽视,若不及时矫正治疗,对视功能危害很大,不仅视物不清,还会造成缺乏立体视觉。治疗弱视的最佳年龄是学龄前,超过12岁就难以治愈,如果进入成年,治疗弱视则基本无望。

1.弱视可能造成斜视。

弱视多数是由于孩子视力发育受阻引起的,但斜视、近视长期无法矫正也会造成弱视。而弱视又反过来可能造成斜视。刚出生的孩子虽然眼球构造正常,但视功能很弱,必须通过反复地看东西,不断接受外界的光和物体形象的刺激,才能令视觉逐步成熟。如果孩子在两三岁以前视觉发育的关键时期遇到阻碍,比如眼睛常受遮挡或眼睛生病等等,就会使外界光线和物体对眼睛的刺激受阻,影响视觉的成熟,造成弱视。

弱视的危害并不亚于近视,弱视人的视觉还常常没有立体感和深度感,难以从事驾驶、操作精密仪器等精密的工作。据调查,发生车祸的人当中,有 20%是缺乏立体视觉的。视力的好坏及有无立体视觉,都会直接影响孩子的身心健康和就业前途。

2.成年后治弱视效果为零。

明确地说,弱视并不会像许多人讹传的那样随年龄的增长而好转,但若及时治疗,弱视是可以矫正的。视力可以恢复到正常。有资料说,最好在 3~5 岁以前进行。因为双眼视觉发育 1~2 岁基本形成,所以 3 岁之前属于视觉发育关键时期。6~8 岁发育基本趋于完善,如到 10 岁以后发现弱视再进行治疗,效果甚微。

3.治疗弱视需要较长时间。

需要强调的是,弱视的治疗时间较长,除了要戴合适的矫正眼镜之外,还要进行精细目力训练,弱视治疗仪治疗、针灸等等。一年半载见不到明显的效果是正常的,最长的需要 7~8 年才能治愈,家长们要有这方面的心理准备,千万不要因为自己的疏懒给孩子造成巨大的人生遗憾。

目前,大多数弱视孩子不能在 3 岁前被发现与治疗。其原因一是家长对弱视知识的欠缺,二是学龄前儿童的视力检查还不够普及,有的检查了又不够准确。4 岁以上儿童绝大多数都能配合检查视力,因此儿童定期准确地检查视力,是发现弱视的最好办法,应该把普查视力从目前的小学阶段提前到学龄前。

学龄前儿童最好每隔半年检查一次。如发现视力低于 0.8~0.9 或双眼视力不一样,相差两行以上,则应及时请眼科医生检查。

家长平时也应多观察自己的孩子。如果孩子看东西总爱凑得很近,侧着头看,眯着眼看,眼球震颤,就应该带他们到医院做散瞳验光,了解屈光情况,查查有无弱视。

(三)弱视的家庭训练方法

弱视一经发现,应及时去正规的眼科治疗。除去正规的眼科治疗外,患者还可以在家中进行训练,以争取早日康复。常见的训练方法有穿圈训练、刺点训练、两眼单视功能训练及刺绣训练。

1.穿圈训练:手持铁丝做的直径 1cm 的圆圈,用弱视眼看准圆圈,同时用一铁丝穿过,每日反复训练,到能迅速准确地穿过此圈时为止。严重的患者,不能准确地穿过圆圈。

2.刺点训练:正常注视或经过注视训练后恢复为中心注视者可选用本训练。可在普通的白纸上用点线画成各种动物或物体作为训练用图画。训练时遮盖健眼,手持缝纫针,用弱视眼看图形,并用针对准每个点刺下去。本法是简单易行的家庭训练方法,一般病情程度严重者,于训练初期不能刺准图形,但经过反复训练后可准确刺点。

3.两眼单视功能训练:拿一块厚纸,并用它卷成一个圆筒,筒的长度为25cm,筒的直径为2~3cm。将此筒放于一眼前,并将另一只手手掌紧靠筒旁放好,具有两眼单视的人,此时在手掌上看见一个窟窿(圈),并经过它可以看见和经过筒的那只眼睛所看见的目标。当两眼不能单视时,首先看到的或者是一个"窟窿"(圈),或者只看见手掌,只有在练习成功后才开始同时看到窟窿(圈)和手掌,而后才逐渐保持圈位于手掌中央。这就是著名的手掌生圈训练。这个试验很简单,也可将手掌用与纸颜色不同的纸板代替,是家庭训练用的最简单方法。

4.刺绣训练:遮住健康的眼睛,用弱视眼进行刺绣(绣花)训练,以提高患者的视力。这也是一种有效的家庭训练方法。

5.眼肌训练:眼肌训练是令弱视患者注视目标,并追随目标(目标摆动方向和速度可以根据不同情况进行调整),取一能变更摆动方向和旋转速度的棒杆,先将患儿头固定之后,将棒杆作水平运动,或作旋转运动或向斜方向运动,令其注视棒杆尖端并追随棒杆向各方向摆动以训练眼肌运动。

6.交替注视训练:检查者可用各种玩具、画片、硬币等交替放置于中隔两侧,检查者坐于弱视患者对面,观察患者位置同时用一分硬币放于中隔的右侧,令右眼确认是"背面"还是"正面";其次,用2分硬币,左侧放5分硬币,互相交替作注视训练,并且逐渐使视标离中隔进行训练。也可用扑克牌上的图形反复训练。

7.Renmy分离器训练:此器械容易制作,是一种使调节及集合分离以训练两眼视力的方法。分离器中隔的两侧有两个透明胶片,一侧描绘一圆形,另一侧绘一星形。检查时将中隔放在鼻根前,通过画片看远方目标,使集合放松,两眼呈分开状态,此时一眼黄斑影像为星,另一眼为圆形,如两眼黄斑部相对应,则可见星在圆内。训练时将视线移于任意位置上,先使调节松弛,逐渐训练达到即使当集合过强引起调节时也能看清楚视标为止。此训练对戴眼镜而症状减轻的调节性内斜视有效。本法亦适用于外斜视,其理由是分开与视轴向上有效。治疗开始时,内斜视患者可将视标位置抬高于眼之上,外斜患者将视标位置降低至眼之下。

8.集合训练法:增强弱视患者的集合力是集合训练法的目的所在。将病人的下颏固定不动,让病人注视某目标,再让该目标逐渐向眼前靠近,此时眼不断增强集合力,如此反复进行,可以训练集合。

(四)如何减少宝宝的弱视

临床发现先天不足的小孩中弱视的发病率较高。弱视眼的发生与先天体质有着密切关系,而先天体质的强弱则取决于妊娠期的营养与保健状况。

倘若母亲孕期注意保健,小儿弱视是可以预防的,具体可从以下几个方面做起:

1.调整情绪,保持心情舒畅。人们的心理活动是影响内脏生理功能的重要因素,当精神愉快时,血液中便增加一种有益于健康的化学物质。相反,愤怒、忧郁、悲伤时,情绪处于混乱之中,会严重干扰人体内脏器官功能,在忧郁状态下则会抑制消化液的分泌和肠蠕动,引起食欲不振,久而久之就会导致孕妇营养不良,进而影响胎儿发育,可能导致弱视发生。因此,孕妇要注意调节情绪,做到心情舒畅,保持良好的心理状态,避免不良情绪对机体功能的影响。

2.调节饮食,保证营养。孕妇的营养直接关系到胎儿的视觉器官发育,如果孕妇偏食、挑食、厌食,会导致营养不良,使某些微量元素缺乏,则影响胎儿的发育,甚至导致畸形。如微量元素锌是胎儿眼球生长发育和视觉机能不可缺少的必需元素,若孕妇体内锌缺乏,就可能导致胎儿弱视的发生。孕妇要使自己身体健康和胎儿发育良好,则必须保证充足的营养,要主动做到膳食平衡,不偏食,不挑食,食物以清淡富有营养为主,不要过食辛辣酸、咖啡等刺激性的食品。含锌丰富的食品有肉类、鱼虾等。

3.戒烟酒,养成良好的生活习惯。酒精可消耗大量的锌,常酗酒的孕妇可使体内微量元素锌缺乏,使胎儿视觉器官发育不良而成弱视。研究证实,烟草中含有一种毒性很强的"氰化物",长期吸烟者,氰化物容易在体内积蓄,一旦积蓄过多,慢慢就会发生氰化物中毒而导致烟草中毒性弱视。特别是吸烟又嗜酒者更易发生烟草中毒性弱视。因此,若希望婴儿眼睛发育良好,孕妇不仅要戒除烟酒,而且尽量远离被动吸烟的环境为佳。

4.预防疾病、保健康。孕妇感染某些病毒,可直接影响胎儿视觉器官的发育,造成婴儿弱视。因此,孕妇不要经常往来于人口集中和人流量大的场所,避免感染。

(五)弱视的易感人群

弱视是较常见的儿童眼病,据统计,儿童中弱视发生率为1.3%～3.0%,以下儿童容易造成弱视。

1.睡眠时间少的孩子。在儿童生长发育的快速期,特别是 7～9 岁和 12～14 岁时,如果睡眠时间少,会引起部分儿童发生弱视。

2.出生时体重不足 2500 克的孩子。凡出生时体重过低的小儿,在青春期前容易发生弱视。这主要是低体重儿童的先天发育不足,后天遇到不良因素导致眼轴发育过长所致。

3.早产儿。早产 2 周或 2 周以上的小儿,在儿童期常发生弱视。

4.父母亲为弱视眼者弱视的遗传程度随父母眼睛弱视度数的增加而

增加。

5.用眼过度的儿童。每天看电视超过 2 小时,眼与电视机的距离小于 3m,长时间看书距离少于 30cm 的孩子,多数会出现视力疲劳,其中一部分会发生弱视。

问题:新生儿应在何时接受第一次眼部检查
新生儿应该在六个月大时做首次眼部检查,假如没有发现问题,可待三至四岁检查一次。第三、四次检查可定于六岁和十岁时。

儿童早年的视力是日后视力发展的关键,因此应当注意幼儿眼睛毛病的各种征象。例如,留意是否一眼或两眼有内斜视,外斜视,是否一眼较高一眼较低,这种情况在用闪光灯辅助拍下的照片中尤其明显。要注意孩子看东西时是否歪斜头部,在强烈日光下是否闭上一眼,或在疲倦时一眼偏向一方。最后查看他是否经常揉眼或眨眼,是否把玩具凑近眼睛,在进食时,把脸凑近餐盘,或者看远处物体时要眯起眼睛。这些都是视力有问题的症象,一旦发现这些情况应该带他去检查眼睛。

我国的 3 亿儿童中,大概有 1 亿的儿童患有眼科疾病。而斜视和弱视的患者数量之大,大约有 3000 万,而儿童的斜弱视已经严重的危害到了儿童日后的生活。然而,青少年儿童们因为各种原因患上了弱视、斜视、青光眼等眼部疾病,但是由于家长的忽视和未能及早的发现,结果造成了孩子终身的遗憾。

一般情况下,要是单眼是弱视而且也患有斜视的时候,应该是先治疗弱视。等待弱视矫正和另一只眼睛视力差不多的时候,在手术治疗斜视,这样做的原因是有利于双眼单视功能的恢复和稳定。如果双眼弱视,应先治疗弱视,使双眼的矫正视力差不多时,再手术治疗斜视。如果是继发性斜视,不仅需要手术矫正,在戴镜治疗斜视的同时,还必须进行弱视治疗。

思考题:

1.简述屈光不正的分类、临床表现及防治方法。

2.什么是近视、远视、散光和屈光参差?

3.如何治疗和预防近视?

4.简述弱视的分类、临床表现及防治方法。

5.什么是斜视? 简述斜视的种类及临床表现。

6.如何治疗和预防斜视?

第十章 眼外伤

机械性、物理性、和化学性等因素直接作用于眼部,引起眼的结构和功能的损害,统称为眼外伤,是造成盲目的主要原因之一。由于眼球的位置暴露,结构极为精细脆弱,无论平时或战时,眼外伤都很常见,往往造成视力障碍甚至眼球丧失,是单眼失明最主要的原因。又因角膜、晶状体、玻璃体都是透明的无血管组织,构造特殊,营养供给差,新陈代谢低,抵抗力弱,一旦受到损伤,不但影响其透明度,而且感染后亦是细菌的良好培养基地。药物治疗疗效较慢。另外,葡萄膜组织含有丰富的血管,受伤后常发生眼内出血,影响视力。眼外伤不仅严重破坏受伤眼,而且可发生交感性眼炎以至双眼失明。因此,积极防治眼外伤是保护视功能的重要措施。

眼外伤分机械性和非机械性两大类。机械性眼外伤包括非穿孔性外伤(主要为眼的钝挫伤)、穿孔性眼外伤、异物伤,这些外伤可引起交感性眼炎。非机械性眼外伤包括高热烧伤、化学伤和辐射伤等。

第一节 机械性眼外伤

一、非穿孔伤(眼的钝挫伤)

眼部钝挫伤由机械性钝力引起,砖石、拳头、球类、跌撞、交通事故以及爆炸的冲击波,是钝挫伤的常见原因,可造成眼附属器或眼球的损伤,并因钝力在眼内和球壁传递,而引起多处间接损伤或引起眼内多种结构的病变。如房角后退、前房或玻璃体积血、晶状体脱位、脉络膜破裂、黄斑裂孔、以及巩膜破裂等。有的有严重的眼后段损伤,可无或仅有轻微的前段损伤。因

199

此,应做全面眼科检查。眼部挫伤约占眼外伤的 1/3。

（一）眼睑挫伤

由于眼睑皮肤细薄,皮下组织疏松,血管丰富,所以挫伤后眼睑可出现水肿,皮下出血或血肿,致眼睑肿胀不易睁开,眼皮松弛,易堆积分泌物。较重的眼睑挫伤可使上睑下垂,眶壁骨折,皮下气肿,皮下溢血,发青、发紫等症状,或皮下气肿,鼻子出血,肿得很高,用手摸有握雪音。

治疗:皮下出血多呈青紫色,早期受伤时冷敷,或硼酸水冷敷,过一段时间后(1～2 天),采取热敷的方法(2 次/日)可促其吸收。溢血未破用安络血止血(肌肉注射,每日 1～2 次,每次 5～10 毫克),口服抗生素(麦迪霉素 0.2克,3 次/日),口服维生素 C。皮破者注意防感染和破伤风。若有气肿现象,除上述办法外,一定要用压迫绷带,高过鼻梁(产生压力)。严重睑挫伤常合并睑皮肤和深部组织裂伤,应分层按原位缝合预防感染,减少瘢痕形成。

（二）结膜挫伤

主要在球结膜,表现是充血、水肿、出血等。

治疗方法同眼睑挫伤。若是从车上摔下来,以下睑受伤为主,要注意检查是否颅底骨折。

（三）角膜挫伤

出现条、束状上皮剥落(用荧光素点眼,出现绿色着色可证明)。可引起,挫伤性角膜水肿、混浊、高度水肿,患者感觉疼痛、畏光、流泪、视力减退,常伴有睫状充血,数日或数周后水肿多可完全吸收。严重者角膜层间或全层破裂,愈合后遗留永久性混浊,可按眼球穿孔处理。

治疗时注意给抗感染的药物,用抗菌素,局部点眼药:0.1％利福平、环氯眼药水或抗生素眼膏如金霉素、红霉素眼膏等。注意泪囊有无问题。包扎,戴眼带。用维生素 A、D、B_2、C 等,这些是角膜的代谢药。采用热敷的方法,缓解症状。如果眼痛,可用狄欧宁。

问题严重者可应用 1％的阿托品散大瞳孔,以防止虹膜粘连。对角膜破裂伤应立即缝合,将污染部分剪除,用抗生素溶液(0.25％庆大霉素溶液)充分清洗伤口,尽可能恢复到原来的解剖位置。对角膜无伤口而眼压又较低的眼球挫伤,应当仔细寻找有无巩膜破裂伤。

（四）巩膜裂伤

眼球挫伤可致巩膜破裂,常伴有眼内容物脱出。检查时应注意由于有结膜的覆盖,巩膜伤口往往比较隐蔽,一旦发现巩膜裂口,应当立即缝合,使眼球恢复原形。检查时看视力有无减退,眼压是否降低,前房及玻璃体内有无积血。对损伤严重、内容物有大量脱出,视力已无光感者,作眼球摘除术,以防交感性眼炎。

（五）虹膜睫状体挫伤

临床上比较常见，可发生于任何人。主要体现为虹膜与瞳孔异常、前房积血和房角后退。前者瞳孔缘或基质如有裂口无特殊处理。虹膜根部离断伴有复视症状时，可行虹膜根部缝合术。前房积血应卧床休息、药物止血、防止眼压升高，如经药物治疗眼压仍不能控制，应作前房冲洗术。有较大凝血块，可切除。后者在治疗上按开角青光眼处理，一般需行球外滤过术。

（六）晶状体挫伤

主要表现为晶状体混浊和脱位，具体可分为晶状体脱位或半脱位和挫伤性白内障。晶状体嵌顿于瞳孔或脱入前房，需急诊手术摘除。晶状体半脱位时，可试用眼镜矫正散光，但效果差。

（七）玻璃体出血

由睫状体、视网膜或脉络膜的血管损伤引起。少量出血，开始局限，而后散开。若介质混浊，应做 B 超检查，可判断视网膜或脉络膜脱离、裂孔与玻璃体后脱离。有黄斑损伤、脉络膜破裂或视网膜脱离时影响视力恢复。

（八）脉络膜破裂

可单一，或多发，多位于后极部及视盘周围，呈弧形，凹面对向视盘。伤后早期，破裂处常为出血掩盖。出血吸收后，显露出黄白色瘢痕。延伸到黄斑中心的破裂严重影响视力。破裂处可发生脉络膜新生血管。无有效治疗。

（九）视网膜震荡与挫伤

视网膜震荡是指在挫伤后，后极部出现的一过性视网膜水肿，视网膜变白，视力下降。受打击部位传送的冲击波损伤外层视网膜，色素上皮受损，屏障功能破坏，细胞外水肿，使视网膜混浊。可应用糖皮质激素、神经营养药、血管扩张剂、维生素类等药物治疗，但其疗效尚未肯定。

（十）视网膜裂孔与脱离

外伤性黄斑裂孔，为全层裂孔，因局部挫伤坏死和玻璃体牵拉所致。可立即出现，或在水肿后、脉络膜破裂视网膜下出血后、玻璃体分离后。应手术治疗。

（十一）视神经撕脱

眼球受力极度旋转，向前移位；挤压使眼内压突然升高致筛板破裂；眶穿通伤使视神经向后牵拉，在这些情况下，视神经受到强力从巩膜管向后脱位，引起视神经撕脱。可见视盘处呈坑状凹陷，后部出血，挫伤样坏死。通常视力完全丧失。无有效疗法。

（十二）眼球破裂

严重钝挫伤所致。常见部位在角巩膜缘，巩膜破裂可在直肌下。眼压多降低。但可正常或升高,前房及玻璃体积血,球结膜出血水肿,角膜可变形,眼球运动在破裂方向上受限,视力光感以下。直肌下或后部巩膜的破裂,外部检查不易发现,称"隐匿性巩膜破裂"。治疗上多采用二步手术。先做初期缝合术,2周左右行玻璃体手术,可能保留眼球,甚至有用视力。除非眼球不能缝合,不应做初期眼球摘出。

二、穿孔性眼外伤(穿通性眼外伤)

眼球被高速飞溅的碎屑(如金属、砂石、玻璃等颗粒)或锐器(如刀、锥、针、剪等)所穿破、切割造成眼球壁的全层裂开,伴或不伴有眼内损伤或组织脱出,称为眼球穿通伤。损伤部位多发生在眼球前部的角膜或巩膜,常合并眼内异物存留,除造成眼球组织的严重损伤外,还易导致眼内感染,甚至摧毁整个眼球。此外,少数病例还可引起交感性眼炎,以致产生双眼失明的威胁。预后取决于伤口部位、范围和损伤程度,有否感染等并发症,以及治疗措施是否及时适当。因此,应特别重视对眼球穿通伤及眼内异物的预防和及时治疗。

(一)角膜擦伤

角膜擦伤也是眼科中比较常见的眼外伤,多由来自侧方的致伤物直接或间接擦伤角膜上皮,指甲、植物的枝叶、麦芒、板栗刺、硬纸片、角膜接触镜、睫毛膏等导致的。

角膜擦伤多由来自侧方的致伤物直接或间接擦伤角膜上皮,指甲、植物的枝叶、麦芒、板栗刺、硬纸片、角膜接触镜、睫毛膏刷及脱粒机弹起的谷粒等是常见的致伤物。挑取角膜异物也可引起角膜擦伤。角膜上皮脱落是角膜擦伤引起的一种常见的角膜浅层外伤,角膜严重擦伤可导致角膜深层组织的缺失。角膜擦伤后患者常有明显的眼痛、怕光、流泪、眼睑痉挛等刺激症状,也可有明显的异物感,瞬目或眼球转动时加剧。

检查可发现角膜上皮水肿或缺损,严重者可发现角膜变薄,上皮和实质层缺损,角膜基质层水肿、混浊,甚至出现角膜内皮皱褶、水肿。有时缺损区可发生感染形成溃疡。在检查时还应注意角膜和结膜有无异物存留。角膜擦伤的致伤物大多带有细菌,尤其是戴角膜接触镜引起的角膜擦伤,带有革兰氏阴性菌的可能性较大,应警惕感染的可能。大多数急性擦伤可出现轻度角膜基质浸润,少数还可发生前房炎症反应,应注意可能是早期感染的征兆。

以上就是关于角膜擦伤后出现的一系列的症状,对于角膜擦伤要引起注意了,要做好护理,预防感染,尤其是如果是小孩的角膜被擦伤要引起家长的注意了。

(二)眼穿通伤

1.角膜穿通伤。较常见。单纯性者,角膜伤口较小且规则,常自行闭合,无眼内容物脱出。复杂性者,伤口大,不规则,常有虹膜损伤、脱出及嵌顿,前房变浅,可伴有晶状体破裂及白内障,或眼后段损伤。有明显的眼痛、流泪和视力下降。

2.角巩膜穿通伤。伤口累及角膜和巩膜,可引起虹膜睫状体、晶状体和玻璃体的损伤、脱出及眼内出血,伴有明显的眼痛和刺激症,视力明显下降。

3.巩膜穿通伤。较小的巩膜伤口容易忽略,伤口表明仅见结膜下出血。大的伤口常伴有脉络膜、玻璃体和视网膜的损伤及出血,预后差。

4.视力减退。眼球穿通后,由于组织的损伤与出血,可引起视力减退,严重者则无光感。

5.葡萄膜组织或眼内容物因眼球穿通伤使其脱出,引起瞳孔变形,眼球塌陷,晶状体混浊。小的穿通伤,往往无以上典型表现而被忽略。

【治疗原则】

伤后立即包扎,送眼科急诊处理。

治疗原则是:①初期缝合伤口;②防治感染等并发症;③必要时行二期手术。

1.伤口处理:单纯性角膜伤口,前房存在,可不缝合,包扎伤眼。大于3mm以上,多需做显微手术严密缝合,恢复前房。有虹膜嵌顿时,用抗生素溶液冲洗,争取送还眼内;不能还纳时,可予剪除。脱出的睫状体应予复位。脱出的晶状体和玻璃体予以切除。对角巩膜伤口,应先固定缝合角膜缘一针,再缝合角膜,然后缝合巩膜。对巩膜伤口,应自前向后边暴露,边缝合。术后点散瞳剂及抗生素眼液。

2.对复杂病例,多采用二步手术,即初期缝合伤口,恢复前房,控制感染;在1~2周内,再行内眼或玻璃体手术,处理外伤性白内障、玻璃体出血、异物或视网膜脱离等。贯通伤有入口和出口。对前部入口缝合,而后部出口勉强缝合会使玻璃体脱出。可在伤后1周做玻璃体手术。

3.治疗外伤后炎症和防治感染。常规注射抗破伤风血清,全身应用抗生素和糖皮质激素。抗生素眼液频繁点眼,并用散瞳药。

另外注意:

1.不能用水冲洗,必要时可点0.25%的庆大霉素冲洗。

2.对粘稠的东西(玻璃体)不准擦拭,要用剪刀剪断。

3.对穿孔伤,照X光、B超,看眼内有无异物。若有异物,尽力排除。

4.愈后,视功能能否恢复,再做决定是否作眼球摘除术,以防交感性眼炎。

色素膜组织受伤时发生交感性眼炎的可能性始终存在。若伤很重,眼内容脱出很多,恢复有用视力的可能无望时,应行眼球摘除术。若伤眼仍有一定视力者,应积极治疗,不可轻易摘除眼球。

【并发症及处理】

1.外伤后眼内炎:常见的感染有绿脓杆菌、葡萄球菌等。发展快,眼痛、头痛剧烈,刺激症明显,视力严重下降,甚至无光感。球结膜高度水肿、充血,角膜混浊,前房纤维蛋白炎症或积脓,玻璃体雪球样混浊或脓肿形成。

治疗:充分散瞳,局部和全身应用大剂量抗生素和糖皮质激素。玻璃体内注药是提供有效药物浓度的可靠方法,同时可抽取房水及玻璃体液作细菌培养和药敏试验。必要时做玻璃体切割术,及玻璃体内药物灌注。

2.交感性眼炎:外伤后的发生率约为 0.2%。内眼手术后约0.07‰。本病属迟发的自身免疫性疾病,主要与细胞免疫有关。抗原成分可能来源于视网膜色素上皮或光感受器外节,感染可能参与抗原的激活。

首先,伤眼(称诱发眼)的葡萄膜炎症状持续不退,并逐渐加重,瞳孔缘可有小珍珠样灰白色结节。经过 2 周～2 个月的潜伏期,另一眼(称交感眼)突然出现类似的葡萄膜炎,视力急剧下降。眼底可出现黄白色点状渗出,多位于周边部。交感性眼炎病程长,反复发作,晚期由于视网膜色素上皮的广泛破坏,整个眼底呈一片暗红色调,称为晚霞状眼底。治疗不当或病情不能控制时,可出现继发性青光眼、视网膜脱离、眼球萎缩等并发症。

伤后尽早缝合伤口、切除或还纳脱出的葡萄膜组织,预防感染,可能对预防本病有作用。一旦发现本病,应按葡萄膜炎的治疗。对不显效的病例可选用免疫抑制剂。多数病例经治疗可恢复一定视力。摘除诱发眼多不能中止病程,有些诱发眼经治疗后也可获得一定视力。

3.外伤性视网膜剥离:由于伤口或眼内过度的修复反应,纤维组织增生引起牵拉性视网膜脱离。可适时行玻璃体手术,以挽救视力。但有些伤眼最终萎缩。

【诊断】

1.详询外伤史,包括致伤原因、致伤物种类、方向、速度和距离,致伤时间。鉴别为机械性或非机械性外伤,如为机械性伤,则进一步分清眼球挫伤、眼球穿通伤或附属器伤,有无眼球内或眶内、眼睑内异物存留,如为非机械性伤,则应区分为物理性、化学性等。

2.必须注意全身情况,如休克、颅脑外伤、感染等。合并全身外伤者,应请有关科诊治。对局部检查必须轻巧,不可压迫眼球,必要时滴表面麻醉剂。如合并颅脑外伤时,未经神经科检查前不要散瞳。

3.检查眼球表面异物时,应特别注意角膜、睑板下沟及穹窿结膜。

4.对眼挫伤患者,应详查眼附属器及眼球前后各部。对眼球穿通伤患者,应详查伤口的大小、部位、深度,有无眼球内容物脱出、眼球运动障碍或异物存留,必要时绘图说明。热及化学烧伤应描述其范围和程度,磷烧伤时注意创面有无磷臭味,并应在暗处检查有无磷光。

5.检查每眼的视力及功能,除有明显眼球穿通伤外,应尽可能检查眼底,必要时散瞳检查。

6.凡疑有眼眶骨折或球内异物者,应做 X 线摄影、CT 或超声检查。发现有异物存留时,应行异物定位。

7.注意健眼视力、眼球前后各部情况,有无交感性眼炎。

三、眼异物伤

眼异物伤较常见。飞跃的异物穿过眼球后,凡是它经过的部位都可造成穿孔,异物穿过的部位越多,眼球受伤越重,并发症也就越多。异物的化学性刺激是由异物与组织间发生的化学变化所引起的。最常见的化学性活跃的异物为铁、铜和合金。眼内的反应取决于异物的化学成分、部位和有无带菌。大多数异物为铁类磁性金属,也有非磁性金属异物如铜和铅。非金属异物包括玻璃、碎石及植物性(如木刺、竹签)和动物性(如毛、刺)异物等。不同性质的异物所引起的损伤及其处理有所不同。

(一)眼球表面异物伤

1.眼睑异物:多见于爆炸伤时,可使眼睑布满细小的火药渣、尘土及沙石。对较大的异物可用镊子夹出。

2.结膜异物:常见的有灰尘、煤屑等,多隐藏在睑板下沟、穹窿部及半月皱襞,异物磨擦角膜会引起刺激症状。可在用表面麻醉剂点眼后,用无菌湿棉签拭出异物,然后点抗生素滴眼液。

3.角膜异物:以铁屑、煤屑较多见,有明显刺激症,如刺痛、流泪、眼睑痉挛等。铁质异物可形成锈斑。植物性异物容易引起感染。对角膜浅层异物,可在表麻下,用盐水湿棉签拭去。较深的异物可用无菌注射针头剔除。如有锈斑,尽量一次刮除干净。对多个异物可分期取出,即先取出暴露的浅层异物,对深层的异物暂不处理。若异物较大,已部分穿透角膜进入前房,应行显微手术摘除异物。挑取异物时应严格执行无菌操作,否则有引起化脓性角膜溃疡的危险。异物取出后点抗生素滴眼液或眼膏。

4.眶内异物:常见的有金属弹片、气枪弹、或木、竹碎片。可有局部肿胀,疼痛。若合并化脓性感染时,可引起眶蜂窝组织炎或瘘道。眶内金属异物多被软组织包裹,可不必勉强摘出。但植物性异物会引起慢性化脓性炎症,应尽早完全取出。

【治疗原则】

及时发现异物并尽早除去。剔除角膜异物时操作要准确,注意无菌操作,避免角膜穿孔或感染。术后应涂抗生素眼膏,包盖患眼,每日换药至痊愈。

(二)眼内异物

是严重危害视力的一类眼外伤。任何眼部或眶外伤,都应怀疑并排除异物。异物的损伤因素包括机械性破坏、化学及毒性反应、继发感染等。除穿通伤之外,还有异物特殊的损害。眼内的反应取决于异物的化学成分、部位和有无带菌。不活泼的无菌异物,如,石、沙、玻璃、瓷器、塑料、睫毛,一般能耐受。铁、铜、铝、锌是常见的反应性异物,后两种引起轻微炎症,可包裹;若异物很大可刺激炎症,引起细胞增生、牵拉性视网膜脱离、眼球萎缩。异物也可移位。球内异物一般应及早手术摘出。手术方法取决于异物位置、磁性、可否看见、是否包裹、或位于玻璃体、视网膜及其他结构内。

1.不活泼的无菌异物:如,石、沙、玻璃、瓷器、塑料、睫毛,一般能耐受。铁、铜、铝、锌是常见的反应性异物,后两种引起轻微炎症,可包裹;若异物很大可刺激炎症,引起细胞增生、牵拉性视网膜脱离、眼球萎缩。异物也可移位。

2.铜质沉着症:纯铜有特别的毒性引起急性铜质沉着症和严重炎症,需要立即摘除。若铜为合金,含量少于85%,会引起慢性铜质沉着症。铜性结构,典型的表现是在后弹力层沉着,绿色房水颗粒,虹膜变绿色,向日葵样白内障,棕红玻璃体混浊,条索形成,视网膜血管上和黄斑区有金属斑。金属弥散后,摘除异物不能减轻损害。

3.铁进入眼内经数周以至数年后将发生铁锈沉着症。铁的一部分被溶解,与组织蛋白相结合,侵及周围组织,从玻璃体向前发展,在晶状体前囊沿瞳孔缘呈环形铁锈沉着,病变可波及玻璃体及房水接触到的所有组织,如虹膜、睫状体、前房角、角膜和视网膜,最后并发白内障和眼球萎缩。铜在眼内可引起化脓性炎症尽管或发生铜质沉着症,晶状体变蓝绿色,眼球变性、萎缩和化脓。即使异物被摘出,也有不少病例发生眼球萎缩。

前房内有磁性异物时,可行角膜切开,用电磁铁吸出异物。前房内非磁性异物,应设法取出。若异物嵌入虹膜,在摘除异物的同时需切除虹膜。玻璃体内的磁性异物,在准确定位后,应尽量用电磁铁吸出,因异物在眼内存留时间越久,吸出越困难。玻璃体内非磁性异物,摘出较困难,需作大切口摘出异物。眼内异物伤易患交感性眼炎,需格外注意。

【诊断】

外伤史,如敲击金属、爆炸伤等。高速小金属片可由锤子和机械上飞出,易被忽视。诊断主要依据临床表现和影像学检查:

1.临床表现。

常伴有穿通伤的表现。发现伤口是诊断的重要依据。如角膜有线状伤口或全层瘢痕,相应的虹膜部位有穿孔,晶状体局限性混浊,表明有异物进入眼内。巩膜伤口较难发现。若屈光介质尚透明,可在裂隙灯或检眼镜下直接看到。必要时作前房角镜或三面镜检查。

2.影像学检查。

采用X线摄片、超声波、CT扫描等,各有其优缺点。

【并发症】

在眼外伤中,以球内异物伤最为严重。如果处理不当或延误治疗时机,不仅可以发生眼内感染,而且由于异物的机械刺激及化学作用,可引起眼内一系列并发症的发生。除了对受伤眼球造成严重损伤外,还可以引起交感性眼炎,影响健眼的安全。常见的并发症有:

1.眼内出血:常由机械性损伤引起,如雷管或炮弹爆炸伤,弹片可直接损伤眼内血管,常使眼球破裂,球内容物脱出,前房出血,严重者可造成玻璃体大出血,眼球塌陷,而被迫摘除眼球。

2.眼内感染:单纯眼球穿孔伤本来就有导致眼内感染的危险,而眼内异物的存留更增加了感染的机会。尤其是非金属异物伤(如木屑、麦芒、玻璃渣、煤屑等)常常引起眼内感染,一般发生于外伤后1~7天内,轻者前房积脓,重者引起玻璃体脓肿,甚至发展为全眼球炎,最后导致眼球萎缩。

3.铁锈或铜锈沉着症:铁或铜异物停留在眼内,常常和眼组织起化学反应,导致眼球铁锈或铜锈沉着。在角膜后壁、虹膜表面、前房角内、晶状体表面和视网膜上均可见棕黄色铁锈或黄绿色铜锈沉积,铁离子常渗入细胞内,铜离子常在膜样组织的表面,扰乱了组织的正常代谢,最后可引起眼球萎缩。

4.视网膜脱离:也是球内异物的常见并发症,多因大量玻璃体出血,长期不吸收形成机化条索牵拉视网膜,或异物位于眼球壁造成视网膜穿孔,局部玻璃体增殖牵引所致。

5.交感性眼炎:球内异物伤很容易诱发交感性眼炎,尤其是睫状体部的眼球穿孔伤更为常见,其确切原因还不十分清楚。

【治疗】

角膜植物性异物容易引起感染。对角膜浅层异物,可在表麻下,用盐水湿棉签拭去。较深的异物可用无菌注射针头剔除。如有锈斑,尽量一次刮除干净。对多个异物可分期取出,即先取出暴露的浅层异物,对深层的异物暂不处理。若异物较大,已部分穿透角膜进入前房,应行显微手术摘除异物。挑取异物时应严格执行无菌操作,否则有引起化脓性角膜溃疡的危险。异物取出后点抗生素滴眼液或眼膏。

眶内金属异物多被软组织包裹,可不必勉强摘出。但植物性异物会引起慢性化脓性炎症,应尽早完全取出球内异物一般应及早手术摘出。手术方法取决于异物位置、磁性、可否看见、是否包裹、或位于玻璃体、视网膜及其他结构内。

　　1.角膜及虹膜异物:经靠近异物的方向或相对方向作角膜缘切口取出,磁性异物可用电磁铁吸出,非磁性异物用镊子夹出。

　　2.晶状体异物:若晶状体大部分透明,可不必立即手术。若晶状体已混浊,可连同异物摘出。

　　3.玻璃体内或球壁异物:小、未包裹、可见的玻璃体内铁异物,没有包埋的异物,无视网膜并发症,可以应用磁铁摘除。其他情况,如,异物大、包裹、粘连、非磁性,需玻璃体手术摘除,同时处理并发症。较大的异物可通过角巩膜切口或原入口取出,以减少周围视网膜损伤。异物较小且已完全包裹于球壁内,不一定要勉强取出。

　　眼部创伤的自我紧急处理:

　　眼部创伤,常见的有角膜或巩膜穿孔、破裂,虹膜、玻璃体脱出、前房出血、外伤性白内障、睫状体损伤等。

　　当眼睑裂伤时,有时因损伤血管而导致大量出血,这时患者及家属不要惊慌失措,可用消毒纱布或其他消过毒的物品如餐巾纸等覆盖于创口处,再用绷带加压包扎,一般都能暂时止血。若家中或现场无绷带,亦可用长手帕或长毛巾替代绷带加压捆扎,然后再送往医院进行清创缝合处理。

　　对于有角、巩膜穿孔伤和眼内容物(如虹膜、玻璃体等)脱出时,更应行加压包扎后再送往医院。如果未经加压包扎,就乘汽车送往医院,会造成病人因路途遥远和汽车的长时间颠簸,致使玻璃体等内容物全部脱失,不得不将眼球摘除。所以,那些有眼球穿孔伤和有眼内容物脱出的患者,一定要加压包扎后再送往医院,否则,将会造成无法挽救的后果。眼外伤患者,原则上清创缝合应在创伤后 24 小时以内,否则,将严重影响手术的效果。

第二节　非机械性眼外伤

非机械性眼外伤包括高热烧伤、化学伤和辐射伤等。

一、高热烧伤

　　高温液体如铁水、沸水、热油等溅入眼内引起的热烧伤称接触性热烧伤;由火焰喷射引起的烧伤称火焰性热烧伤。沸水、沸油的烧伤一般较轻。眼睑发生红斑、水泡,结膜充血水肿,角膜轻度混浊。热烧伤严重时,如铁水溅入眼内,可引起眼睑、结膜、角膜和巩膜的深度烧伤,组织坏死。组织愈合后可出现瘢痕性睑外翻、睑闭合不全、角膜瘢痕、睑球粘连甚至眼球萎缩。

【处理原则】

1.较重者应卧床休息,进半流食或普食,全身抗休克及抗感染。

2.局部处理。

(1)抑制炎症反应和角膜血管新生:滴 0.5％可的松溶液等。

(2)清理创面:眼睑有坏死时,应进行中厚皮片游离植皮。角膜表面坏死,可用湿棉签轻轻拭除。戴软性角膜接触镜遮盖全角膜。角膜有穿孔时,可作结膜遮盖或角膜移植术。球结膜大片坏死,可以切除,行黏膜移植术或球结膜移植。

(3)防止感染,滴抗生素液及涂抗生素眼膏。

(4)散瞳:用 1％～4％阿托品液滴眼,4～5 次/日。

(5)疼痛时可滴 0.5％地卡因或口服镇痛剂。

(6)自血疗法:用患者全血或血清滴眼,4～6 次/日或结膜下注射,每日或隔日一次。

(7)结膜下注射维生素 C,口服维生素 AD、B_1、C。

(8)防止睑球粘连:结膜囊内涂抗生素眼膏,每日用玻璃棒分离。创面大者可用塑料胶隔膜嵌入结膜囊内,或用鸡蛋膜、粘膜等覆盖创面。

(9)眼睑畸形或睑球粘连等晚期病变,按整形手术处理。角膜白斑可行角膜移植术。

【检查】

1.详询外伤史,包括致伤原因、致伤物种类、方向、速度和距离,致伤时间。鉴别为机械性或非机械性外伤,如为机械性伤,则进一步分清眼球挫伤、眼球穿通伤或附属器伤,有无眼球内或眶内、眼睑内异物存留,如为非机械性伤,则应区分为物理性、化学性等。

2.必须注意全身情况,如休克、颅脑外伤、感染等。合并全身外伤者,应请有关科诊治。对局部检查必须轻巧,不可压迫眼球,必要时滴表面麻醉剂。如合并颅脑外伤时,未经神经科检查前不要散瞳。

3.检查眼球表面异物时,应特别注意角膜、睑板下沟及穹窿结膜。

4.对眼挫伤患者,应详查眼附属器及眼球前后各部。对眼球穿通伤患者,应详查伤口的大小、部位、深度,有无眼球内容物脱出、眼球运动障碍或异物存留,必要时绘图说明。热及化学烧伤应描述其范围和程度,磷烧伤时注意创面有无磷臭味,并应在暗处检查有无磷光。

5.检查每眼的视力及功能,除有明显眼球穿通伤外,应尽可能检查眼底,必要时散瞳检查。

6.凡疑有眼眶骨折或球内异物者,应做 X 线摄影、CT 或超声检查。发现有异物存留时,应行异物定位。

7.注意健眼视力、眼球前后各部情况,有无交感性眼炎。

8.眼外伤应作为急症处理。对眼部化学伤,应立即用清洁的水充分冲洗,然后再进一步详检。凡创口污染或创口较深者,应使用适量抗生素和注射破伤风抗毒素。

二、化学伤

化学性眼外伤是由于化学物质所引起的眼部损伤,主要是眼部组织和化学性致伤物质(溶液、粉尘或气体)直接接触所致,常见的为酸性与碱性化学物质,如发生在化工厂,农、林、畜牧场所,实验室及医疗单位的人员接触酸性或碱性化学物质易致眼部损伤。

碱性或酸性物质溅入眼部而致的损伤,碱比酸易向深部腐蚀,其视力恢复预后差。化学物质伤后应立即用大量净水冲洗眼。碱性物质如氢氧化钠、氢氧化钾、氨水、石灰等易透过角膜侵犯深部组织,继发角膜穿孔和虹膜睫状体炎。碱性化学伤应行维生素 C 球结膜下注射,并注意预防感染。

【致伤原因】

1.酸性烧伤:酸对蛋白质有凝固作用。酸性溶液浓度较低时,仅有刺激作用;强酸能使组织蛋白凝固坏死。由于凝固的蛋白不溶于水,能阻止酸继续向深层渗透,组织损伤相对较轻。

2.碱性烧伤:常见由氢氧化钠、生石灰、氨水等引起。碱能溶解脂肪和蛋白质,与组织接触后能很快渗透到深层和眼内,使细胞分解坏死。因此,碱烧伤的后果要严重得多。

【特点】

1.眼部化学性损伤,其损伤的严重程度及预后取决于致伤物的种类、性质、物理状态、浓度、接触的时间、伤后急救措施等种种原因,特别是及时而正确地急救措施。

2.化学物质溶液一般分为脂溶性和水溶性两种。由于眼睛的角膜上皮、角膜内皮、结膜基质层和巩膜都是嗜水性的,因此只有水溶性的溶液才容易透过。当浓度较大的酸碱物质进入眼睛内时,眼球壁组织极易被破坏。

【临床表现与并发症】

根据酸碱烧伤后的组织反应,可分为轻、中、重三种不同程度的烧伤。

1.轻度:多由弱酸或稀释的弱碱引起。眼睑与结膜轻度充血水肿,角膜上皮有点状脱落或水肿。数日后水肿消退,上皮修复,不留瘢痕,无明显并发症,视力多不受影响。

2.中度:由强酸或较稀的碱引起。睑皮肤可起水疱或糜烂;结膜水肿,出现小片缺血坏死;角膜有明显混浊水肿,上皮层完全脱落,或形成白色凝固层。治愈后可遗留角膜斑翳,影响视力。

3.重度:大多为强碱引起。结膜出现广泛的缺血性坏死,呈灰白色混浊;角膜全层灰白或者呈瓷白色。由于坏死组织释放趋化因子,大量嗜中性粒细胞浸润并释放胶原酶,角膜基质层溶解,出现角膜溃疡或穿孔。碱可立即渗入前房,引起葡萄膜炎、继发性青光眼和白内障等。角膜溃疡愈合后会形成角膜白斑,角膜穿孔愈合后会形成前粘性角膜白斑、角膜葡萄肿或眼球萎缩。由于结膜上皮的缺损,在愈合时可造成睑球粘连、假性翳状胬肉等。最终引起视功能或眼球的丧失。

此外,眼睑、泪道的烧伤还可引起眼睑畸形,眼睑闭合不全、泪溢等并发症。

【急救和治疗】

1.急救。

在现场立即彻底冲洗眼部,是处理酸碱烧伤的最重要一步。及时彻底冲洗能将烧伤减到最小的程度。应立即就地取材,用大量清水或其他水源反复冲洗,冲洗时应翻转眼睑,转动眼球,暴露穹隆部,将结膜囊内的化学物质彻底洗出。应至少冲洗 30 分钟。

2.取出残留的化学物质。

冲洗后,要仔细查看一下眼睑结膜内是否还有残留的化学物质。如果有固体的化学颗粒,要用棉签或夹子去取,不可用手拿取。

3.到医院就诊。

经上述方法处理后,任何一种酸碱化学物质引起的眼部受伤者都要到医院去,让医生做进一步的检查和诊治,这点对预后非常重要,切不可忽视。

4.后继治疗。

(1)早期治疗:局部和全身应用抗生素控制感染。

(2)切除坏死组织,防止睑球粘连。如果球结膜有广泛坏死,或角膜上皮坏死,可做早期切除。

(3)应用胶原酶抑制剂,防止角膜穿孔。

(4)晚期治疗:针对并发症进行。如烧伤矫正睑外翻、睑球粘连,进行角膜移植术等。出现继发性青光眼时,应用药物降低眼压,或行睫状体冷凝术。

【检查】

1.详询外伤史,包括致伤原因,致伤物种类、方向、速度和距离,致伤时间。鉴别为机械性或非机械性外伤,如为机械性伤,则进一步分清眼球挫伤、眼球穿通伤或附属器伤,有无眼球内或眶内、眼睑内异物存留,如为非机械性伤,则应区分为物理性、化学性等。

2.必须注意全身情况,如休克、颅脑外伤、感染等。合并全身外伤者,应请有关科诊治。对局部检查必须轻巧,不可压迫眼球,必要时滴表面麻醉剂。如合并颅脑外伤时,未经神经科检查前不要散瞳。

3.检查眼球表面异物时,应特别注意角膜、睑板下沟及穹窿结膜。

4.对眼挫伤患者,应详查眼附属器及眼球前后各部。对眼球穿通伤患者,应详查伤口的大小、部位、深度,有无眼球内容物脱出、眼球运动障碍或异物存留,必要时绘图说明。热及化学烧伤应描述其范围和程度,磷烧伤时注意创面有无磷臭味,并应在暗处检查有无磷光。

5.检查每眼的视力及功能,除有明显眼球穿通伤外,应尽可能检查眼底,必要时散瞳检查。

6.凡疑有眼眶骨折或球内异物者,应做 X 线摄影、CT 或超声检查。发现有异物存留时,应行异物定位。

7.注意健眼视力、眼球前后各部情况,有无交感性眼炎。

三、辐射性眼外伤

辐射性眼外伤是指各种具有刺激性的光线对眼睛形成的损伤而言。辐射性眼外伤包括紫外线照射、红外线损伤、离子性眼外伤等。

紫外线照射,多能产生浅层角膜炎,照射后 6～12 小时发病,羞明、流泪、眼剧痛、异物感、眼睑痉挛,按原因不同有雪性眼炎、电光性眼炎(多因电焊时不戴保护眼镜所致),需注意预防。红外线伤多见于高热炉前工作者、吹玻璃工人等,可发生白内障。受 X 射线照射,经数月可发生白内障。核能也有同样的危险,可发生原子能爆炸性白内障。

(一)紫外线眼伤

是因眼睛角膜上皮细胞和结膜吸收大量而强烈的紫外线所引起的急性炎症,可由长时间在冰雪、沙漠、盐田、广阔水面作业,行走时未带防护眼镜而引起,或太阳、紫外线灯等强烈紫外线的照射而致。在工业上,进行电焊或气焊时,由于不戴防护镜或防护面罩,常因电焊时弧光内射出大量的紫外线而引起眼的损伤。

紫外线眼伤发病的特点,是眼受到紫外线照射后,一般 6～8 小时才发病。这段时期叫潜伏期,因为紫外线作用于角膜、结膜之后,经6～8 小时后引起部分上皮细胞坏死脱落。这时症状最严重,最初为异物感,继之眼剧痛,高度眼睑痉挛,怕光、流泪、伴面部烧灼感。病人面部和眼睑红肿,结膜充血水肿,睑裂部位的角膜上皮有点或片状脱落。受到紫外线照射愈久,脱落的上皮愈多。由于角膜上皮的脱落,上皮间的神经末梢暴露,这是眼疼痛的原因,以上症状可持续 6～8 小时,以后逐渐减轻,2～3 天完全恢复。

治疗紫外线眼伤主要是止痛,常用的是 0.5%丁卡因眼药水,3 分钟滴一次,滴 3 次。也可作冷敷。滴消炎的眼药水预防感染。也有滴新鲜人奶和针灸治疗的。

紫外线眼伤关键还在预防,电焊工人要遵守操作规程,戴防护眼罩,大多数患者发病后 1～3 日内痊愈,一般不会造成永久性损害,但不要多次或长时间被紫外线致伤,以免引起慢性睑缘炎。还需要注意的是,不要为止痛,滥用丁卡因眼药水,因为它有刺激性,妨碍上皮的生长。如眼不很痛,就尽量不要用。当然,最重要的是作好预防工作,电焊应严格按操作规程办事,戴好防护镜,避免紫外线照射眼部,以防发生电光性眼炎。

电光性眼炎概述:

电光性眼炎(electric ophthalmitis)是因眼睛的角膜上皮细胞和结膜吸收大量而强烈的紫外线所引起的急性炎症,可由长时间在冰雪、沙漠、盐田、广阔水面作业,行走时未带防护眼镜而引起,或太阳、紫外线灯等强烈紫外线的照射而致。在自然界,如高山地区空气稀薄,大气层对紫外线的吸收和散射作用减少,在冰川、雪地、沙漠等眩目耀眼的地区,反射光的紫外线含量增高,也会引起眼部的损害。在工业上,进行电焊或气焊时,由于不戴防护镜或防护面罩,常因电焊时弧光内射出大量的紫外线而引起眼的损伤。本病发病的特点,是眼受到紫外线照射后,一般潜伏期 6～8 小时,因为紫外线作用于角膜、结膜之后,经 6～8 小时后引起部分上皮细胞坏死脱落。这时症状最严重,最初为异物感,继之眼剧痛,高度眼睑痉挛,怕光、流泪、伴面部烧灼感。病人面部和眼睑红肿,结膜充血水肿,睑裂部位的角膜上皮有点或片状脱落。受到紫外线照射愈久,脱落的上皮愈多。由于角膜上皮的脱落,上皮间的神经末梢暴露,这是眼疼痛的原因,以上症状可持续 6～8 小时,以后逐渐减轻,2～3 天完全恢复。

【临床表现】

电光性眼炎的典型症状是,发病急聚,有明显的异物感,轻者自觉眼内沙涩不适,灼热疼痛;重者疼痛剧烈,畏光羞明,胞睑紧闭难睁,泪热如汤,视物模糊,眼睑红肿或有小泡,或有出血点,白睛红赤,检查可见黑睛呈弥漫浅层点状着色,瞳神缩小,眼睑皮肤呈现红色。重复照射者可引起慢性睑缘炎、结膜炎、角膜炎,造成严重的视力障碍。

【治疗】

主要是止痛,常用的是 0.5%丁卡因眼药水,3 分钟滴一次,滴 3 次。也可作冷敷。滴消炎的眼药水预防感染。也有滴新鲜人奶和针灸治疗的。同样不要为止痛而滥用丁卡因眼药水。如眼不很痛,就尽量不要用。具体方法如下:

1.发生了电光性眼炎后,其简便的应急措施是用人奶或煮过而又冷却的鲜牛奶点眼,也能止痛。

2.使用方法是,开始几分钟点一次,而后,随着症状的减轻,点人奶或牛奶的时间可适当地延长。

3.还可用毛巾浸冷水敷眼,闭目休息。

4.经过应急处理后,除了休息外,还要注意减少光的刺激,并尽量减少眼球转动和摩擦。

【易感人群】

1.使用高温热源操作,如电焊、气焊、用氧气焰切割金属和使用电弧炼钢者。

2.使用或修理紫外线太阳灯、紫外线消毒灯者。

3.使用炭弧灯或水银灯等光源工作,如用炭弧灯摄影制版,用水银灯摄制影片者。

4.从事各种焊接辅助工作或旁观电焊工作者。

5.从事使用高压电电流,有强烈电火花发生的工作者。

6.在冰雪、沙漠、海洋等处作业,受到表面反射的太阳光紫外线照射者。

【诊断】

1.详询外伤史,包括致伤原因,致伤物种类、方向、速度和距离,致伤时间。鉴别为机械性或非机械性外伤,如为机械性伤,则进一步分清眼球挫伤、眼球穿通伤或附属器伤,有无眼球内或眶内、眼睑内异物存留,如为非机械性伤,则应区分为物理性、化学性等。

2.必须注意全身情况,如休克、颅脑外伤、感染等。合并全身外伤者,应请有关科诊治。对局部检查必须轻巧,不可压迫眼球,必要时滴表面麻醉剂。如合并颅脑外伤时,未经神经科检查前不要散瞳。

3.检查眼球表面异物时,应特别注意角膜、睑板下沟及穹窿结膜。

4.对眼挫伤患者,应详查眼附属器及眼球前后各部。对眼球穿通伤患者,应详查伤口的大小、部位、深度,有无眼球内容物脱出、眼球运动障碍或异物存留,必要时绘图说明。热及化学烧伤应描述其范围和程度,磷烧伤时注意创面有无磷臭味,并应在暗处检查有无磷光。

5.检查每眼的视力及功能,除有明显眼球穿通伤外,应尽可能检查眼底,必要时散瞳检查。

6.凡疑有眼眶骨折或球内异物者,应做 X 线摄影、CT 或超声检查。发现有异物存留时,应行异物定位。

7.注意健眼视力、眼球前后各部情况,有无交感性眼炎。

8.眼外伤应作为急症处理。对眼部化学伤,应立即用清洁的水充分冲洗,然后再进一步详检。凡创口污染或创口较深者,应使用适量抗生素和注射破伤风抗毒素。

【预防】

1.操作时戴防护眼镜,减少强光刺激。

2.1%地卡因表面短暂麻醉止痛。

3.冷敷眼部减少充血,减轻刺激。

4.预防感染,用抗生素眼药水、眼药膏治疗。

5.食物清淡,不宜吃辛辣和刺激性食物。

6.电焊车间的墙壁、天花板等应涂可以吸收紫外线的涂料(含有金属盐和氧化锌、氧化铁的油性涂料)。

7.在雪地、沙漠行军、旅行或航海等应注意戴防护眼镜。

(二)电离辐射性损伤

是由于快速中子、X 射线及 γ 射线照射眼部引起,造成晶状体囊及皮质混浊,初呈点状,以后可发展成全白内障,常发生于放射性治疗或从事放射性职业的人员,以及核武器爆炸时的辐射伤害者。

【临床表现】

有严重的畏光,流泪、视力及适应性下降。临床症状因辐射损伤程度不同而异,有的可致眼睑皮肤红斑,眉毛及睫毛脱落,皮肤溃疡,结膜水肿,坏死,血管阻塞呈梭形或呈串珠状膨胀。早期睫状充血,虹膜纹理不清,后期虹膜可萎缩,晶状体混浊,眼底损伤可使视乳头和视网膜血管损害或梗塞,此外,红外线、微波及强烈可见光均可导致辐射性眼外伤。

【预防与治疗】

注意个体防护,用铅屏隔离,使 X 射线 γ 射线,中子射线不能穿透。在施行放射治疗时,应保护好眼及其他正常组织。目前对本病尚无特殊疗法,电离性白内障已成熟者,可施行白内障摘除术。

四、药物引起的眼伤

引起结膜、角膜外伤的药物:碘酒、龙胆紫、双氧水、石炭酸、三氯醋酸、来苏儿、氨水、福尔马林、乙醚、高浓度的高锰酸钾(或硝酸银、硫酸锌)等药物误滴眼内,或不慎溅入眼内,都有不同程度的刺激或强烈的腐蚀作用,发生不同程度的结膜、角膜化学性外伤,严重者造成角膜溃疡、角膜坏死、角膜混浊甚至穿孔而视力减退甚至失明的后果。

引起睫状肌麻痹或痉挛的药物:①阿托品、洋金花等颠茄硷类中毒时引起睫状肌麻痹、调节作用消失而视近物模糊,瞳孔括约肌麻痹而瞳孔散大、光反射消失,有时诱发青光眼急性发作。②磺胺药内服或静脉注射后,有时产生暂时性近视,可能由于药物过敏引起睫状肌痉挛的结果。

引起视网膜、视神经损害的药物：①奎宁中毒时出现视网膜血管痉挛、视网膜水肿、视力突然减退，严重者视神经萎缩而失明。②麦角及绵马急性中毒时也可引起与奎宁中毒相似的眼底变化及视力减退。③巴比妥与吗啡类中毒时出现瞳孔缩小，视网膜血管痉挛，视乳头颞侧苍白萎缩。④近年来有关于大剂量长时间的全身应用氯霉素发生视神经炎，视乳头水肿及后期视神经萎缩的报导。⑤在全身应用链霉素的过程中，有发生中心性视网膜炎、视神经炎的报导。⑥乙胺丁醇药物中毒时可引起急性球后视神经炎。

引起色视及幻视现象的药物：①山道年中毒时可产生黄视、黄绿视或紫视症现象。②溴化物中毒时看物体显黑色、物像变形、大视症、小视症或复视现象。③毛地黄中毒时可发生视物如盖一层白雪的白视症现象。

第三节　眼外伤的预防

一、眼外伤成为儿童致盲首因

仿真玩具枪、废弃注射器、烟花爆竹还有刀、剪、笔等都会变成武器，造成儿童眼外伤，导致失明。早期干预，减少可避免的儿童盲症是每年爱眼日的一个重要话题。据世界卫生组织的资料显示，在亚洲 100 万盲童中，可能有 40 万生活在中国；在我国 3 亿儿童中，约有 1000 万患有弱视，数量之大，已成为严重的公共卫生和社会问题。

引起儿童致盲的主要原因包括先天性眼病（白内障、青光眼），儿童眼外伤，角膜疾病，新生儿维生素 A 缺乏等。现在很多人不把近视眼当回事，其实它是儿童和青少年视力减退的最主要因素，高度近视可能发生严重影响视力的一系列并发症，甚至威胁视力，导致失明。另外，意外伤害是造成儿童盲症的重要因素。据统计，我国儿童眼外伤的发病率占到外伤总数的15％到 27％，各类眼外伤的致盲率高达 60％到 70％。专家指出要加强对废弃注射器的管理，在眼球穿通伤中有一成是废弃注射器致伤的。还要在儿童和青少年中进行眼睛保健知识的普及，以阻止少年儿童视力下降的趋势，有效减少可避免的盲症。

二、儿童眼外伤的致盲因素及危害

儿童时期眼部外伤比较常见，不同年龄其致伤因素也不相同。

新生儿时期，多由于高位产钳、病理分娩或助产者操作不当而引起。

婴幼儿时期，常见原因是患儿自己的手指甲、玩具棱角或走路不稳跌倒碰伤所致。

学龄前儿童(3～7岁)，多由于模仿大人做事，被刀、剪、锥等锐器损伤，或玩耍动物被抓伤、啄伤、螫伤等。

学龄儿童(7岁以后)，户外活动增多，故受伤机会也随之增加，加上由于年小缺乏生活常识，在游戏中误伤自己或同学眼睛的事也屡见不鲜，如飞刀、放鞭炮、敲砸雷管、热水烫伤、化学灼伤以及辐射伤等均能见到。

三、儿童眼外伤的预防

眼外伤是儿童致盲的主要原因，如果我们多了解一些儿童眼外伤的防护知识，必将减少儿童可避免盲，保证儿童身心健康发育。

儿童是一组特殊的群体，他们好奇心强、喜动、模仿性强，同时他们控制力、自我保护意识差，容易受到外伤的侵害。眼睛因其结构脆弱，部分暴露于眼眶外，因此在全身各器官外伤中眼外伤发生率最高。儿童眼外伤轻则引起视力下降，影响双眼视觉的发育，重则致盲，引起眼球萎缩、斜视或摘除眼球，不仅丧失视功能，而且影响外观。因此眼外伤不仅会对儿童造成生理上的创伤，还会造成心理上的严重伤害。

研究人员发现，绝大多数眼外伤都发生在家中，而且常常是孩子在使用剪子或刀子时意外刺伤眼睛。

教会小孩如何与宠物玩耍、购买圆角的家具、教育儿童及其看护者关于使用锐利工具的危险性均有助于降低发生丧失视力外伤的危险，父母及看护者应为儿童创造一个安全的家庭环境。

尖锐工具刺伤眼睛占外伤的17％，尖锐物体投掷所致占17％，窗户玻璃碎裂或灯泡爆裂、观看家人折断棍子或钳断铁丝等均可导致眼外伤。58％的外伤发生在家中，学校仅占1％，这提示学校的监督程度更高，对学生的活动更为关注，教室的设计也更安全。

儿童眼外伤的致伤物分为：

1.锐器伤：如刀、剪、针、一次性注射器、玻璃等。

2.钝器伤：土石块、棍棒、玩具、拳脚、文具等。

3.爆炸伤：如鞭炮、雷管、灯泡、酒瓶等。

4.牲畜伤：如鸟啄伤、家畜角撞伤等。

5.化学伤：如酸碱、油漆、洗涤剂等。

预防儿童眼外伤首先要强调安全教育。家长和老师应对学生讲解眼外伤原因和危害，让儿童增强自我保护意识。其次是远离危险，家长要把刀、剪等危险物品放到儿童不能触及的地方，不买劣质、袭击性玩具，不让儿童玩一次性注射器，禁放烟花、鞭炮，避免接近牲畜、家禽。一旦发生眼外伤，要及时、正确处理：化学伤要尽快就近用清水冲洗，然后再送往医院。发生机械性眼外伤，一定要及时就医。若遇开放性伤口，避免挤压和涂擦眼膏，应用硬纸盒盖简单保护后尽快送医院。

四、其他人群的眼外伤预防

眼外伤常常引起眼球透明组织发生混浊,影响视力,甚至造成终身失明。如果损害严重或伤后发生眼内感染化脓,会导致眼球萎缩,毁坏容貌。眼外伤如何预防对于远离眼外伤的发生是非常必要的。

那么究竟如何预防眼外伤呢?

1.改善生产环境和劳动保护条件。对有危险性的生产和操作,要设置防护屏障。工业生产向实现生产自动化和远程控制生产操作发展,使生产人员远离生产机器,减少异物伤眼机会。

2.易燃,易爆物品如雷管、火药包等要有专人严格保管。军队和民兵训练场地不能遗留子弹或雷管,以免小孩捡到引爆而受伤。

3.加强宣传教育。要加强保护眼睛的教育,对新上岗的人员进行安全生产的教育;幼儿园、学校要对小儿、青少年学生加强爱护眼睛的教育。

4.建立和建全各种岗位的安全生产制度,并且定期检查制度执行情况,及时消除可能发生的事故隐患,克服麻痹大意思想。

5.开展群众性防治眼外伤。要大力培训基层卫生人员,使他们掌握眼外伤的急救方法,及时处理伤员。

6.化工厂、化学实验室要严格遵守操作规程,运输强酸、强碱要注意防止酸碱溅出或容器破裂。要向有关人员进行酸碱伤后的自我急救处理,使伤眼能得到及时处理。

7.自觉使用个人合理防护设备,可以起到一些被动的保护作用。例如车工戴防护眼镜,接触放射源要戴防护面罩,摩托车驾驶员要戴防护头盔,司机行车时要系安全带等都可防止或减少眼外伤的发生。

思考题:

1.简述眼外伤的种类及致病原因。

2.简述眼挫伤的原因及涉及范围。

3.眼穿孔伤的并发症或后遗症有哪些?其治疗原则是什么?

4.眼内异物伤有哪些并发症?其治疗注意事项是什么?

5.酸碱性化学烧伤有什么临床症状?

6.化学烧伤如何急救?

7.非机械性眼外伤有哪些种类?

8.简述电光性眼炎的治疗方法。

第十一章　职业眼病

根据《职业病防治法》的规定,职业病是指企业、事业单位和个体经济组织的劳动者在职业活动中,因接触粉尘、放射性物质和其他有毒、有害物质等因素而引起的疾病。其特征是在有毒、有害的环境下工作所患的疾病。

按照卫生部、劳动和社会保障部 2002 年 4 月发布的《职业病目录》(卫法监发[2002]108 号)的规定,职业病包括如下 10 类:尘肺,职业性放射性疾病,职业中毒,物理因素所致职业病,生物因素所致职业病,职业性皮肤病,职业性眼病,职业性耳鼻喉口腔疾病,职业性肿瘤以及其他职业病,共 115 种。

职业眼病系指劳动者在生产劳动及其他职业活动中,接触职业性有害因素引起的眼科疾病。主要的职业性眼病有三类:化学性眼病、电光性眼病和职业性白内障(含放射性白内障、三硝基甲苯白内障)。化学性眼病和电光性眼病在前一章中有详细的介绍,这里就不再赘述,下面将职业性白内障和其他职业眼病介绍一下。

职业性白内障主要是指劳动者在生产劳动过程及其他职业活动中,接触化学毒物、辐射线以及其他有害的物理因素所引起的以眼晶状体混浊为主的疾病。职业性白内障的诊断要有明确的化学、物理等职业性有害因素接触史,以眼晶状体混浊为主要临床表现,参考作业环境调查和空气中化学物质浓度测定及辐射剂量的测量资料,综合分析,排除其他非职业因素所致眼晶状体改变,方可诊断。常见的有微波白内障和红外线白内障。

一、微波白内障

【概述】

微波所致白内障微波来源于太阳射线、宇宙射线和电视、雷达、微波炉等。大剂量的微波可产生类似于红外线的热作用。晶状体对微波敏感因微波的剂量不同可产生晶状体不同的损害,类似于红外线所致的白内障。晶状体出现皮质点状浑浊,后囊膜下和前皮质羽状浑浊。

【治疗】

可口服维生素 C、E、B_1、B_2。试用谷胱甘肽溶液等治疗白内障的眼药水。如晶状体完全浑浊。施行白内障摘除术,有条件者可施行人工晶体植入术。

【预防】

对微波发生源和工作地点加以屏蔽,微波作业接触者需要防护衣和配戴特殊的防护眼镜,并对作业者进行定期检查。

二、红外线白内障

【概述】

红外线所致白内障多发生于玻璃厂和炼钢厂的工人中。熔化的高温玻璃和钢铁产生的短波红外线被晶状体吸收后,引起晶状体浑浊。初期,晶状体后皮质有空泡、点状和线状浑浊,类似蜘蛛网状,有金黄色结晶样光泽。以后逐渐发展为盘状浑浊。最后发展为全白内障。有时前囊膜下也有轻微浑浊。

【治疗】

可口服维生素 C、E、B_1、B_2。试用谷胱甘肽溶液等治疗白内障的眼药水。如晶状体完全浑浊。施行白内障摘除术,有条件者可施行人工晶体植入术。

【预防】

关键在于预防,红外线接触者及观察日蚀时戴红外线防护镜。红外线热源前应加防护屏,尽量缩小炉口,减少开放时间。对红外线作业者应定期检查眼部。

1.注意精神调摄:遇事泰然处之,心胸应宽广,保持情绪舒畅,要制怒。

2.培养对养花、养鸟、养金鱼的兴趣来陶冶情操。

前面介绍了因职业环境和条件等因素而导致的医学上诊断的眼病,但在生活中常出现的另一种就是因职业环境或条件而导致的眼部不适,影响到视觉器官的成像效果,有潜在的眼部病患。

三、"电脑族"的职业眼病

在现代人的生活中,操作电脑终端机几乎是不可避免的一部分,电脑成为许多人工作的"伴侣",整天必须面对电脑,注视电脑荧光屏;电脑也已成为学生的不可缺少的学习工具,以及上网聊天或玩电脑游戏的娱乐工具,长时间盯着荧光屏很容易造成眼睛疲劳或视力损害。出现眼睛干涩、灼热,或是有异物感,视力不稳定或是暂时模糊,可能还会觉得眼皮沉重,眼球胀痛甚至头痛。眼科检查结膜充血、视力下降、调节力减退、泪液分泌减少等等，严重的时候甚至会有眼压升高。

"电脑族"一定要注意切勿长时间注视屏幕。人们在一般情况下 1 分钟眨眼约 20 次，使用电脑工作时，因过于凝神注目，每分钟眨眼次数减少到 6 次。用眼过度导致泪分泌减少和泪成分变质，进而成为干眼病。

长期使用电脑的人应注意保持正确姿势与注视距离，注视距离太近或姿势不正确，过度靠近电脑荧光幕，比较容易受到辐射线的伤害，尤其是使用笔记本电脑时，由于荧幕过小，导致使用者必须以近距离工作，头部向前倾，颈部肌肉用力，很容易形成工作劳累，加重眼睛的疲劳。因此，不宜长时间电脑操作，尤其不宜长时间玩游戏机，调整工作时间，每工作 1~2 小时，休息 15 分钟，闭目或远视；其次，电脑操作应保持 60cm 以上距离，视线向下约 30 度，勿连续操作。再者，调整显示器的高度，让眼睛的肌肉处于比较松弛的状态。

在使用电脑中注意保持荧幕画质与清晰度，有些电脑因为使用时间过久，导致荧幕画质降低，清晰度降退，造成阅读上的困难。因此，荧幕的光度与清晰要适当。同时，应注重适宜的环境，环境中的光线太强或者是太弱，导致荧幕与外界产生强烈的反应，容易对眼睛造成刺激。办公室的环境要保持通风和湿润，环境的光线要柔和。

第十二章　视觉器官营养与保健

　　眼睛的营养与身体的营养是相一致的,近十年来,经一些专家研究认为,人们的眼睛与饮食有直接的关系,除一般的方式外。要想达到养目美目的目的,不必求助滋补药,而应立足于日常生活之中。所以视觉器官的营养和保健要从日常生活的注意开始。

第一节　视觉器官营养

一、有意识地选择有益于视觉器官的饮食

（一）补充硒元素

　　在地球上的动物中,山鹰的眼睛最为敏锐。对此,生物学家们经过长期的研究发现:其奥妙就在于鹰眼中含有极为丰富的硒元素,高出人类一百多倍。硒对视觉器官的功能是极为重要的,支配眼球活动的肌肉收缩,瞳孔的扩大和缩小,眼辨色力的正常均需要硒的参与。硒也是机体内一种非特异抗氧化剂谷胱甘肽过氧化酶的重要成分之一,而这种物质能清除人体内包括眼睛的过氧化物和自由基,使眼睛免受损害。若人眼长期缺乏硒的摄入,就会发生视力下降和许多眼疾如白内障、视网膜病、夜盲症等。因此,日常膳食中应注意硒的补充,如膳食多用动物肝脏、瘦肉、玉米洋葱、大蒜、牡蛎、海鱼、淡菜,都可提高硒的摄入。

（二）多吃富含维生素 A 的食物

　　维生素 A 是眼睛所不可缺少的物质它直接参与视网膜内视紫红质的形成,而后者是感弱光的物质,维生素 A 还具有保障眼睛角膜润泽不干燥的作

用,若缺乏维生素 A,使泪腺上皮细胞组织受损,分泌停止,可引起干眼病。要使体内不缺乏维生素 A,可多摄入各种动物肝脏以及牛和羊的奶汁、蛋黄及富含各类胡萝卜素的食品。胡萝卜素是维生素 A 生成的基础,在人体内能转化成维生素,这些食品主要有胡萝卜、南瓜、西红柿及绿色蔬菜等。

(三)供给充足的富含维生素 B_1 和尼克酸的食物

眼睛缺乏这两种维生素易出现眼球震颤,视觉迟钝等症状。而富含维生素 B_1 和尼克酸的食物,主要有小麦、玉米、鱼、肉等食品。

(四)保证维生素 B_2 的供给

维生素 B_2 能保证视网膜和角膜的正常代谢,如果缺乏就容易出现流泪、眼红、发痒、眼睛痉挛等症状。维生素 B_2 常存在于牛奶、羊奶、蛋类、瘦肉、肾脏、肝脏、扁豆中。

(五)蛋白质是视力发育的基础

眼睛是身体重要器官之一,眼睛的正常功能,组织的更新离不开蛋白质,如果蛋白质长期处于缺乏状态,会引起眼睛功能衰退,视力下降,并发生各种眼疾甚至失明。青少年时期要保护好眼睛,应注意从每日膳食营养入手,合理搭配,多种膳食,有益于眼睛,有益于健康。

另外,我们日常的饮食中,一些蔬菜对眼睛以致其他生理机能的保养都有很大的益处。

(一)菠菜

根据美国一项调查,吃大量菠菜,也许可减低老年失明的危险。这要归功于类胡萝卜素——绿色多叶蔬菜和黄色蔬菜中的色素。

美国一个研究小组指出,每天吃大量这些蔬菜的人,患上视网膜黄斑变性的机会可减少 43%。视网膜黄斑点退化是与老年人有关的眼病,患者视网膜中心退化,中央视力逐渐丧失。该研究小组比较了 876 名 55 岁到 80 岁人士的饮食习惯,其中 356 人是黄斑点退化患者,520 人则否。他们发现,吸收类胡萝卜素越多,患上黄斑点退化的风险越小。效力最大的是绿色蔬菜中的两种类胡萝卜素、黄体素和玉米黄质。

(二)番茄

番茄的营养非常丰富,每斤含蛋白质 2 至 8 克,脂肪 1.4 克,碳水化合物 9 克,钙 300 毫克,磷 174 毫克,铁 2 毫克,还有维生素 A、B_1、B_2、C、P、PP 等。此外,还含有果酸、柠檬酸、番茄素。维生素 PP 的含量是蔬果中第一名,维生素 A 的含量是笋的 15 倍,维生素 C 则相当于两斤半苹果,3 斤香蕉、4 斤梨子的含量。

一般蔬菜中的维生素 C 煮上 3 分钟便损失 5%,煮 15 分钟损失 30%。而番茄中的维生素 C,虽经烹调煮熟,比其他蔬菜损失少更多。这是因为番茄有酸性,维生素 C 在酸性环境中受到保护。经计算,每人每天吃两三个番茄,便可满足一天对维生素和矿物质的需要。

番茄的药用:色、香、味俱佳的番茄不但可供食用,亦可供药用。医学界认为,番茄味酸甘、性平、无毒、有清热解毒、凉悦平肝、解暑止渴的作用,适用于高血压、牙根出血、胃热口苦、发热烦渴、中暑等症。

番茄的医疗作用,就在于它所含的成分。例如维生素 P,可保护血管,能防治高血压;维生素 PP,可保护皮肤健康,治疗癞皮病,维持胃液的正常分泌,促进红血球的形成。由于维生素 C 的含量高,医生夏天常让牙根炎、牙病、流鼻血和患出血性疾病的病人多吃番茄。维生素 A 可保持皮肤的弹性,促进骨骼钙化,对牙齿组织的形成起重要作用,可用以防止小儿佝偻病、夜盲症、眼干燥症。苹果酸和柠檬酸可帮助胃液对脂肪物质进行消化,吃了油腻食物,吃点番茄不但助消化,且可防消化不良。番茄亦有利尿作用,吃番茄对肾病有益,据研究其果汁中还有一种叫氯化铜的物质,对肝病有辅助治疗作用。番茄素可以抑制一些细菌,可用于口腔发炎,热天还可以将番茄片熬汤当茶喝,有清热防暑作用。

(三)胡萝卜

胡萝卜有两个特点,一是含糖量高于一般蔬菜,有芳香甜味;二是含有丰富的胡萝卜素,这种胡萝卜素摄入人体可转变成维生素 A,维生素 A 可维护眼睛和皮肤的健康,患皮肤粗陋病、夜盲症、眼干燥症、小儿软骨病的人,就是因为缺乏维生素 A,尤其是儿童在发育生长期更加需要。

其实,各种蔬菜中都含有多少不等的胡萝卜素,不过,都没有胡萝卜的含量丰富,而且比较容易损失,不大容易被人体全部吸收。而胡萝卜所含胡萝卜素在高温下也能保持不变,因此易于被人体吸收利用。胡萝卜的颜色越浓,所含胡萝卜素越多,远远超过其他蔬菜。

胡萝卜还有维生素 C、蛋白质、脂肪和若干矿物质。胡萝卜所含的糖,为单糖和多糖,其中的淀粉糖和蔗糖,在胃肠道中受许多消化的作用,可变成葡萄糖、果糖被人体吸收,成为人体热量来源之一。

得了近视眼要少吃高糖食品。食糖过多,会使血液中产生一定量的酸,酸与机体内的盐类,特别是与钙中和,造成血钙减少,影响眼球壁的坚韧性,使眼轴伸长,助长近视眼的发生与发展。

眼睛近视可多补充下列营养物质:

1.蛋白质:鱼、肉、奶、蛋中就有丰富的蛋白质。

2.钙质与磷质:食物中如牛骨、猪骨等动物骨所含的钙质丰富,最易被人体吸收和利用。而乳、蛋、鱼、肉、蔬菜、粗粮及紫菜、豆类、核桃肉、南瓜子等食物的磷质含量比较多。

3.锌与铬:近视眼患者普遍缺锌铬,黄豆、燕麦粉、杏仁、紫菜、海带、羊肉、牛排、黄鱼、海蜇、牡蛎、奶粉、可可粉、茶叶等含锌量较多;酵母、牛肉、谷类、肉类、肝类与干酪等含铬量较多。

4.维生素类:维生素不能在体内合成,必须依靠食物供应,动物肝脏、乳类、蛋类、鱼肝油等维生素的含量较高,新鲜水果含有大量维生素 C,豆类、花生等也有一定含量。

5.补益肝肾的食物:中医认为发生近视的原因,主要是由于肝肾不足,气血亏损,所以治疗可选用具有补益肝肾作用的食物。食物中如肉类、蛋类、肝、肾、鲫鱼、黄鱼、墨鱼、淡菜、海参、虾、甲鱼以及桂圆、荔枝、葡萄、核桃肉、桑椹、大枣等都具有以上作用。

二、有意识地避开不利于视觉器官的饮食

(一)"有眼病别吃蒜"

大蒜不仅有杀菌消炎的作用,还能防治心脑血管疾病、抗癌,备受人们的青睐。可是,大蒜虽好,却并非人人皆宜,更不能天天食用。我国民间有"大蒜百利,只害一目"的说法,患有青光眼、白内障、结膜炎、麦粒肿、干眼症等眼疾的人平时最好少吃。

得了眼病,除了要少吃大蒜外,最好多吃点养眼的食物。有些人的眼睛有怕光、爱流泪、视物模糊、容易疲劳等症状,这与体内核黄素、维生素 B_1、维生素 B_2 缺乏有关,应多吃猪心、瘦肉、绿色蔬菜、蛋、奶、豆类、鱼类、糙米等进行补充。如果得了结膜炎或麦粒肿,要多吃绿豆、黄瓜、香蕉、冬瓜等凉性果蔬。

(二)目赤上火,勿食热性事物

当火行目上,出现眼干、目赤等症状时,要注意少食或不食热性食物,如羊肉、狗肉、龙眼、荔枝等,避免热性食物对眼睛的损害。

三、保护眼睛,学会睡觉

睡觉前喝的水和睡眠的姿势都会影响你的眼睛状况。

(一)睡觉前不能喝过多的水,否则频繁起夜是一方面,还会引起眼泡明显的浮肿;另外,咖啡和茶会让体内水分迅速挥发,眼睛也因而更容易干涩。

(二)充足的睡眠是消除眼睛疲倦的最佳方法。不过要注意睡姿,俯卧和侧睡往往会让眼尾出现皱纹,或出现眼肿现象,恰当的睡姿应该是仰卧而睡。

第二节　视觉器官保健

按摩眼睛周围的穴位可以提高视力,重要的几个穴位有:睛明穴、丝竹空、太阳穴、鱼腰、四白穴、承泣等眼周的穴位,下面介绍 4 种明目的方法。

1.转眼法。

选一安静场所,或坐或站,全身放松,清除杂念,二目睁开,头颈不动,独转眼球。先将眼睛凝视正下方,缓慢转至左方,再转至凝视正上方,至右方,最后回到凝视正下方,这样,先顺时针转 9 圈。再让眼睛由凝视下方,转至右方,至上方,至左方,再回到下方,这样,再逆时针方向转 6 圈。总共做 4 次。每次转动,眼球都应尽可能地达到极限。这种转眼法可以锻炼眼肌,改善营养,使眼灵活自如、炯炯有神。

2.眼呼吸凝神法。

选空气清新处,或坐或立,全身放松,二目平视前方,徐徐将气吸足,眼睛随之睁大,稍停片刻,然后将气徐徐呼出,眼睛也随之慢慢微闭,连续做 9 次。

3.熨眼法。

此法最好坐着做,全身放松,闭上双眼,然后快速相互摩擦两掌,使之生热,趁热用双手捂住双眼,热散后两手猛然拿开,两眼也同时用劲一睁,如此 3～5 次,能促进眼睛血液循环,增进新陈代谢。

4.洗眼法。

先将脸盆消毒后,倒入温水,调节好水温,把脸放入水里,在水中睁开眼睛,使眼球上下左右各移动 9 次,然后再顺时针、逆时针旋转 9 次。刚开始,水进入眼里,眼睛难受无比,但随着眼球的转动,眼睛会慢慢觉得非常舒服。在做这一动作时,若感到呼吸困难,不妨从脸盆中抬起脸来,在外深呼吸一下。此法,能洗去眼中的有害物质和灰尘,还对轻度白内障有效,并能改善散光、远视、近视的屈光不正程度。

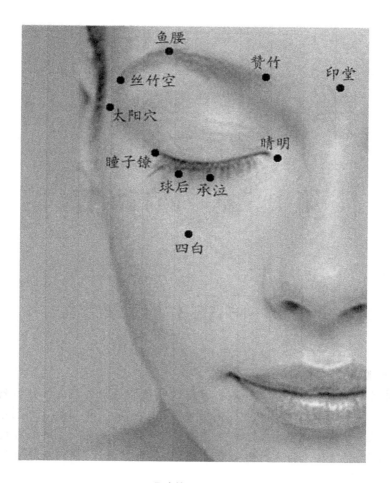

眼睛的穴位图示

思考题：

　　1.对眼睛有益的食物有哪些？

　　2.对眼睛有益的穴位有哪些？

第十三章　防盲治盲

第一节　防盲工作的重要意义

一、防盲工作的现状

由于调查手段和时间、区域上的差异，所得到一篇的盲人的数量各有不同，如 2007 年第 10 期的《农业图书情报学刊》中《关于我国公共图书馆盲人服务的现状、问题及思考》文章中指出："2003 年资料显示，我国有盲人近 1000 万人，是世界上盲人数量最多的国家，而且据统计，我国每年新增盲人 45 万余人。"

同时又有数据显示中国盲人占世界盲人总数的比例，2003 年第 2 期《中国眼镜科技杂志》中《眼保健服务的挑战与机遇》一文指出："眼保健需求量在不断地上升，1997 年为 12.67 亿人次，预计到 2020 年将达到 15 亿人次，现时我国盲人的数量为 500 万人，占全球盲人总数的 18％。"2005 年的《浙江大学硕士学位论文》《基于听觉显示的电子行走辅助技术研究》一文中提出全球："随着人口的增加和老龄化，盲人的数量在 2020 年预计将达到 7500 万人。"

在全球现有的盲人中大约至少 80％以上生活在发展中国家。我国是人口大国，又是最大的发展中国家，2006 年第 02 期《文山师范高等专科学校学报》中《论盲人普通话水平测评及测试信度》中指出："开展对盲人进行普通话水平测试研究的必要性我国的盲人数量较多，据资料统计，全国有盲人 877 万。"2002 年第 10 期《中华眼科杂志》中《"视觉 2020"行动与我国防盲治盲工作》中还指出："如果保持目前发展趋势，预计 2020 年我国的盲人数量将增加 4 倍。"

从以上数据可以清楚地看到中国防盲工作的严峻性。发展中国家盲率一般比工业化国家高 5～20 倍。值得注意的是,工业化国家盲目的主要原因是与人口老龄化有关的老年性眼病,如白内障、老年性黄斑变性和视网膜色素变性等。而发展中国家盲目的主要原因则是白内障、传染性眼病和营养不良。据世界卫生组织估计,大约有 75％的盲人是可以治疗的。从世界范围讲,沙眼、眼干燥症、白内障和盘尾丝虫病是四大主要致盲原因。国际防盲协会曾报告,盲人的平均预期寿命比正常人短得多。

(一)沙眼

沙眼是流行最广泛的传染性眼病,可见于世界上任何国家。目前,全世界感染沙眼的人数高达 3.6 亿～5 亿。现有盲人中的 600 万～900 万是由于沙眼致盲的;大约有 8000 万感染沙眼的儿童需要治疗。沙眼病人多集中在非洲、中东和东南亚的部分地区,与贫穷、住房拥挤、环境卫生差和不讲卫生的习惯有密切关系。一般认为,从严重感染到致盲约需 10～20 年。我国大力推广沙眼的防治。至今沙眼患者已大为减少,沙眼已不是我国致盲的重要原因。

(二)眼干燥症

眼干燥症(xerophthalmia)是由于食物中维生素 A 缺乏引起的营养性眼病。发病者主要是 6 岁以下的儿童。发烧、麻疹、盘尾丝虫病和蛋白质营养不良均可使其加重,长期严重的维生素 A 缺乏可造成角膜软化甚至角膜溃疡,是发展中国家儿童失明的主要原因。

目前,全世界有 1000 万儿童患有眼干燥症,每年约有 100 万眼干燥症儿童失明,失明后约 2/3 在短时间内死亡。在发展中国家,平均每 30 秒钟就有一名儿童因维生素 A 缺乏而失明。

亚洲每年有 25 万儿童因眼干燥症造成暂时性或永久性视力损伤。孟加拉国有 6500 名儿童因眼干燥症失明,14％的学龄前儿童患夜盲症。印度 6 岁以下儿童 80.4％有维生素 A 缺乏症状,发生角膜软化的死亡率高达 60％,目前有 42000 人因角膜软化失明。在非洲,该病占埃塞俄比亚眼病的 0.5％。苏丹学龄前儿童眼干燥症患病率达 13.6％,夜盲很普遍。在解放前眼干燥症是我国重要致盲原因之一,多发生于营养不良、腹泻、发烧、尤其是麻疹的患儿,至今本病已少见。

(三)盘尾丝虫病

盘尾丝虫病(onchocerciasis)又称河盲(riverblindness),是非洲和南美洲流行的一种寄生虫病。由沿河流繁殖的黑蝇(Black—fly)叮咬传播;人被叮咬后,微丝蚴随血流进入眼动脉并大量繁殖。青春期儿童被叮咬后有40％将会失明。目前,全世界约有 2800 万盘尾丝虫病患者。我国尚未发现此种患者。

（四）白内障

白内障（cataraet）是老年人常见的一种晶体疾病，是发展中国家主要致盲原因之一。目前，全世界约有 1700 万白内障盲人，占发展中国家盲人总数的一半以上。全世界每年有 100 万～2500 万新发病例。印度现有 600 万白内障盲人，其年发病人数高达 150 万，是全世界白内障发病率最高的国家。随着人口的老龄化，白内障的发病率还会上升。美国大约有 10％的人口患有不同程度的白内障，65～74 岁老年人的白内障患病率将增加 50％，而 75岁以上老年人将增加 70％。

如前所述，世界上的盲人多数在发展中国家，盲目已成为这些国家严重的公共卫生问题。与此相反，眼科医师多数在发达国家。非洲平均 130 万人口中才有一名眼科医师，整个非洲的眼科医师数还不如美国旧金山市的眼科医师多。因此，怎样使全世界人民都能得到基本的眼科医疗服务，已成为非常紧迫的战略问题。

我国近年来白内障已成为首要的致盲病因。据估算我国有 500 万因白内障失明的患者。由于在全国开展白内障复明工作，至今已有一百万失明的白内障患者恢复了视力。由于人工晶植入术的开展，使患者视力的恢复效果更好。

二、世界在防盲工作中的努力

（一）国际盲人节：10 月 15 日

1984 年，在沙特阿拉伯首都利雅德召开的世界盲人联盟成立大会上，确定每年的 10 月 15 日为国际盲人节。世界盲人联盟的主要任务是防盲，促进各国制定保障盲人合法权益的法律和政策，加强盲人自立精神，开发盲人潜力和促进国际交流与合作。

（二）世界视觉日：10 月 12 日

世界视觉日于每年 10 月的第二个星期四举行。活动旨在引起大家对全球失明状况的关注——"全球每五秒钟就有一个人失明，每分钟就有一个孩子不幸失明"。本活动为"视觉 2020：享有看得见的权利"行动的一部分。"视觉 2020：享有看得见的权利"是世界卫生组织（WHO）与国际防盲协会（IAPB）的主导的国际合作行动，目的是截至 2020 年消除导致可防治性失明发生的主要原因，即这类失明通过防治是可以避免发生的。

同时，世界视觉日旨在提高大家对于失明现状的认识：目前全球 75％的失明个案是由一些本可以预防及或本可以治愈的原因引起的。出于对全球失明人口护理、补助等，每年所需要的经济支出约合美元 280 亿，所以活动同时也是鼓励政府、企业及其他基金积极投身于全球防盲行动。

视觉 2020 的全称是"视觉 2020,全球行动消灭可避免盲,享有看见的权利(Vision 2020,Global Initiative for the elimination of Avoidable Blindness The Right To sight)"这是一项到 2020 年在全世界消灭可避免盲的全球行动。视觉 2020 将通过 4 个 5 年计划分别从 2000 年、2005 年、2010 年及 2015 年按计划分阶段实施。这一运动的发起单位是世界卫生组织(WHO)、国际防盲协会(IAPB)、基督教育人会(CBM)、海伦·凯勒(Hellen Keller International)、奥比斯(Orbis International)及视觉救助者(Sight Savers International)。尚有 10 多个非政府组织为支持单位,如:美国眼科学会(American Academy of Ophthalmology)、亚洲防盲基金会(Asian fundation for the Prevention blindness)、世界盲人联合会(World Blind Union)等。

三、防盲工作的意义

目前全世界 60 岁以上的老年人约近 6 亿,而我国约为 1.2 亿,占世界老年人口的 1/5,占亚洲老年人口的 1/2。全世界视力残疾有 1.5 亿,而我国视力残疾约有 1200 万,其中老年人估计有 800 万左右。WHO 估计如不采取强有力的措施,到 2020 年全世界视力残疾人口将翻一番。而 WHO 西太平洋地区(我国是该地区国家之一)办公室估计,该地区视力残疾较其他地区更为严重,即如不及时采取有效的预防及治疗措施,到 2020 年可增加 3 倍。

由于全世界都面临着防盲治盲的严重局面,世界卫生组织(WHO),与全世界诸多防盲的非政府组织,共同发起了"视觉 2020:享有看得见的权利"这一全球性行动。即到 2020 年在全世界根除可避免盲(所谓可避免盲就是指通过预防或治疗,在盲人中约有 2/3 的人可以不成为盲人或复明)。我国卫生部张文康部长于 1999 年 9 月在北京代表我国政府在宣言上签字,庄严承诺:2020 年以前,在我国根除可避免盲:包括白内障、沙眼、河盲(只存在于某些非洲及少数拉美国家)儿童盲及低视力与屈光不正。

那么有效的医学控制和用眼科学知识的推广普及是减少视觉疾患的另一有效途径,合适的教育矫正训练不仅可以改善视力障碍的学龄儿童的生活质量、提高他们学习质量,同时也可以促进他们心理的健康成长,使他们向全面康复迈进一步。所以认真学习眼科学知识和针对视觉障碍儿童的生活训练与康复方法,是摆在每一个特教教师面前的重要任务,也是视障儿童家长急需了解的实际内容。为保证盲校正常的教学秩序和对学生进行生活管理、训练、康复,教师必须掌握盲童的心理、生理和病理等方面的基础知识,在此基础上,在教育教学、康复训练和生活指导实践中,不断研究、探索、创新,从而提高教育教学的质量。

第二节 防盲工作的主要内容

一、共同关注,避免失明

每种眼病都有其各自特点,尤其在疾病早期,其表现出的"蛛丝马迹"往往可以帮助我们认识疾病,并及早治疗疾病。下面我们从不同角度对眼科常见病进行分析描述,以便使广大患者克服对疾病的恐惧心理,并能做到眼病早知道,早预防,早治疗。

(一)从眼病早期临床表现的角度来认识

眼红:最常见的是急性结膜炎,常常发生在夏季。除眼红外,多伴有分泌物增多,异物感,烧灼感等,但无明显的眼痛等刺激症状。其次为角膜炎,多伴有眼痛、畏光、流泪等刺激症状,并有视力下降表现。

眼痛:伴有明显的刺痛、眼红、畏光流泪者多是角膜炎的表现;眼胀痛,并有同一侧的头痛者,考虑青光眼的可能性较大;眼球转动痛并有视力下降者,视神经病变的几率较大。

视力下降:青少年进行性视力下降多考虑屈光不正,验光配镜可确诊;老年人进行性视力下降多是白内障形成的表现;突然的视力下降,在老年人多考虑眼底视网膜中央动脉和静脉的阻塞、眼底出血、视网膜脱离等眼底病变。

眼前黑影飘动:对于老年人或高度近视眼患者,眼前飘动的黑影多为因玻璃体变性、出血、炎症等引起的玻璃体混浊;若发生在年轻人,多考虑为生理性飞蚊症。

(二)从季节发病的角度来认识

春季:春暖花开,随着气温的上升,过敏性眼病的发病率也随之上升。这是因为植物花粉在空气中的传播使具有过敏体质的儿童和成人致敏。这类疾病的典型表现为眼奇痒和发病季节性强。代表性的眼病为春季卡他性结膜炎。远离过敏原及抗过敏治疗有效。

夏季:急性结膜炎是盛夏季节最常见的眼病。它是由微生物感染引起的,传播方式主要是接触感染。患者多是在公共场所如游泳池等交叉传染而患病,常在家庭和集体单位中暴发流行。其临床表现为眼红、分泌物增多、异物感等。抗感染治疗有效。

秋季:秋冬季风高物燥,是干眼症的高发季节。适当地给眼"补水"可有效地缓解眼干、酸涩、异物感等症状。

冬季:寒冷的冬季使得众多"迎风流泪"的患者走进医院。流泪的原因多种多样,有些是对寒冷刺激比较敏感的人,当眼睛受到冷风的刺激时,泪腺分泌功能增强,便分泌出较多的泪液;有的老年人是由于皮肤老化、肌肉松弛,泪腺和泪道的功能有所退化,出现迎风流泪的现象;更多的人是由于患有沙眼、慢性结膜炎、慢性泪囊炎等,导致泪道的狭窄或阻塞,使泪液的排出受到障碍,遇到寒风而泪流不止,这种情况需要引起重视。

有的人视力下降自己却毫无察觉,直到体检才知道。其实,是一些现象被忽略了。如发现眼睛有看东西模糊不清、黑影飘浮、黑影遮挡、虹视、眼红不适等症状,应及时到医院就诊。

(三)七成失明可防治

失明是公共健康领域中的一个主要问题。我国有视力残疾患者近 1300 万,其中盲约 550 万,低视力约 750 万。我国每年会出现新盲人大约 45 万,低视力 135 万,即约每分钟就会出现 1 位盲人,3 位低视力患者。

由于没有恰当地保护视力,数百万儿童无法接受正常教育,成人无法进行生产劳动,造成严重的经济问题以及恶劣的社会影响。

(四)75％的失明是可防治的——通过采取预防或治疗措施

虽然低视力人群中大多数人的低视力症状都无法预防或用药物治愈,但是可以通过使用低视力设备及享受相关服务、正确配戴助视器,有效地提高视力,以改善他们的生活质量并将他们从"失明"的生活中解救出来。

全球有数百万成年人及儿童因屈光不正而功能性失明。屈光不正严重影响人的视力,我们可以通过简单的方法诊断出屈光不正,并通过正确配戴眼镜对其进行矫正。配戴眼镜是极其行之有效且成本低廉的方法。

研究表明,通过戴眼镜矫正,可使由于近视而模糊的视网膜成像变得清晰,不仅方便自己日常的学习、生活,同时可以控制近视眼的进一步发展。绝大多数青少年近视属于单纯性近视,成年后会逐渐稳定。戴眼镜矫正可获得正常视力,因此患了近视不必过分焦虑,造成心理负担。只要注意用眼卫生,并及时戴眼镜加以矫治,完全可以控制近视的发展。

(五)低视力患者可用助视器

低视力是指用手术、药物治疗或常规屈光矫正无法改善的视力下降。低视力患者不同于盲人,也不同于正常人。按照世界卫生组织制定的标准,即双眼中好眼的最佳矫正力<0.3～0.05 为低视力,视力<0.05～无光感为盲。无论盲或低视力均指双眼,盲加低视力是视力残疾的总称。

低视力患者可以通过使用助视器,最终有效地提高视力,改善生活质量。

助视器与助听器相似,助听器能使听力差的人听到他原来听不到的声音,而助视器可以使低视力患者能看清楚他本来看不到或看不清的东西。

常用的助视器有两大类,即光学助视器和非光学助视器。

光学助视器是利用助视器的凸透镜或光学系统的放大作用,使物体成像变大,可以使低视力患者原来看不清楚的小物体变大。光学助视器有远用助视器和近用助视器两类。低视力患者常常需要利用远用助视器看清远处的目标,而阅读报纸杂志和书写等,则需要用近用助视器。

非光学助视器:不是通过光学作用,而是通过改善周围环境状况来增强视功能的设备与装置,称为非光学助视器。如改善照明;阅读时用"阅读裂口器"可控制反光;加强对比度;控制光线传递,如大檐帽使外界光线不直接射入眼内而引起眩光使视力下降;大字印刷品等。

二、建立全面康复的理念

全面康复是特殊教育的一个重要理念,也是社会各个领域合作所能达到的最佳效果。它主要包括医学康复、教育康复、职业康复和社会康复等多方面内容。

(一)医学康复

医学康复对眼病患者非常重要,有的眼病患者因条件有限,从未进行系统规范的眼科检查,随着条件的成熟,有些眼病是可以通过医学技术进行改善,从而改变眼病患者的生活状况,提高他们的生活水平。

(二)教育康复

对患有眼病的人进行适当的教育,使之成为有文化、有纪律的公民,是全面康复的重要内容。我国的盲教育已经使成千上万名盲童和低视力儿童走进课堂,学习科学文化知识,同时进行心理方面的康复教育,成为对社会有用的自食其力的劳动者。

(三)职业康复

在特殊学校,通过系统的知识的传达,让盲童掌握一技之长,顺利走上职业的道理一直是特殊教育追求的目标,事实也告诉我们,盲人是可以通过职业训练实现造福社会的最终目标。

(四)社会康复

社会康复的范围相对比较广泛,其主要内容有:

1.消除社会环境中的物理性障碍,建立无障碍环境,包括住宅、公共建筑设施、交通道路等设置,为残疾人提供方便。

2.制定有关的制度和政策,保证残疾人的合法权益、人身安全和人格的尊严,确定残疾人在社会中的平等的地位,提供残疾人参与社会活动的机会。

3.宣传社会主义人道主义精神,消除对残疾人的旧观念和歧视,形成帮残助残的良好风尚,形成健康文明的社会环境。

三、正确理解盲人的异常心理状况

失明对人来说,不仅是视觉这一单一感官功能的损失或丧失,它还严重地改变并重新组合了每个盲人的心理活动。此外,周围的人对盲人所持的态度,也极大地影响着盲人个性心理特征的形成和发展。

盲人作为一个特殊的群体,除了与一般的人有着共同的心理特点外,还有其独特的心理表现。从盲人自身来看,由于视觉丧失的程度以及残疾发生时间(先天失明或后天失明)的不同,他们的心理状况也有许多不同的表现。

(一)孤独感

这是盲人中普遍存在着的一种情感体验。盲人由于行动受限制,又不能看到自身行为的结果,因而总是显得很被动,加上不能通过视觉进行有效的学习和模仿,不能用体态语言与人沟通,这就影响了盲人与普通人的交往。因为看不见,盲人不能像普通人那样看电影、打球、外出旅游……有些盲人经常处于唯恐有失的紧张状态中,怕明眼人讨厌自己,怕给别人添麻烦,不愿与明眼人交朋友,因而不得不长期把自己关在家里。他们强烈地感到不被别人理解,久而久之,孤独感就会油然而生,并且随着年龄的增长日益增强。

(二)自卑感

盲人由于生理缺陷,几乎都经历过自卑的痛苦。他们在学习、生活和就业等方面所遇到的困难要比普通人多得多,有时从他人(甚至亲属)那里又得不到正确的帮助,甚至会受到歧视或遗弃。特别是社会上一些人对盲人还没有正确的认识和评价,不能采取有效的措施帮助盲人发挥自身的才智和潜能,使之成为与普通人一样的社会成员。这些,都可能使盲人产生自卑感。屡屡的失败会使盲人产生比普通人低一等的想法。有的盲人,无论做什么事,都觉得所有的眼睛在盯着自己,人们随时都在准备嘲笑自己。稍做不好,就觉得自己太笨。不相信或认识不到自己的能力,不相信自己能学有所成、学有所用,总感到生活没有意义,有的甚至轻生、厌世,从而表现出不敢树立远大理想,不敢谈为祖国做贡献。只想将来能有个职业,能谋生就不错了。极少数盲人走向另一个极端,反而会以妄自尊大的形式表现出来,看不起这,瞧不起那,常常说:"我要不是盲人,就能……"为自己的不努力找借口。

(三)内疚感和怨恨感

有的盲人因自理能力较差,仍然需要父母或家人的照顾。看到自己的残疾使父母背上了沉重的包袱,承受着巨大的心理压力,觉得很对不起父母;有的盲人或因找不到工作,或因自己的社会经济地位低而无力报答父母的养育之恩,心中充满歉疚;有的盲人身为父母,看到孩子因为自己的残疾被人嘲笑、受人欺负，觉得很对不住孩子，把一切责任都归咎于自己的残疾。如此种种，都会使盲人产生内疚感。

当然，也有少数盲人认为自己的失明是由于父母或家人对自己照顾不当，或是因为母亲孕期服药，或是因为治疗不及时所造成的，父母应该对自己的失明负责任，因而他们对家长产生怨恨情绪，乃至迁怒于周围的人。

（四）依赖性和反复无常性

目前，我国盲人在家庭中一般都能得到生活上的关怀和经济上的帮助。有些盲童的家长由于自己的内疚感，不愿让"可怜"的孩子过早、过多地承受生活的压力，事事包办代替，使得盲童成年后缺乏生活自理能力，不能独立处理生活中遇到的问题，不能承担必要的责任和义务。加上盲人需要明眼人帮助熟悉陌生的环境，而社会上大部分地区还没有便于盲人使用的无障碍公共设施，使盲人缺乏安全感。因此，有些盲人把明眼人的帮助看成是理所当然，喜欢得到明眼人的同情和保护，喜欢他人对自己提供帮助，害怕、担心别人冷眼看待自己，对同情、帮助自己的人倍感亲切并表现出极大的信任，把他们作为精神的依托。过多的依赖，使有些盲人不愿独立做事，放松了对自己的要求，很容易原谅自己。

盲人一旦意识到自我存在的价值，一旦淡漠了失明的痛苦，便有了自强自立的愿望。他们总愿意把常人看来不可能的事想成可能，幻想现实中的困难消失。做出一件出人意料的事就高兴，一旦幻想破灭，又一败涂地。性格脆弱，自己支配不了自己。如有的盲人喜欢唱评剧，就一心想去评剧团当演员，一旦去不成，就心灰意冷觉得自己什么都不行，甚至对自己产生绝望之感。表现出情绪大起大落，行为忽左忽右的极端反常。

（五）片面性和猜疑性

盲人由于视觉障碍，感知事物不完整，接触事物不充分、不准确，所以看事物往往出现主观性、片面性，先入为主，不易更改；不相信抽象的说教，而相信具体、形象。猜疑心重，不相信未经亲身体验的事，易造成主观成见。

四、积极改善盲人的心理健康水平

健康是人类的共同愿望。自己的健康靠自己，通向健康之门的钥匙就握在自己的手中。

培养健康心理的目的，是使盲人尽可能地成为独立的个体。盲人由自暴自弃到自尊自信，追求更高的精神生活，这一飞跃首先是要提高自己的心理素质，克服心理障碍，解放自身，真正像普通人那样去工作和生活，焕发出生命的全部活力。为了保持心理健康，平时就要注意心理健康的培养。

（一）正确认识自己，正确理解社会

盲人要想摆脱不健康心理的束缚，首先要正确理解自己的长处和缺陷，其中特别要正确对待自身的缺陷,有的人眼睛突然失明了,就觉得前途、理想一切全都完了,产生出"我的命为啥这般苦,人生为什么这样残酷"的感叹,心理上经受着巨大痛苦的折磨,好像失去了双眼,也就失去了生活的信心和勇气。盲人应该正视自己失明的现实,正确对待自己。知道自己能做什么,不能做什么,扬长避短,不自暴自弃,不过分依赖别人,要对自己充满信心,增强生活自理能力的培养。盲人只要能正视现实,对周围的事物有清醒、客观的认识,对生活中各种问题、困难和矛盾不逃避,并想方设法去解决。客观地认识自身,常向光明处看,不往黑暗处钻,热爱生活,积极向上,对未来充满希望.就能成为一个心胸开阔、心理健康的人。

(二)学会自我调节,发现自身优势

要知道残疾可以是一堵墙,也可以是一座桥,就看你如何去认识它、转化它。盲人要时刻注意发现自己的优势,但不要去追求不现实的东西。盲人虽没有了眼睛,但却有一个健全的头脑和一双灵巧的手,若与肢残、瘫痪的人相比,你就会发现你比他们还有许多有利因素。顺着这条思路,就有可能开拓出一条自救的路。

盲人要学会调节自己,学会发展利用自己的优势:

盲人一般要比健全人更爱自己的工作。盲人就业困难,因而把工作看成是自己生活的依靠;盲人视觉残疾,因为看不见,也因此而少受干扰,工作时更加小心谨慎,专心致志,勤奋、认真、精神集中,次品率比普通人要低。

盲人的触觉比正常人灵敏。北京盲人橡胶五金厂的大多数盲人都能用手分辨出原胶和人造胶,而很多明眼人都做不到这一点。

听觉优势。盲人经常以耳代目,他们的听觉非常灵敏,学习音乐比普通人快。盲人只有充分地看到自身的优势,才能采用积极的方法解决问题,摆脱困境。

(三)扩大社交圈子

由于生理缺陷、孤僻、多疑和敏感的个性、强烈的自卑感,使得盲人不愿意参加社交活动,长期把自己封闭在个人生活的小圈子里,这对盲人的身心发展都没有好处。多交朋友,多参加活动,盲人会增加见识,增添生活情趣,增强生活的信心和勇气,从而提高自己的社会适应能力。

(四)榜样的力量是无穷的

残疾人是社会的一员,古今中外为人类做出重大贡献的残疾人屡见不鲜。20世纪五六十年代,苏联奥斯特洛夫斯基的《钢铁是怎样炼成的》和中国吴运铎的《把一切献给党》两本书,哺育了一代奋发有为的青年;张海迪等人的英雄事迹重新点燃了80年代青年人的理想火炬。这都说明残疾人同样是推动社会发展的动力。

美国聋盲人海伦·凯勒是坚强意志的象征,她和普通盲童、聋哑儿童一样有过乖戾的性格、失望的悲哀,她只是在逆境中磨炼了自己超人的意志、健康的心态,获得了乐观向上的心境。她也有过愚昧、困惑阶段,也曾为不能理解一个单词的词义而千百次惶惑、苦恼。但她锲而不舍,不断进取,才取得了那样辉煌的成就。她坚定地为事业献身的精神不是与生俱来的,而是她毕生追求的结果。

(五)知识就是力量

知识是盲人做生活的强者的主要力量,也是克服残疾的主要方法。知识能使盲人正确认识盲缺陷,正确进行缺陷补偿。

注意用知识武装自己的头脑。书籍是人类进步的阶梯。盲人应多阅读一些健康向上的书籍,丰富自己的知识,开阔自己的视野。

多欣赏轻松优美的音乐,以缓解不安的心情。精神抑郁的盲人,还可以多听一些相声、小幽默等,使自己笑口常开。

(六)培养健康的情绪

盲人要培养开阔的胸怀和乐观的态度,情绪在很大程度上受着思想意识的左右,对某件事情。思想不要钻死胡同,不要整日闷闷不乐,这会使恶劣的情绪绵延。盲人要使快乐变成一种心理习惯,要处处寻找快乐,发现快乐。在不开心的时候,在遇到悲哀和无法避免的困难的时候,盲人要学会以愉快的心情来对待它,那么,它可能就变得微不足道了。盲人要学会分析自己性格上的弱点,学会含着微笑生活,做情绪的主人,不受外界情况的支配。

第三节　几种常见眼病的心理治疗

一、眼神经官能症

最常见的有癔病性弱视或黑矇。多采用间接暗示治疗。

首先了解其得病的社会心理背景,再通过交谈和患者建立良好关系,以取得患者的信任。再进一步给患者以治愈的保证,以巧妙的语言和谈话方式,做好心理暗示,再辅助以药物或理疗。一般一次可愈。有研究者曾对一例因锅炉爆炸惊恐而发生癔病性黑矇已两年的患者,施以仔细的暗示疗法而完全治愈。

对不易行暗示治疗者,可行个别深入心理治疗。

其他各种类型的眼神经官能症,神经衰弱及更年期综合征等以眼症状为其突出表现者,均可采用一般性心理治疗。

二、儿童弱视

尽管儿童弱视并非心理疾患,但有些治疗过程乃是根据"行为治疗"原则设计的适合于儿童心理特点的训练程序。医生和家长需密切配合,时刻掌握儿童的心理变化,采用"奖励强化法"和"处罚消除法",以便能使弱视训练坚持下去。使单眼单视这一不正常行为,成为双眼单视的正常行为。

三、青光眼

青光眼,尤其是原发闭角型青光眼,常被称作"气朦眼",说明心理因素在本病中的作用。即在其生理解剖上的易患性的基础上,心理刺激可引起发病。因此,对有青光眼易患因素者,或已有前驱症状者,应告诫其注意避免或设法解除容易导致其发病的社会心理刺激,以达预防和早期治疗的目的。

对已发病者,往往因急性高眼压,痛苦难忍,同时由于视力急剧下降,患者焦虑万分。此时,医生在给其药物治疗的同时,应给其一般性心理治疗,解除焦虑情绪,增强其安全感,提高治疗效果。

四、单疱病毒性角膜炎

精神压抑所引起的免疫功能降低,常常是单疱病毒性角膜炎的诱发因素。其细胞免疫功能低下已从临床上证实。

近来心理学家发现,对未来美好的想象可改善机体的免疫机能。因此,对该病患者以合理的心理治疗,有利于疾病康复及减少复发。

五、眼外伤

外伤的特点是突然、意外,患者无任何心理准备。眼外伤不论从美容上或是功能上,都会造成严重影响。伤后患者的心理状态是极为复杂的。

严重的急性眼外伤患者,初期会表现出异乎寻常的镇静和冷淡。此乃急性心理创伤后的"情绪休克期",提示心理创伤是沉重的。其后许多患者则呈现出不同程度的焦虑、不安。当其意识到外伤给自己造成的无可挽回的眼部损伤、仪容破损,以及由此而来的各种不良后果时,极易陷入深沉的忧郁状态,甚至产生轻生念头。此时的心理治疗应是同情、支持、鼓励,帮助其渡过难关。

外伤康复期的心理反应更为复杂。此时应让患者了解康复过程中可能遇到的种种情况,使其心理上有所准备。对已成定局的严重致残后果,也要让患者慢慢承受下来。又要对康复治疗进行指导,使其有信心配合各种治疗,以达最佳后果。

六、眼手术患者的心理治疗

眼科相当一部分疾病是靠手术治疗的。手术对患者来说是较大的心理刺激,不同的心理反应对手术效果及术后康复有重要影响。

（一）术前焦虑

术前焦虑是常见的心理反应。轻度焦虑对手术效果可不受影响,因其可表现出正常的心理适应功能。严重焦虑者预后差。完全无焦虑表现者预后也未必好,其中一类是处于被压抑状态的焦虑和恐惧,会影响术后的心理适应;另一类是对医生和手术的过度心理依赖,对手术的危险性,术后并发症的可能性及康复的艰巨性,均缺乏足够的心理准备,也不能呈现正常的心理适应。

为引导患者有正常的心理反应,术前必须与患者做一次详细的谈话。要告诉患者手术的性质,手术方法,手术效果,术后可能出现的问题,遇到问题怎么办。使患者有了充分的心理准备,而不是草草地签一份手术协议书。在谈话中应允许并鼓励患者提出问题,不但要了解患者有无焦虑,而且要了解焦虑的具体内容,并有的放矢地进行解释和安慰。

（二）术后忧郁

多出现于手术效果不够理想(尤其是不符合本人要求)之时。患者表现为情绪不稳,睡眠障碍,食欲减退等。对术后康复有不良影响,医务人员在术后应经常访视患者,观察病情,遇有忧郁等心理问题,应给予解释、鼓励、支持,并配合药物治疗,以利于术后康复。

（三）术后谵妄

多出现于术后双眼遮盖者。服用皮质类固醇可能会诱发其发生。

轻者表现为理解困难,应答缓慢等,重者表现为不安、恐惧感、视幻觉,甚至躁狂。

对患者术前的精神病、忧郁症及其他心理障碍病史,要有清楚的了解。术前术后要密切注视其心理变化,并及时给予心理和药物治疗。术后在皮质类固醇的应用方面也应慎重,偶有因皮质类固醇出现严重心理障碍者。

七、儿童眼手术的心理治疗

儿童不能理解对其实施手术的目的和意义,往往将手术看作是一种惩罚,一种难以承受的痛苦折磨和肉体伤害,内心充满着恐怖,力图逃避。这种心理反应会引起精神高度紧张,从而影响治疗效果。所以术前或治疗过程中,应积极引导儿童勇敢面对,配合治疗。

第四节　防盲和初级眼保健

一、防盲和初级眼保健的概念

所谓初级眼保健,是指在初级卫生保健的基础出上,实现对传染性眼病和其他常见眼病的最基本防治和对常见眼外伤的基本急救。什么是防盲？是指开展包括公共卫生、个人卫生、人群健康教育、营养和安全在内的一系列有益于眼保健的社会活动。从效果和最终目的上看,防盲和初级眼保健关系十分密切,均属公共卫生眼科学范畴。

怎样实现初级眼保健？不是使每个村庄都有眼科医生,也不是普及高精尖技术设备,而是要通过整个社区的努力,通过对非眼科医生、基层卫生工作者和其他有关人员的培训,使他们分别达到初级眼保健的不同要求。

二、防盲和初级眼保健的工作内容

简单地说,防盲和初级眼保健的工作内容主要不是在医院内坐等病人上门,而是要走出去,协同有关部门,在社区内从事眼病防治工作。主要包括以下内容:

（一）开展眼健康教育

主要是通过眼科医生和其他有关人员的参与,使社区内的全体居民都能了解基本的眼保健知识。如懂得用眼卫生,了解正常眼的外观,知道在什么情况下就要去就诊,以提高社区内全体居民的眼健康水平。

（二）防治传染性眼病

传染性眼病的防治是个社会问题,必须同初级卫生保健紧密结合起来。要通过开展爱国卫生、改水、改厕、管理垃圾、改善居住条件和强化卫生行为等多种卫生活动,降低沙眼的患病率。对于沙眼患病率高于20%的地区,应普遍进行人群治疗。要通过保护水源,防止牲畜污染,管理好浴池、游泳池和理发店等公共场所的卫生,控制沙眼和结膜炎等传染性眼病的流行。卫生部已将急性出血性结膜炎（红眼病）列为丙类传染病,开始了监测工作,要教育公民改正不良卫生习惯,消灭苍蝇等有害昆虫。初级眼保健人员应经常深入农村检查病人,特别是中、小学生和婴幼儿。在防治其他传染病时注意眼部并发症,如积极治疗麻风,消除麻风造成的失明。

（三）防治营养性眼病

从事初级保健的人员要认识缺乏维生素A的早期症状,发现高危人群,以便及时补充维生素A。如患有麻疹、长期反复呼吸道感染、蛔虫症和腹泻病时,均易造成维生素A缺乏。一旦发生角膜软化时要及时转诊。要惯彻预防为主的方针,提倡科学喂养婴幼儿,鼓励食用富含维生素A的食物（如鸡蛋、肝、乳制品、胡萝卜等）。同时也要防止食物中的维生素A在烹调过程中被大量破坏。随着我国人民生活的改善,维生素A缺乏已不常见。但是,对一些贫困地区和少数民族地区,仍要做好维生素A缺乏的预防工作。

（四）预防和初步处理眼外伤

造成眼外伤的原因很多,如交通事故、生产事故、生活中的意外情况、战争、儿童玩尖锐物品或做对抗性的游戏等。因此,预防眼外伤需要全社会共同努力,包括做好安全教育工作,遵守操作规程,佩戴好安全用具,改善作业场所的照明,管理易燃易爆和放射性物品,禁止雇佣未经训练的工人从事危险作业,制订各类安全标准,培训安全员等。

初级眼保健人员应掌握常见眼外伤的简单处理办法,如化学烧伤的洗眼方式,简单的眼内异物取出等。能评价眼外伤的严重程度,懂得眼外伤后的观察指标、继发感染的防治以及哪些眼外伤需要及时转诊和转诊前的简单处理。

(五)及时发现白内障和其他常见眼病。白内障是发展中国家的主要致盲原因,其中 80% 是老年性白内障。一般经过短期培训的初级眼保健工作人员均可诊断;主要问题是发现和动员病人就医。在农村,如遇到持续性或进行性视力障碍、白瞳孔,特别是老年人,应考虑白内障并带病人到卫生室或医院检查。要结合健康教育,使群众懂得增龄过程中出现的失明是病态,不是正常现象。

在没有足够技术和必要设备的情况下,不要轻易给病人做白内障手术,应及时转诊。初级眼保健人员还要认识青光眼等重要致盲眼病的早期特征发现和转诊病人。

思考题:

1.什么是全面康复?如何理解全面康复?

2.如何了解盲人的心理状态?

3.常见的心理治疗可以治疗哪些病症?

4.什么是初级预防?有哪些具体内容?

242

参考文献

1.眼科解剖学图谱,王海林等,辽宁科技出版社,2002年03月。

2.中华眼科学,李凤鸣,人民卫生出版社,2005年02月。

3.眼科学,赵堪兴、杨培增,人民卫生出版社,2008年06月。

4.眼科学,惠延年,人民卫生出版社,2006年06月。

5.眼科学基础,徐国兴,高等教育出版社,2005年11月。

6.全科医师眼科学手册,徐亮,人民军医出版社,2005年01月。

7.临床低视力学,孙葆忱,青岛出版社,1989年08月。

8.实用眼科学(第2版),刘家琦,人民卫生出版社,2005年05月。

9.常见眼病防治300问,张卯年,金盾出版社,1991年10月。

10.眼科疾病1000问,艾明,湖北科学技术出版社,2006年08月。

11.眼科学住院医师手册,刘双珍、许雪亮,科技文献出版社,2008年10月。

12.专家解答近视高度近视与视网膜脱离,王文吉,上海科技文献出版社,2006年03月。

13.眼科病案200例,张一鸣,人民卫生出版社,1988年04月。

14.眼科药物手册,唐细兰,广东科技出版社,2004年09月。

15.眼科遗传学,胡诞宁,上海科学技术出版社,1988年12月。

16.现代遗传学,赵寿元、乔守怡,高等教育出版社,2008年06月。

17.遗传病预防与优生,罗桐秀,金盾出版社,2008年09月。